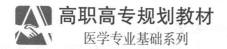

高职高专规划教材
医学专业基础系列

总主编 沈玉先

生理学

主 编 钟明奎 沈 兵

编 者（按姓氏笔画排序）

刘悦雁 许 奇 杜 鹃

李 珍 李忠稳 沈 兵

范一菲 胡金兰 钟明奎

程 莉

北京师范大学出版集团
BEIJING NORMAL UNIVERSITY PUBLISHING GROUP
安徽大学出版社

内容提要

本教材根据医学高职高专层次培养目标及生理学教学要求编写而成，内容包括绪论、细胞的基本功能、血液、血液循环、呼吸、消化与吸收、能量代谢与体温、尿的生成与排出、感觉器官的功能、神经系统的功能、内分泌和生殖。在教材编写过程中体现了"必需、够用"的原则，突出了理论服务于应用的思想。在教材中引入了学习目标、案例分析、知识链接、知识拓展、小结和思考题等模块，体现了实用性、可读性和创新性，力求构建传授知识、培养能力、提高素养三位一体的基础理论教学体系。本教材可供高职高专院校临床、护理、药学、医学检验、影像、卫生管理、口腔和医学美容等专业使用。

图书在版编目(CIP)数据

生理学/钟明奎，沈兵主编．—合肥：安徽大学出版社，2018.11

高职高专规划教材·医学专业基础系列

ISBN 978-7-5664-1625-4

Ⅰ.①生… Ⅱ.①钟…②沈… Ⅲ.①人体生理学－高等职业教育－教材 Ⅳ.①R33

中国版本图书馆 CIP 数据核字(2018)第 136279 号

生理学　　　　　　　　　　　　　钟明奎　沈　兵 主编

出版发行：北京师范大学出版集团
　　　　　安徽大学出版社
　　　　　（安徽省合肥市肥西路3号 邮编230039）
　　　　　www.bnupg.com.cn
　　　　　www.ahupress.com.cn

印　　刷：安徽昶颉包装印务有限责任公司
经　　销：全国新华书店
开　　本：184mm×260mm
印　　张：21.5
字　　数：410千字
版　　次：2018年11月第1版
印　　次：2018年11月第1次印刷
定　　价：54.00元
ISBN 978-7-5664-1625-4

策划编辑：刘中飞　李　梅　武溪溪　　　装帧设计：孟献辉
责任编辑：刘中飞　刘　贝　武溪溪　　　美术编辑：李　军
责任印制：赵明炎

版权所有　侵权必究

反盗版、侵权举报电话：0551－65106311
外埠邮购电话：0551－65107716
本书如有印装质量问题，请与印制管理部联系调换。
印制管理部电话：0551－65106311

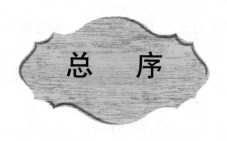

总 序

随着我国教育改革向纵深推进,医学类高职高专教育的培养目标从传统的"培养以疾病治疗为重点,从事临床医疗工作的医生"转化为"培养以疾病预防和健康促进为重点,能为农村和社区提供医疗、保健、预防、康复综合卫生服务的实用型医学人才"。为了顺应当前职业教育发展的形势和需要,规范高职高专医学类基础课程体系,根据医学相关高职高专教育的特色和要求,由北京师范大学出版集团安徽大学出版社组织出版了《高职高专规划教材·医学专业基础系列》教材。

该套教材以农村和基层的常见病、多发病所涉及的基础知识为重点,以培养农村、社区和基础医药卫生人才为目标编写而成,可供高职高专院校医学相关专业使用。本套教材在编写过程中紧扣高等职业教育有关医学基础课程的教学大纲,又兼顾相关执业医师考试的大纲,立足"三基"(基本理论、基本知识、基本技能)的同时,体现"五性"(思想性、科学性、先进性、启发性、实用性)的编写原则。针对高职高专医学相关专业学生职业教育的特点,围绕高职高专的培养目标,充分考虑学生的学习能力,从实际需要出发,根据"必需""够用"的原则,突出理论服务于应用的思想。在文字描述上注重科学性和可读性,把深奥的知识简单化,做到深入浅出、通俗易懂、简单明了。为了便于学生学习,抓住要点、掌握重点,做到有的放矢,每个章节前有学习目标,并对学习内容提出不同程度的要求,如了解、熟悉、掌握等,加强教材的针对性和实用性。在每个章节中设有案例分析、知识链接和知识拓展,便于学生理论联系实际,拓展思路。在每个章节后还有小节和思考题,便于学生巩固所学知识,达到举一反三的培养目的。另外,该套教材还注重经典内容与进展的结合、图与文的结合、理论与实践的结合、知识教育与素质教育的结合、课内与课外的结合等,同时也反映出该套教材的新思想、新知识和新方法。

　　本套教材的编者均为长期工作在教学一线的教师，具有丰富的教学实践经验。各分册的主编均为各种层次的学术技术带头人及青年骨干教师，大多有海外学习背景，学术严谨、知识丰富、视野开阔、学术水平高。参编人员既有来自普通本科院校的老师，也有来自高职高专学校的老师，是一支年轻、富有经验又有责任心的专业队伍。这套教材的出版，定能为促进我省乃至全国高职高专教育教学质量的提高发挥应有的作用。

安徽医科大学
沈玉先
2018 年 9 月

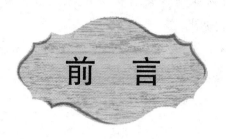

生理学作为医学科学的重要基础理论课程之一,与其他医学基础理论课程和临床课程之间有着密切的联系,具有较强的理论性和实践性。为顺应当前国家职业教育发展的形势,根据医学高职高专教育的基本要求和特色,在安徽大学出版社的指导下,我们组织编写了高职高专规划教材·医学专业基础系列之《生理学》。

生理学是研究生命活动规律的科学,其任务是研究人体及其细胞、组织、器官等组成部分所表现的各种生命现象的活动规律和生理功能,阐明其产生机制,以及机体内外环境变化对这些活动的影响。通过学习生理学这门基础医学理论课程,使学生掌握正常人体各种生命活动过程的发生原理及其调节机制的基本理论,为学习有关的基础医学、临床医学等课程打下必要和坚实的基础。

本教材的编者均为长期工作在教学一线的教师,他们具有丰富的教学经验。在教材编写上,努力体现高职高专教育的教学特点,以"必需、够用"为原则,充分考虑学生的学习能力和实际需求,突出理论服务于应用的思想。在编排形式上,以"学习目标"开篇,使学习有的放矢;章节后附有"小结",学习内容尽在掌握;"思考题"引导学生利用所学知识解决实际问题;"知识拓展"适当介绍新进展等方面知识,让学生了解相关理论知识和技术发展前沿;"知识链接"有助于加深学生理解和掌握相关知识点;"案例分析"结合基本理论知识,列举案例,将讲授的理论知识应用于实际,便于师生开展以问题导入的教学,加强学生"三基"训练,并提高其分析问题和解决问题的能力,增强教材内容的实用性和可读性。

本教材可供高职高专院校临床、护理、药学、医学检验、影像、卫生管理、口腔和医学美容等专业使用。

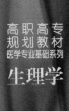

感谢安徽大学出版社和编委所在单位给予的大力支持和帮助,感谢朱少迪同学为本书绘制插图。

由于我们的编写水平有限,书中难免存在不妥之处,恳请读者批评指正。

编 者

2018 年 9 月

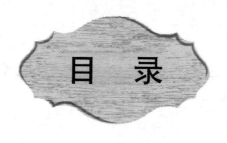

目 录

第一章 绪论 ………………………………………………………………… 1

第一节 生理学的研究任务和方法 ……………………………………… 1
一、生理学及其任务 ……………………………………………………… 1
二、生理学和医学的关系 ………………………………………………… 1
三、生理学的研究方法 …………………………………………………… 2
四、生理学研究的不同水平 ……………………………………………… 3

第二节 机体的内环境和稳态 …………………………………………… 4
一、体液及其组成 ………………………………………………………… 4
二、机体的内环境 ………………………………………………………… 4
三、内环境的稳态 ………………………………………………………… 5

第三节 机体生理功能的调节 …………………………………………… 6
一、人体生理功能的调节方式 …………………………………………… 6
二、体内的控制系统 ……………………………………………………… 8

第二章 细胞的基本功能 …………………………………………………… 11

第一节 细胞膜的物质转运功能 ………………………………………… 11
一、细胞膜的基本结构 …………………………………………………… 11
二、物质的跨膜转运 ……………………………………………………… 12

第二节 细胞的跨膜信号转导功能 ……………………………………… 17
一、离子通道型受体介导的信号转导 …………………………………… 17
二、G蛋白耦联受体介导的信号转导 …………………………………… 18
三、酶联型受体介导的信号转导 ………………………………………… 21
四、核受体-基因转录途径的信号转导 ………………………………… 22

第三节　细胞的生物电现象 …………………………………… 22
　　一、静息电位 …………………………………………………… 22
　　二、动作电位 …………………………………………………… 25
　　三、局部电位 …………………………………………………… 31
第四节　骨骼肌细胞的收缩功能 ………………………………… 32
　　一、神经-骨骼肌接头处的兴奋传递 ………………………… 32
　　二、骨骼肌的收缩功能 ………………………………………… 35

第三章　血液 …………………………………………………… 43

第一节　血液的主要组成及理化特性 …………………………… 43
　　一、血液的组成 ………………………………………………… 43
　　二、血量 ………………………………………………………… 45
　　三、血液的理化特性 …………………………………………… 46
第二节　血细胞生理 ……………………………………………… 48
　　一、红细胞 ……………………………………………………… 48
　　二、白细胞 ……………………………………………………… 53
　　三、血小板 ……………………………………………………… 54
第三节　生理性止血 ……………………………………………… 56
　　一、生理性止血的过程 ………………………………………… 56
　　二、血液凝固 …………………………………………………… 57
　　三、纤维蛋白的溶解 …………………………………………… 62
第四节　血型及输血原则 ………………………………………… 63
　　一、血型与红细胞凝集 ………………………………………… 63
　　二、ABO血型系统 ……………………………………………… 64
　　三、Rh血型系统 ………………………………………………… 66
　　四、输血的原则 ………………………………………………… 67

第四章　血液循环 ……………………………………………… 71

第一节　心脏的生物电活动和生理特性 ………………………… 71
　　一、心肌细胞的跨膜电位及其形成机制 ……………………… 72
　　二、心肌的生理特性 …………………………………………… 75
　　三、体表心电图 ………………………………………………… 81

第二节　心脏的泵血功能 ······ 83
一、心脏泵血的过程和机制 ······ 83
二、心脏泵血功能的评定 ······ 86
三、影响心输出量的因素 ······ 88
四、心脏泵血功能的储备 ······ 91

第三节　血管生理 ······ 92
一、各类血管的功能特点 ······ 93
二、血流量、血流阻力和血压 ······ 94
三、动脉血压 ······ 94
四、静脉血压和静脉回心血量 ······ 98
五、微循环 ······ 100
六、组织液 ······ 103
七、淋巴的生成和回流 ······ 104

第四节　心血管活动的调节 ······ 105
一、神经调节 ······ 105
二、体液调节 ······ 109
三、局部血流调节 ······ 112
四、动脉血压的长期调节 ······ 113

第五节　器官循环 ······ 113
一、冠脉循环 ······ 113
二、肺循环 ······ 115
三、脑循环 ······ 115

第五章　呼吸 ······ 119

第一节　肺通气 ······ 120
一、肺通气的动力 ······ 120
二、肺通气的阻力 ······ 124
三、肺通气功能的评价 ······ 128

第二节　气体交换 ······ 132
一、气体交换的基本原理 ······ 132
二、肺换气 ······ 133
三、组织换气 ······ 135

第三节　气体在血液中的运输 ·················· 135
一、氧的运输 ························· 136
二、二氧化碳的运输 ···················· 138

第四节　呼吸运动的调节 ·························· 140
一、呼吸中枢与呼吸节律的形成 ············ 140
二、呼吸的反射性调节 ·················· 142

第六章　消化与吸收 ·························· 147

第一节　概述 ·································· 148
一、消化道平滑肌的生理特性 ·············· 148
二、消化器官的神经支配及其作用 ·········· 150
三、消化道的分泌功能 ·················· 151
四、消化道的内分泌功能 ················ 151

第二节　口腔内消化 ···························· 153
一、唾液及其作用 ······················ 153
二、咀嚼 ····························· 154
三、吞咽 ····························· 154

第三节　胃内消化 ······························ 155
一、胃的化学性消化 ···················· 156
二、胃的机械性消化 ···················· 161

第四节　小肠内消化 ···························· 163
一、胰液的分泌 ······················· 163
二、胆汁的分泌和排出 ·················· 166
三、小肠液的分泌 ······················ 168
四、小肠的运动 ······················· 169

第五节　大肠内消化 ···························· 171
一、大肠液及肠内细菌的作用 ·············· 171
二、大肠的运动和排便 ·················· 171

第六节　吸收 ·································· 173
一、吸收的部位及途径 ·················· 173
二、小肠内主要营养物质的吸收 ············ 174

第七章　能量代谢与体温 …… 179

第一节　能量代谢 …… 179
一、人体能量的来源和去路 …… 179
二、能量代谢的测定 …… 181
三、影响能量代谢的主要因素 …… 183
四、基础代谢和基础代谢率 …… 185

第二节　体温及其调节 …… 187
一、体温 …… 187
二、人的正常体温及其生理变动 …… 187
三、机体的产热和散热 …… 189
四、体温调节 …… 193

第八章　尿液的生成与排出 …… 197

第一节　概述 …… 197
一、肾的功能解剖 …… 197
二、肾血流量的特点及其调节 …… 200

第二节　肾小球的滤过功能 …… 202
一、滤过膜 …… 202
二、有效滤过压 …… 202
三、影响肾小球滤过的因素 …… 203

第三节　肾小管和集合管的物质转运功能 …… 205
一、肾小管和集合管中物质转运的方式 …… 205
二、几种主要物质的重吸收与分泌 …… 205

第四节　尿生成的调节 …… 209
一、肾内自身调节 …… 209
二、神经调节 …… 210
三、体液调节 …… 211

第五节　血浆清除率 …… 213
一、清除率的定义和计算方法 …… 213
二、测定清除率的意义 …… 214

第六节　尿的排放 …… 215

一、膀胱与尿道的神经支配 ……………………………………………………… 215
　　二、排尿反射 …………………………………………………………………… 215

第九章　感觉器官的功能 ……………………………………………………… 218

第一节　概述 ……………………………………………………………………… 218
　　一、感受器、感觉器官的定义和分类 …………………………………………… 218
　　二、感受器的一般生理特性 …………………………………………………… 219

第二节　眼的视觉功能 …………………………………………………………… 220
　　一、眼的折光系统及其调节 …………………………………………………… 221
　　二、眼的感光换能系统 ………………………………………………………… 225
　　三、与视觉有关的若干生理现象 ……………………………………………… 230

第三节　耳的听觉功能 …………………………………………………………… 232
　　一、外耳和中耳的功能 ………………………………………………………… 233
　　二、内耳（耳蜗）的功能 ………………………………………………………… 236

第四节　前庭器官的平衡感觉功能 ……………………………………………… 239
　　一、前庭器官的感受细胞和适宜刺激 ………………………………………… 239
　　二、前庭器官的生理功能 ……………………………………………………… 239
　　三、前庭反应 …………………………………………………………………… 240

第十章　神经系统的功能 ………………………………………………………… 244

第一节　神经系统功能活动的基本原理 ………………………………………… 244
　　一、神经元和神经纤维 ………………………………………………………… 244
　　二、神经胶质细胞 ……………………………………………………………… 247
　　三、突触 ………………………………………………………………………… 247
　　四、神经递质及其受体 ………………………………………………………… 251
　　五、反射活动的一般规律 ……………………………………………………… 253

第二节　神经系统的感觉分析功能 ……………………………………………… 258
　　一、脊髓的感觉传导功能 ……………………………………………………… 258
　　二、丘脑及其感觉投射系统 …………………………………………………… 259
　　三、大脑皮层的感觉分析功能 ………………………………………………… 260
　　四、痛觉 ………………………………………………………………………… 262

第三节　神经系统对躯体运动的调节 …………………………………………… 264

  一、脊髓对躯体运动的调节 ………………………………… 264
  二、脑干对躯体运动的调节 ………………………………… 268
  三、小脑对躯体运动的调节 ………………………………… 269
  四、基底神经节对躯体运动的调节 ………………………… 270
  五、大脑皮层对躯体运动的调节 …………………………… 272
 第四节 神经系统对内脏活动的调节 …………………………… 274
  一、自主神经系统的结构和功能特征 ……………………… 275
  二、中枢对内脏活动的调节 ………………………………… 276
 第五节 脑电活动与觉醒和睡眠 ………………………………… 279
  一、脑电活动 ………………………………………………… 279
  二、觉醒和睡眠 ……………………………………………… 281
 第六节 脑的高级功能 …………………………………………… 282
  一、大脑的语言功能 ………………………………………… 282
  二、学习与记忆 ……………………………………………… 284

第十一章 内分泌 ……………………………………………… 289

 第一节 概述 ……………………………………………………… 289
  一、内分泌与激素 …………………………………………… 289
  二、激素的分类 ……………………………………………… 291
  三、激素作用的一般特性 …………………………………… 293
  四、激素作用的机制 ………………………………………… 294
 第二节 下丘脑与垂体的内分泌 ………………………………… 295
  一、下丘脑的内分泌功能 …………………………………… 295
  二、垂体的内分泌功能 ……………………………………… 297
 第三节 甲状腺的内分泌 ………………………………………… 301
  一、甲状腺激素的代谢 ……………………………………… 301
  二、甲状腺激素的作用 ……………………………………… 302
  三、甲状腺功能的调节 ……………………………………… 304
 第四节 钙和磷代谢的内分泌调节 ……………………………… 307
  一、甲状旁腺激素 …………………………………………… 307
  二、降钙素 …………………………………………………… 307
  三、维生素 D ………………………………………………… 308

第五节 肾上腺的内分泌 ·············· 308
 一、肾上腺皮质 ···················· 308
 二、肾上腺髓质 ···················· 312
第六节 胰岛的内分泌 ················ 314
 一、胰岛素 ························ 314
 二、胰高血糖素 ···················· 316

第十二章 生殖 ······················ 319

第一节 男性生殖 ···················· 319
 一、睾丸的生精功能 ················ 319
 二、睾丸的内分泌功能 ·············· 320
第二节 女性生殖 ···················· 321
 一、卵巢的功能 ···················· 322
 二、月经周期及其调节 ·············· 324
第三节 妊娠 ························ 325
 一、受精 ·························· 325
 二、着床 ·························· 326
 三、妊娠的维持与激素调节 ·········· 326
 四、分娩 ·························· 328

参考文献 ························· 330

第一章 绪 论

> **学习目标**
> 1. 掌握：生理学的任务,内环境和稳态的概念,正反馈和负反馈的概念。
> 2. 熟悉：神经调节,体液调节,正、负反馈控制系统。
> 3. 了解：生理学研究的三个水平,自身调节,前馈控制系统。

第一节 生理学的研究任务和方法

一、生理学及其任务

生理学(physiology)是生物学的一个分支,是一门研究生物体及其各组成部分的正常功能及其活动规律的学科。生物体是自然界中有生命的物体的总称,包括一切动物、植物和微生物。根据研究对象的不同,可以将生理学分为许多分支学科,如动物生理学、植物生理学、细菌生理学和人体生理学等,本书主要阐述人体生理学的内容。人体生理学(human physiology)是研究正常人体的生理功能及其活动规律的科学,是医学教育中一门十分重要的基础课程。生理学的主要任务是研究构成人体的各个系统、器官和细胞的正常活动过程,特别是各个器官、细胞功能活动的内在机制,不同细胞、器官、系统之间的相互联系和作用,并阐明人体作为一个整体,其各部分的功能活动是如何相互协调、相互制约的,从而使机体能够适应内外环境的变化、维持正常的生命活动。

二、生理学和医学的关系

医学的任务是防治疾病和促进健康,生理学的形成和发展与医学有着十分密切的关系。在漫长的人类发展史上,人类在与疾病的长期斗争中,不断地对人体的正常功能和疾病的产生机制进行探索。生理学的知识是随着人类社会的发展,特别是在医学实践和科学研究技术的发展过程中逐步积累起来的。生理学的每一个进展都会对医学产生巨大的推动作用。例如,古希腊医师盖伦(Galen)对多种动物进行活体解剖实验,并用解剖学的知识推断人体的生理功能;生理学中有

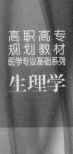

关细胞生物电现象的研究成果,对临床上诊断疾病时广泛应用的诊断技术如心电图、脑电图、肌电图等产生了巨大的影响;在胰岛内分泌的生理研究中阐明了糖尿病的发病机制。长期以来,医学中关于疾病的理论研究都是以人体生理学为基础的,同时,通过临床实践也可以检验生理学理论是否正确,并不断丰富和发展生理学理论。

在现代医学课程体系中,人体生理学是一门十分重要的基础医学理论课程,它以解剖学、组织学为基础,又是药理学、病理学等后续课程以及临床课程的基础,起着承前启后的作用。通过学习生理学,学生可充分了解人体的正常功能及活动规律,为临床医学的学习和实践奠定必要的理论基础。

三、生理学的研究方法

生理学是一门实验科学,所有的生理学知识都来自临床实践和实验研究。但从其发展历程来看,生理学真正地成为一门实验性学科是从17世纪开始的。1628年,英国医生哈维(Harvey)用活体动物实验证明了血液循环的途径和规律,指出心脏是循环系统的中心,因此,他被公认为是近代生理学的奠基人。20世纪初,俄国著名的生理学家巴甫洛夫(Ivan P. Pavlov)研究脑的功能时,创立了条件反射学说,并提出了高级神经活动学说,对生理学的发展产生了深远的影响。类似这样的事例还有很多,所以,生理学的知识除来自临床实践外,还来源于实验研究。

一般而言,生理学实验(physiology experiment)是在人工创造的条件下,对生命现象进行客观的观察和分析,以获取生理学知识的一种研究手段。根据实验对象的不同,可以将生理学实验分为人体实验和动物实验。在人体上进行的实验是有限的,只有在不损害人体健康,并得到受试者本人同意的情况下,才允许进行。例如,体外测量正常成年人在安静时的动脉血压、呼吸频率和动脉脉搏,描记正常的心电图和脑电图,运用彩超、CT、磁共振等先进手段发现病灶。由于人与动物在结构和功能上有许多相似之处,因此,一般用动物做生理学实验。在动物身上获得的生理学知识推用到探讨人体的某些生理功能时,必须考虑人与动物的差别,不能将动物实验的结果直接套用于人体。根据实验进程,可将动物实验分为急性动物实验(acute animal experiment)和慢性动物实验(chronic animal experiment)。

急性动物实验是以完整的动物或动物材料为研究对象,在人工控制的实验条件下,在短时间内对动物的某些生理活动进行观察和记录,分为在体实验和离体实验。在体实验是以完整的动物为实验对象,在其清醒或麻醉的条件下,通过手术把研究部位暴露出来,观察和记录在人为干预条件下某些生理功能发生的变化。例如,经颈总动脉插管记录家兔动脉血压,可观察某些神经因素或体液因素对血压的影响;手术暴露家兔的迷走神经和心脏,用电刺激迷走神经,可观察心脏收缩频率和收缩强度的变化。离体实验是将器官、组织或细胞从动物体内分离出来,置于能保持其正常生理功能的人工环境中,观察某些人为干预因素对其功能活动的影响。例如,对离体蛙心进行灌流,可研究某些药物对心肌收缩能力的影响;手术摘除家兔心脏后将家兔心脏放置于营养液中,通过改变心脏营养液温度和酸碱度,观察心脏收缩频率和收缩强度的变化。急性动物实验的结果可能不同于生理条件下完整机体的功能活动,尤其是离体实验的结果,这虽然有利于排除整体条件下无关因素的影响,但在特定条件下不一定完全代表整体的真实情况。

慢性动物实验是以完整、清醒的动物为实验对象,尽可能使外界环境接近于自然环境,在一段时间内,在同一动物身上反复多次观察和记录某些生理功能的变化。例如,采用假饲的方法观察胃液分泌调节的实验,需先在狗身上进行无菌手术以制备"食管瘘"和"胃瘘",等狗恢复健康后,即可研究消化期头期胃液分泌;研究某种内分泌功能时,先切除动物相应的某个内分泌腺,以观察该种内分泌缺乏时动物生理功能的改变及了解这种内分泌激素的生理作用。与急性动物实验相比,慢性动物实验获得的结果较符合动物整体情况下的生理活动,但干扰因素较多,实验结果不容易分析。

四、生理学研究的不同水平

正常人体是由各种器官和系统组成的,而各种器官和系统又由不同的组织和细胞组成。人体是在体内各种调节机制的作用下,形成的一个复杂的、相互联系和相互作用的整体。因此,生理学的研究可以从器官和系统、细胞和分子以及整体水平上进行。

(一)器官和系统水平的研究

器官和系统构成了复杂的人体,那么,器官和系统的活动对人体有何影响?它们是怎么进行活动的?它们的活动受到哪些因素的影响?又受到哪些因素的调节?这些均是器官和系统水平研究要解决的问题。例如,要了解心脏的射血、血液在血管内的流动规律、肺的呼吸、小肠的消化和吸收等,都需要在器官和系统水平进行研究。这一水平的研究内容称为器官生理学。

(二)细胞和分子水平的研究

细胞是构成机体的最基本的结构和功能单位,各组织、器官的功能都是由构成该组织、器官的各种细胞的特性决定的。因此,整个机体的生命活动或各个器官、系统的功能活动都与细胞的生理特性密不可分;细胞的生理功能由构成细胞的多种生物大分子决定,同时也取决于特殊基因的表达。例如,肌细胞的收缩是由于肌细胞中含有特殊的蛋白质,这些蛋白质分子具有一定的结合方式或排列方式。因此,生理学研究要进一步深入到细胞和分子水平,以在更深的层次阐明细胞功能活动的机制。

(三)整体水平的研究

在整体情况下,由于人体内各器官和系统间的功能活动存在着复杂的联系,因而使机体作为一个整体进行着正常的生命活动。因此,整体水平的研究就是以完整的机体为研究对象,探讨各器官和系统间的功能联系,以及人体作为整体与内外环境之间维持平衡的过程及机制。

以上三个水平的研究是紧密相关、互相联系、互相补充的。为了能深刻地掌握完整机体的生命活动规律,进行细胞与分子、器官与系统的研究是有必要的,因为没有对简单的局部功能的认识,也就不可能有对复杂的整体功能的认识。但是,整体的功能绝不等于局部的功能在量上的叠加。这是因为一定种类、数量的细胞按一定关系组织起来,在功能上就发生了质的变化,有其新的生理规律。因此,要阐明某一生理功能的机制,应对细胞和分子水平、器官和系统水平以及整体水平的研究结果进行综合分析。

第二节 机体的内环境和稳态

一、体液及其组成

人体内的液体称为体液,正常成年人的体液量约占体重的60%。体液可分为两大部分:细胞内液和细胞外液。分布于细胞内的体液称为细胞内液,约占体重的40%;其余约20%分布于细胞外,称为细胞外液。细胞外液中约3/4分布于细胞间隙内,称为组织液;其余约1/4在血管中不断循环流动,称为血浆。另外,细胞外液还包括少量的淋巴液和脑脊液等。

二、机体的内环境

机体直接接触的不断变化的外界环境称为外环境(external environment),包括自然环境和社会环境。人体的细胞一般不与外界环境直接接触,而是浸浴在细胞外液中,因此,生理学中将细胞外液称为机体细胞所处的内环境(internal environment)。这一重要概念是由法国生理学家克劳德·伯纳德(Claude

Bernard)于1852年首次提出的。内环境是细胞与外界环境进行物质交换的媒介,是细胞进行新陈代谢的场所,细胞代谢过程中需要的 O_2 和各种营养物质都从内环境中获得,产生的 CO_2 和代谢产物也直接排放到内环境中。因此,内环境为体内细胞生存和活动提供了适宜的理化条件,对维持细胞的生存和细胞的正常功能具有十分重要的作用。

三、内环境的稳态

机体内环境的理化性质,如温度、pH、渗透压和各种液体成分等保持相对恒定的状态,这一现象称为内环境的稳态(homeostasis)。稳态的概念是由美国生理学家坎农(W. B. Cannon)于1929年提出的。内环境理化性质的相对稳定并非一成不变,它一方面是指细胞外液的理化性质在一定范围内变动但又保持相对稳定。例如,正常人血浆pH为7.35～7.45;人的正常体温在37 ℃左右波动,但波动幅度不超过1 ℃。另一方面,由于细胞不断地进行新陈代谢并与内环境进行物质交换,因此,内环境理化性质相对稳定的状态不断地被干扰和破坏。例如,正常情况下,细胞的代谢使机体不断地消耗 O_2 和营养物质,同时不断地产生 CO_2 和 H^+ 等代谢产物,以及外界环境的变化如高温、严寒、缺氧和饮食不当等引起的呕吐或腹泻等都会干扰内环境的稳态。此时,机体通过不同的活动或调节方式恢复并维持内环境的稳态。

稳态具有十分重要的生理意义。因为细胞新陈代谢是酶促生化反应,细胞外液中需要有足够的营养物质、水分和 O_2,以及适宜的温度、酸碱度和一定的离子浓度等。细胞膜两侧维持一定的离子浓度,也是可兴奋细胞保持兴奋性和产生生物电的重要基础。如果内环境的稳态被破坏,细胞外液的理化特性就会发生较大的变化,将影响细胞功能活动的正常进行,例如,高热、低氧、水与电解质以及酸碱平衡紊乱等都将损害机体的正常生理功能,引起疾病,甚至危及生命。因此,稳态是维持人体正常生理功能的必要条件。

知识链接

稳态与生物节律

细胞是进行新陈代谢的基本单位,细胞浸浴在细胞外液中。细胞内液为细胞新陈代谢提供了进行各种生物化学反应的场所;细胞外液则是细胞直接接触的液体环境,细胞外液即机体的内环境,以区别个体生存的外环境。

20世纪20年代,美国生理学家坎农提出稳态的概念。从广义上讲,稳态不仅是指机体的某些参数的稳定,还包括稳定状态的建立和维持等生理过程。1953年,控制论创始人维纳在"医学中的稳态概念"的讲演中,进一步扩展了稳态的概念。至今,稳态已成为生理学乃至整个生命科学中具有普遍意义的基本概念,稳态已扩展到机体的各个水平,凡是能够保持协调、有序和相对稳定的各种生理过程均属于稳态。

生物体内各种生理功能活动按照一定的时间顺序发生周期性变化,这种周期性变化称为生物节律,按频率可分为高频、中频和低频三种生物节律。人体内各种生理功能几乎都有昼夜节律性变化,如体温、脉搏、动脉血压和激素水平等。生物节律是在长期的生物进化过程中逐渐形成的,是机体内部遗传性周期和人体对环境的高度适应性反应结合形成的。稳态的基础是机体内部遗传性周期和生物节律。

第三节 机体生理功能的调节

机体各个器官、系统的功能活动随着内外环境的变化及时调整,以维持内环境理化性质的相对稳定。当内外环境发生变化时,机体的各种功能活动随之作出适应性反应的过程,称为机体生理功能的调节。

一、人体生理功能的调节方式

(一)神经调节

神经调节(neuroregulation)是指在神经系统的参与下,机体通过反射活动而实现的一种调节方式,是人体内最普遍的一种调节方式。神经系统最基本的调节方式是反射。所谓反射(reflex)是指在中枢神经系统参与下,机体对内外环境变化所作出的规律性应答。完成反射所必需的结构基础是反射弧(reflex arc)(详见第十章第一节),它由感受器、传入神经纤维、神经中枢、传出神经纤维和效应器五部分组成。感受器(sensory receptor)是指感受内外环境刺激的装置;传入神经(afferent nerve)是从感受器到神经中枢的神经通路;神经中枢简称中枢(center),是指位于脑和脊髓灰质内调节某一特定功能的神经元群,是反射弧的整合部分;传出神经(efferent nerve)是从中枢到效应器的神经通路;效应器(effector)是产生效应的器官。例如,当肢体皮肤受到外界伤害性刺激时,皮肤感受器兴奋,同时将刺激信号通过传入神经纤维传递到神经中枢。信号经神经中枢分析处理后,发出的神经冲动沿着传出神经纤维到达效应器,即肢体的有关肌肉,引起屈肌收缩,使受刺激肢体脱离刺激源,完成反射活动。反射只有在反射弧各部分的结构和功能都保持完整的基础上才能正常进行,反射弧的任何一个环节受到破坏,反射活动都会减弱甚至消失。

神经调节的特点是速度快,范围局限,作用短暂、精细而准确。

(二)体液调节

体液调节(humoral regulation)是指内分泌细胞所分泌的激素或组织细胞所产生的某些化学物质和代谢产物经体液(血液或组织液)运输,到达全身或某些局部的组织细胞,从而调节其活动。体液调节有多种方式,由内分泌细胞分泌的激素通过血液循环作用至全身各处的靶细胞,并产生一定的调节作用,这种方式称为远距分泌(telecrine);有些内分泌细胞分泌的激素是通过局部组织液的扩散而作用于邻近的细胞,这种方式称为旁分泌(paracrine);下丘脑中的一些神经内分泌细胞合成的激素,随神经轴突的轴浆流至末梢,释放入血,调节相应组织、细胞的活动,称为神经分泌(neurocrine 或 neurosecretion)。除激素外,组织、细胞的代谢产物对组织、细胞的功能也具有调节作用,可认为是局部体液调节。体液调节的特点是作用缓慢,历时持久,影响广泛。大多数内分泌腺或内分泌细胞是直接或间接受中枢神经系统控制的,在这种情况下,体液调节就成为神经调节的一部分,相当于传出通路的延伸部分,因此,称为神经-体液调节(见图 1-1)。

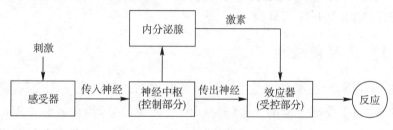

图 1-1　神经-体液调节示意图

近年来发现,免疫细胞分泌的一些化学物质如细胞因子也参与体液调节,神经系统、内分泌系统和免疫系统间存在复杂的联系。因此,目前人们倾向于认为,人体机能的调节是神经系统、内分泌系统和免疫系统相互作用的结果。

(三)自身调节

自身调节(autoregulation)是指机体的器官、组织、细胞在内外环境变化时,不依赖于神经调节或体液调节而产生的适应性反应,它是由细胞、组织和器官自身对刺激产生适应性反应的过程。例如,当肾动脉灌注压为 80~180 mmHg 时,肾血流量可保持相对稳定,从而保证肾的泌尿活动在一定范围内不受动脉血压的影响;心肌收缩力在一定范围内与收缩前心肌纤维的初长度成正相关,即心肌的收缩力受到心肌自身的初长度调节。

自身调节是一种局部调节,其特点是调节准确、稳定,但调节幅度小,调节范围有限。

二、体内的控制系统

利用控制论理论研究、分析人体功能的调节,发现人体内存在数以千计的控制系统,甚至一个细胞内也存在各种各样的控制系统,这些系统精确地调节细胞的各种功能活动,因此,可以运用工程技术中控制论的原理阐明人体功能调节的控制系统。控制系统包括控制部分和受控部分,可把中枢神经系统和内分泌腺看作控制部分,效应器或靶细胞看作受控部分。多数情况下,控制部分和受控部分之间进行的不是单向信息联系。按照作用方式和机制不同,可将控制系统分为以下几种。

(一)开环控制系统

开环控制系统是指控制部分不受受控部分活动的影响。例如,寒冷刺激可作用于下丘脑,使腺垂体(控制部分)分泌的生长素增多,从而促进靶细胞(受控部分)的生长,但靶细胞的生长并不会发出反馈信息以影响由寒冷引起的生长素分泌增多,这种调节是开环调节。

(二)反馈控制系统

反馈(feedback)控制系统是指控制部分发出的控制信息支配受控部分,改变其活动状态,而受控部分也不断有信息回输到控制部分,纠正或调整控制部分对受控部分的影响,从而实现自动而精确的调节。这样的控制部分和受控部分实际上形成了一个环路,因此,反馈控制系统是一个闭环系统,具有自动控制的能力(见图1-2)。根据受控部分的反馈信息对控制部分作用的不同,可将反馈控制系统分为两种:负反馈(negative feedback)和正反馈(positive feedback)。

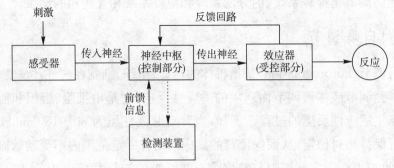

图1-2 反馈控制系统示意图

1. 负反馈

受控部分的反馈信息能降低控制部分的活动,最终使受控部分的活动朝着与它原先活动相反的方向进行,称为负反馈。在正常人体内,神经调节、体液调节和自身调节的过程中有许多环节都可通过负反馈实现自动控制,负反馈的调节方式对内环境稳态的维持具有极其重要的作用。动脉血压的压力感受性反射就是一个极好的例子。在动脉血压调节的过程中,心血管中枢是控制部分,心脏和血管是受控部分,当动脉血压升高时,可通过反射抑制心脏和血管的活动,使心脏活动减弱、血管舒张、血压回降;相反,当动脉血压降低时,也可通过反射增强心脏和血管的活动,使血压回升,从而维持血压的相对稳定。

2. 正反馈

受控部分发出的反馈信息能加强控制部分的活动,最终使受控部分的活动朝着与它原先活动相同的方向进行,称为正反馈。正反馈的意义在于使某一生理活动过程快速达到高潮并发挥最大效应。例如,在排尿反射过程中,尿液通过后尿道刺激此处的感受器,发出的反馈信息进一步加强排尿中枢的活动,使膀胱进一步收缩,直至尿液全部排出体外。在正常情况下,人体通过这一机制参与的调节活动很少,只有血液凝固、排便和排尿反射、分娩反射等少数几种生理活动是通过这种机制调节的。但在病理情况下,则会出现许多正反馈过程,例如,大失血时,动脉血压下降,冠状动脉血流量减少,心肌收缩能力降低,心室射血量减少,血压进一步降低,如此反复,形成恶性循环,甚至导致死亡。

(三)前馈控制系统

在正常人体功能调节过程中,除了上述两种调控系统外,还存在另一种调控系统——前馈控制系统。前馈控制系统是指控制部分发出的控制信息作用于受控部分,在引起受控部分产生输出变量之前,干扰信息作用于监测系统可发出前馈信息,作用于控制部分能及时调整控制信息,使受控部分的输出变量得以及时调整,以适应机体的需要。因此,前馈控制系统可以使机体的反应具有一定的超前性和预见性。例如,跑步时机体代谢增强,通过反馈控制系统、开环控制系统使心率加快及呼吸加深、加快。但是,运动员站在起跑线上准备起跑时,如果没有前馈控制系统的调节,机体代谢不会增加,若此时运动员的心率已经加快、呼吸已经加强,则这就是前馈控制系统作用的结果。准备起跑的动因作为一种干扰信息,通过前馈控制系统,使运动员及时作出前瞻性的适应性反应。正常人将手伸向某一预定目标时,动作准确而稳定,在完成这一动作的过程中,神经中枢在发出运动指令的同时,又通过前馈控制系统制约受控肌群的收缩活动,从而使手既不会落后于目标,也不会超越目标。某些条件反射也是一种人体调节的前馈控制,例如,动物见到食物就会分泌唾液,而且比食物进入口腔引起的唾液分泌要早得多。

小 结

1. 生理学是一门研究生物体及其各组成部分的正常功能及其活动规律的学科,也是一门实验性学科。

2. 人体生理功能的研究需从器官和系统水平、细胞和分子水平以及整体水平进行研究,这三个水平的研究各有侧重,互为补充。

3. 内环境是指机体内部细胞直接生存的环境,即细胞外液,包括血浆、组织液和淋巴。

4. 稳态是指内环境的理化性质,如温度、pH、渗透压和各种液体成分等的相对稳定的状态。

5. 内环境稳态及机体对外环境变化的应答反应都是人体生理功能调节的结果,调节方式主要有神经调节、体液调节和自身调节。

6. 反馈信息降低控制部分的活动称为负反馈,它是机体维持稳态的一种重要的调节方式;反馈信息加强控制部分的活动称为正反馈,它使生理活动不断加强,直至最终完成生理功能。

思考题

1. 名词解释:内环境,稳态,反馈,负反馈,正反馈。
2. 机体功能活动的调节方式有哪些?各有何特点?

(李 珍)

第二章 细胞的基本功能

> **学习目标**
>
> 1.掌握：细胞膜的物质转运方式和影响因素，静息电位和动作电位的概念、特点及其产生的机制，神经-骨骼肌接头处的兴奋传递过程，骨骼肌兴奋-收缩耦联。
>
> 2.熟悉：局部电位，兴奋在同一细胞上传播的特点、机制及生理意义，细胞兴奋后兴奋性的周期性改变，肌丝滑行学说，影响肌肉收缩效能的因素。
>
> 3.了解：细胞膜的基本结构，细胞的跨膜信号转导功能。

细胞(cell)是构成人体最基本的功能单位。人体的细胞种类有200余种，各种细胞都分布于特定的部位，执行特定的功能，但对所有细胞而言，它们都具有相同的基本功能活动。本章主要介绍细胞的基本功能，如细胞膜的物质跨膜转运、细胞的信号转导、细胞膜的生物电和肌细胞的收缩功能等。

第一节 细胞膜的物质转运功能

一、细胞膜的基本结构

细胞膜也称质膜，厚7~8 nm，主要由脂质、蛋白质和少量糖类物质组成。公认的细胞膜结构模型是1972年由Singer和Nicholson提出的液态镶嵌模型(fluid mosaic model)，即细胞膜以液态的脂质双分子层为基架，其间镶嵌着许多具有不同结构和功能的蛋白质(见图2-1)。

膜脂质中磷脂占脂质总量的70%以上，胆固醇不超过30%，糖脂不超过10%。膜脂质的熔点低，在常温下呈液态，具有流动性和稳定

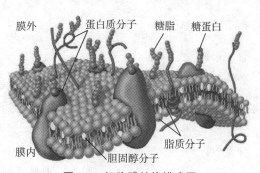

图2-1 细胞膜结构模式图

性。膜蛋白可分为表面蛋白和整合蛋白两类,是细胞膜功能的主要执行者,参与物质跨膜转运、信号转导等过程。如载体、转运体、通道和离子泵等都是蛋白质。质膜中糖类主要是一些寡糖和多糖链,其含量为2%～10%,以共价键的形式与膜蛋白或膜脂质结合形成糖蛋白或糖脂,存在于细胞膜的外侧,具有受体或抗原功能。

二、物质的跨膜转运

细胞在新陈代谢过程中不断地从细胞外获取营养物质,同时将代谢产物排出细胞外。小分子物质进出细胞,需要跨过细胞膜这个高度不通透的屏障,这要依赖于不同的转运机制,如单纯扩散(simple diffusion)、易化扩散(facilitated diffusion)、主动转运(active transport)、入胞(endocytosis)和出胞(exocytosis)等。

(一)单纯扩散

单纯扩散是指一些脂溶性或非极性小分子物质等从高浓度一侧向低浓度一侧进行单纯的物理扩散,不消耗细胞能量的过程(见图2-2上)。以单纯扩散跨膜转运的物质包括O_2、CO_2、N_2、水、乙醇、尿素、甘油等。物质扩散的方向和速率取决于该物质在细胞膜两侧的浓度差及细胞膜对该物质的通透性。扩散的最终结果是物质在细胞膜两侧的浓度差减小甚至消失。

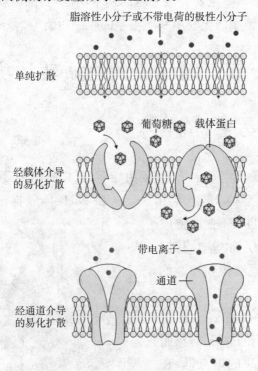

图2-2 物质被动转运示意图

（二）易化扩散

非脂溶性或亲水性强的物质和带电离子不能自由通过膜脂质双分子层，它们实现跨膜转运需要膜蛋白的介导及顺浓度梯度和（或）电位梯度扩散，这类需要膜蛋白介导才能完成的物质跨膜转运称为易化扩散。根据参与转运的膜蛋白不同，易化扩散分为经载体介导的易化扩散和经通道介导的易化扩散。

1. 经载体介导的易化扩散

由膜上载体蛋白介导的易化扩散称为经载体介导的易化扩散，它主要转运非脂溶性小分子物质，如葡萄糖、氨基酸和核苷酸等。载体是一类贯穿脂质双分子层的膜整合蛋白。经载体介导的易化扩散的一般过程为：被转运物质与载体在细胞膜的一侧结合后可引发载体蛋白的构象变化，使被转运物质从浓度高的一侧转移到浓度低的一侧，随之被转运物质与载体解离，完成跨膜转运过程（见图 2-2 中）。经载体介导的易化扩散的特点：①结构特异性。每一种载体只能识别、转运特定结构的物质。②饱和现象。由于膜上载体和载体结合位点的数目是固定的，因此，当所有位点都参与物质转运后，该物质的转运速率不会随被转运物质浓度的升高而升高，即转运速率达到最大值，出现饱和现象。③竞争性抑制。分子结构相似的不同物质经同一载体转运时，一种物质转运增加会造成另一种物质转运减少，反之亦然。

2. 经通道介导的易化扩散

由细胞膜上通道蛋白介导的易化扩散称为经通道介导的易化扩散，它主要转运带电离子，如 Na^+、K^+、Ca^{2+}、H^+、Cl^- 等，其通道称为离子通道（ion channel）。离子通道是一类贯穿脂质双分子层、中央带有亲水性孔道的膜蛋白。通道蛋白随其构型变化而处于不同的功能状态，当通道蛋白激活时孔道开放，离子可顺浓度梯度和（或）电位梯度经孔道跨膜流动（见图 2-2 下）。经通道介导的易化扩散的特点：①离子选择性。每种通道都对一种或几种离子有较高的通透能力，其他离子则不易或不能通过，根据离子选择性，可将通道分为钠通道、钾通道和钙通道等。②高效性。经通道扩散的转运速率为每秒 $10^6 \sim 10^8$ 个离子，远大于载体的转运速率（每秒 $10^2 \sim 10^5$ 个离子或分子），这是通道与载体之间最重要的区别。③门控性。通道蛋白分子内有一些可移动的结构或化学基团，在通道内起"闸门"作用，这一控制通道开放或关闭的机制称为门控（gating）。根据对不同刺激的敏感性，可将离子通道分为：①受膜电位调控的电压门控通道（voltage-gated ion channel），如电压门控性钠通道、钾通道和钙通道等（见图 2-3 上）。②受膜外或膜内化学物质调控的化学门控通道（chemically-gated ion channel），如 N_2 型-乙酰胆碱受体等（见图 2-3 中）。③受机械刺激调控的机械门控通道（mechanically-gated ion channel),如耳蜗毛细胞上的机械门控钾通道等(见图2-3下)。此外,也有少数几种通道始终是持续开放的,这类通道称为非门控通道,如神经纤维膜上的钾漏通道、细胞间的缝隙连接通道等。通道的开启和关闭除调控物质的跨膜转运外,还与信号的跨膜转导和细胞电活动有关(见本章下文)。

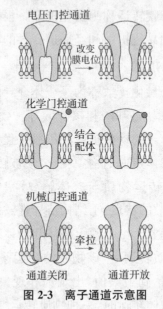

图 2-3 离子通道示意图

单纯扩散和易化扩散的共同特征是顺电化学浓度差进行跨膜移动,物质跨膜转运所需能量来自膜两侧的物质浓度差所形成的势能,不需要消耗细胞的能量,故这两种转运方式都属于被动转运(passive transport)。

(三)主动转运

很多情况下,物质逆浓度差或逆电位差进行跨膜转运需消耗细胞的能量,这种转运方式称为主动转运(active transport)。根据消耗能量的方式不同,主动转运分为原发性主动转运和继发性主动转运。

1. 原发性主动转运

直接利用细胞代谢产生的能量将物质(通常为离子)逆浓度梯度和(或)电位梯度进行跨膜转运的过程,称为原发性主动转运(primary active transport)。介导这一过程的膜镶嵌蛋白,称为离子泵(ion pump)。离子泵具有水解 ATP 的能力,也称为 ATP 酶(ATPase),可将细胞内的 ATP 水解为 ADP,释放高能磷酸键贮存的能量,介导离子逆电化学浓度梯度转运。在哺乳动物细胞上普遍存在的离子泵有钠-钾泵(sodium-potassium pump)、钙泵(calcium pump)和质子泵(proton pump)等。

钠-钾泵简称钠泵,也称 Na^+, K^+-ATP 酶(Na^+, K^+-ATPase)。钠泵具有

Na$^+$结合位点、K$^+$结合位点和 ATP 酶活性。钠泵每分解 1 分子 ATP 可将 3 个 Na$^+$移出细胞外,同时将 2 个 K$^+$移入细胞内,每个转运周期约 10 ms。钠泵的具体转运过程为:当细胞内 Na$^+$水平升高时,3 个 Na$^+$与钠泵结合,使钠泵蛋白构象改变并与 ATP 结合,钠泵蛋白磷酸化使钠泵蛋白构象进一步改变,离子结合位点外露,使 3 个 Na$^+$被 2 个 K$^+$替换及钠泵蛋白去磷酸化,回到初始构象,从而将 Na$^+$转运至细胞外、K$^+$转运至细胞内。钠泵的活动使细胞维持膜内高 K$^+$、膜外高 Na$^+$的生理状态。细胞内的 Na$^+$浓度升高或细胞外的 K$^+$浓度升高,都可使钠泵激活,以维持细胞内外的 Na$^+$、K$^+$浓度梯度(见图 2-4)。

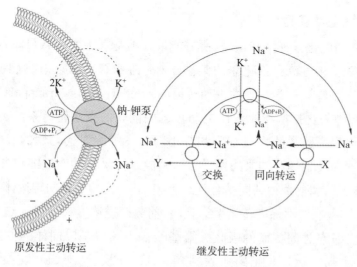

图 2-4 物质主动转运示意图

细胞代谢产生动能量有 20%~30%用于钠泵活动,在某些神经细胞中甚至高达 70%,这说明钠泵的活动对维持细胞的正常功能具有重要的意义。一般认为,钠泵活动的生理意义主要有:①钠泵活动造成的细胞内高 K$^+$是胞质内许多代谢反应正常进行的前提条件;②维持胞内渗透压和细胞容积;③建立 Na$^+$的跨膜浓度梯度,为继发性主动转运提供势能储备;④由钠泵活动形成的跨膜离子浓度梯度是细胞发生电活动的前提条件;⑤钠泵活动是生电性的,可直接影响膜电位,使膜内电位的负值增大。

案例分析

案例:患者,男性,43 岁。因上腹部疼痛与饱胀等反复发作,1 月前来就诊。患者进食后上腹痛明显缓解,偶伴有嗳气,无明显反酸,既往无消化不良病史。查体无明显阳性体征。胃镜检查发现胃窦有一个 1 cm×1 cm 的良性溃疡,诊断为胃溃疡。给予质子泵抑制剂、胃黏膜保护剂和幽门螺旋杆菌根除药等针对性治疗后,症状消失。

分析：消化性溃疡常伴有周期性上腹痛，多呈钝痛、烧灼痛或饥饿样痛。疼痛与饮食常有明显的相关性，进食或服用抗酸药后可缓解疼痛。消化性溃疡的主要病因是幽门螺旋杆菌感染，危险因素包括吸烟、饮酒、非甾体抗炎药或应激等。药物治疗主要采用抗酸药、质子泵抑制剂、胃黏膜保护剂和幽门螺旋杆菌根除药等。H^+从胃壁细胞进入胃腔是经H^+-K^+-ATP酶介导的原发性主动转运，ATP酶分解ATP时释放能量，使H^+逆浓度梯度进入胃腔，K^+逆电化学梯度进入胃壁细胞。质子泵抑制剂如奥美拉唑，能抑制胃壁细胞膜的H^+-K^+-ATP酶活性，阻止H^+逆浓度梯度进入胃腔，从而缓解溃疡症状。

2. 继发性主动转运

许多物质逆电化学梯度转运时，所需能量并不是直接来自ATP的分解，而是间接来自原发性主动转运所建立的某离子（常为Na^+）势能差。这种间接利用ATP能量的主动转运称为继发性主动转运（secondary active transport）。继发性主动转运是载体易化扩散与原发性主动转运相耦联的主动转运系统。经典的继发性主动转运为小肠黏膜上皮细胞和肾小管上皮细胞对葡萄糖的吸收过程，由Na^+-葡萄糖同向转运体和钠泵的耦联活动完成。钠泵活动产生细胞外高Na^+势能差，细胞外Na^+和葡萄糖共同结合到细胞膜Na^+-葡萄糖同向转运体上，通过转运体变构，Na^+顺电化学梯度转运至细胞内、葡萄糖逆浓度梯度进入细胞内，完成小肠黏膜上皮细胞对葡萄糖的吸收。氨基酸在小肠也是以同样的方式被吸收。此外，继发性主动转运还包括跨质膜的Na^+-H^+交换、Na^+-Ca^{2+}交换、Na^+-K^+-$2Cl^-$同向转运、甲状腺上皮细胞的聚碘、神经递质在突触间隙被轴突末梢重摄取和突触囊泡从胞质中摄取神经递质等（见图2-4）。

（四）入胞和出胞

大分子物质或物质团块不能直接穿过细胞膜，它们可通过形成质膜包被的囊泡，以入胞或出胞的方式完成跨膜转运。

入胞（endocytosis）也称胞吞，是指大分子物质或物质团块（如细菌、细胞碎片等）借助细胞膜形成吞噬囊泡或吞饮囊泡的方式进入细胞的过程（见图2-5A）。固体物质进入细胞的过程称为吞噬（phagocytosis），液态物质进入细胞的过程称为吞饮（pinocytosis）。吞饮又可分为液相入胞和受体介导入胞两种形式。

出胞（exocytosis）也称胞吐，是指胞内大分子物质以分泌囊泡的形式排出细胞的过程（见图2-5B）。例如，外分泌腺细胞将合成的酶原颗粒和黏液排放到腺导管，内分泌腺细胞将合成的激素分泌到血液或组织液，以及神经纤维末梢将突触囊泡内神经递质释放到突触间隙等。

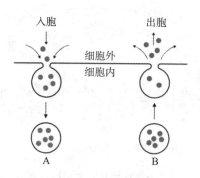

图2-5 物质出胞和入胞示意图

第二节 细胞的跨膜信号转导功能

机体为适应内外环境变化所完成的每一种生命活动,都需要许多细胞相互协调、相互配合,即依赖于各种细胞间复杂的信号交流机制。通过细胞分子信号通路,细胞将感受到的信息进一步传导到细胞内,使细胞发生各类反应,对细胞的生存、分化、生长、代谢、结构和功能等产生影响,这一过程称为细胞的信息感受与信号转导(signal reception and transduction)。细胞膜(或细胞内)具有信息感受能力的分子称为受体(receptor),能与受体发生特异性结合的活性物质称为配体(ligand)。根据膜受体的结构和功能特性,跨膜信号转导的路径可大致分为四类,即离子通道型受体介导的信号转导、G蛋白耦联受体介导的信号转导、酶联型受体介导的信号转导和核受体-基因转录途径的信号转导。

一、离子通道型受体介导的信号转导

离子通道型受体(ion channel receptor)是一种同时具有受体和离子通道功能的蛋白质分子,属于化学门控通道,其接受的化学信号绝大多数是神经递质,故也称为递质门控通道(transmitter-gated ion channel),又由于其激活后可引起离子跨膜流动,因此,又称为促离子型受体(ionotropic receptor)。受体与神经递质结合,引起突触后膜离子通道的快速开放和离子的跨膜流动,导致突触后神经元或效应器细胞膜电位改变,从而实现神经信号的快速跨膜转导(见图2-6)。例如,运动神经兴奋后,神经末梢释放的ACh与骨骼肌终板膜上的N_2型ACh受体阳离子通道结合,使通道构象改变、通道开放,介导Na^+和K^+的跨膜流动,使肌细胞膜两侧离子浓度和电位发生变化,进而引发肌细胞的兴奋和收缩。

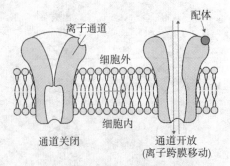

图2-6 离子通道型受体介导的信号转导示意图

电压门控通道和机械门控通道常不称为受体,但事实上,它们是接受电信号和机械信号的"受体",并通过通道的开放、关闭和离子跨膜流动将信号转导到细胞内,从而使效应细胞产生相应的生物学反应。

二、G蛋白耦联受体介导的信号转导

G蛋白耦联受体(G protein-linked receptor)介导的信号转导系统包括G蛋白耦联受体、G蛋白、G蛋白效应器、第二信使和蛋白激酶等。通过一系列的信号分子的相继作用,完成跨膜信号转导(见图2-7)。

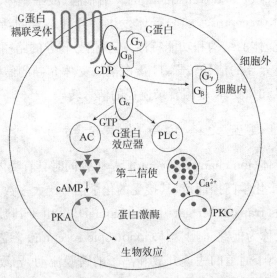

图2-7 G蛋白耦联受体介导的信号转导示意图

(一)主要的信号蛋白

1. G蛋白耦联受体

G蛋白耦联受体分子由一条包含7次跨膜α螺旋的肽链构成,N端在细胞外侧,C端在细胞内侧,也称7次跨膜受体(见图2-7)。G蛋白耦联受体是迄今发现的最大的一类膜受体家族,如生物胺类、多肽类和蛋白类等。该受体的细胞外侧有配体结合部位,细胞质侧有 G 蛋白结合部位。配体与 G 蛋白耦联受体结合后,受体分子发生构象变化,与细胞内 G 蛋白结合并使之激活。G 蛋白偶联受体不具备通道结构,也无酶活性,与配体结合后完成信号跨膜转导,可引起细胞物质代谢等改变,因此,也称为促代谢型受体(metabotropic receptor)。

2. G 蛋白

G 蛋白(G protein)全称为鸟苷酸结合蛋白,由 α、β 和 γ 三个亚单位构成的异源三聚体。根据其 α 亚单位基因序列的同源性,可将 G 蛋白分为 G_s、G_i、G_q 和 G_{12} 等不同家族。G 蛋白的共同特征是 α 亚单位具有结合 GTP 或 GDP 的能力,具有 GTP 酶活性。

G 蛋白与 GDP 结合后处于失活态,与 GTP 结合后处于激活态,两种构象在信号转导中相互交替,起分子开关的作用。配体与 G 蛋白耦联受体结合形成配体-受体复合物,使 G 蛋白 α 亚单位构象发生变化,导致 GDP 解离,并与 GTP 结合,形成激活型 G 蛋白。α 亚单位与 GTP 结合后随即与 β、γ 亚单位分离,形成 α 亚单位-GTP 和 β、γ 亚单位两部分,α 亚单位-GTP 进一步激活膜 G 蛋白效应器,把信号向细胞内转导(见图 2-7)。

3. G 蛋白效应器

G 蛋白效应器是催化生成(或分解)第二信使的酶。主要的效应器酶有腺苷酸环化酶(adenylyl cyclase,AC)、磷脂酶 C(phospholipase C,PLC)、磷酸酶 A_2(phospholipase A_2,PLA_2)和磷酸二酯酶(phosphodiesterase,PDE)等(见图 2-7)。此外,某些离子通道也可接受 G 蛋白直接或间接(通过第二信使)调控。

4. 第二信使

第二信使(second messenger)是指激素、递质和细胞因子等信号分子(配体、第一信使)作用于细胞膜后产生的细胞内信号分子,它能将细胞外信号分子携带的信息转入细胞内。较重要的第二信使有环磷酸腺苷(cyclic adenosine monophosphate,cAMP)、三磷酸肌醇(inositol triphosphate,IP_3)、二酰甘油(diacylglycerol,DG)、环磷酸鸟苷(cyclic guanosine monophosphate,cGMP)和 Ca^{2+} 等(见图 2-7)。

5. 蛋白激酶

蛋白激酶(protein kinase)是一类将 ATP 分子上的磷酸基团转移到底物蛋白而使蛋白磷酸化的酶类。被磷酸化的底物蛋白一方面发生电特性改变,另一方面发生构象改变,导致其产生生物学效应。根据激活蛋白激酶的第二信使不同,可将蛋白激酶分为依赖 cAMP 的蛋白激酶,简称为蛋白激酶 A(protein kinase A,PKA);

依赖 Ca^{2+} 的蛋白激酶简称为蛋白激酶 C(protein kinase C,PKC)等(见图 2-7)。

(二)主要的 G 蛋白耦联受体信号转导途径

1. 受体-G 蛋白-AC-cAMP-PKA 途径

参与这一信号转导途径的 G 蛋白属于 G_s 和 G_i 家族,若激活 G_s 家族,则激活态的 G_s 可进一步激活腺苷酸环化酶(AC)。AC 催化细胞内的 ATP 生成 cAMP。细胞的一个配体可激活多达 100 个 G_s 蛋白分子,一个 G_s 蛋白又可激活一个 AC,而 AC 可进一步催化生成更多的 cAMP,从而产生放大效应。与此相反,如果活化受体激活的 G 蛋白属于 G_i 家族中的某一亚型,这类 G 蛋白被活化后则可抑制 AC 的活性,降低胞质内 cAMP 水平。

细胞内的第二信使 cAMP 主要通过激活 cAMP 依赖的 PKA 实现其信号转导作用。PKA 属于丝氨酸/苏氨酸蛋白激酶,可通过对底物蛋白的磷酸化而发挥其生物学效应。由于不同类型细胞内的 PKA 磷酸化的底物蛋白不同,因此,在不同的靶细胞中具有不同的效应。例如,在肝细胞内,PKA 可激活磷酸化酶激酶,后者促使肝糖原分解;在心肌细胞内,PKA 可使钙通道磷酸化,增加细胞膜上有效钙通道的数量,因而增强心肌收缩;在胃黏膜壁细胞内,PKA 的激活可促使胃酸分泌;而在海马锥体细胞内,PKA 则抑制 Ca^{2+} 激活的钾通道,使细胞去极化,延长其放电时间。

2. 受体-G 蛋白-PLC-IP_3-Ca^{2+} 和 DG-PKC 途径

一部分配体与受体结合后,可通过 G_i 家族或 G_q 家族中的某些亚型激活 PLC,PLC 可将膜脂质中二磷酸磷脂酰肌醇(phosphatidylinositol bisphosphate,PIP_2)迅速水解为两种第二信使物质,即三磷酸肌醇(inositol triphosphate IP_3)和二酰甘油(diacylglycerol,DG)。水溶性的 IP_3 与内质网或肌质网膜上的 IP_3 受体结合,IP_3 受体激活可导致内质网或肌质网中的 Ca^{2+} 释放,使胞质中 Ca^{2+} 浓度升高。Ca^{2+} 作为第二信使,可直接作用于多种底物蛋白而发挥其调节作用。例如,在骨骼肌内,Ca^{2+} 与肌钙蛋白结合可引发肌肉收缩,但在多数情况下,Ca^{2+} 先与胞质中的钙调蛋白(calmodulin,CaM)结合,生成 Ca^{2+}·CaM 复合物,再发挥多种生理功能;在平滑肌内,Ca^{2+}·CaM 复合物可与肌球蛋白轻链激酶(myosin light chain kinase,MLCK)结合并使之活化,导致肌球蛋白轻链磷酸化和平滑肌收缩。DG 属于脂溶性物质,生成后仍留在细胞膜内,与 Ca^{2+} 和膜磷脂中的磷脂酰丝氨酸共同将胞质中的蛋白激酶 C(PKC)结合于细胞膜的内表面,并使之激活。胞质内增加的 Ca^{2+} 和激活的 PKC 可进一步作用于下游的信号蛋白或功能蛋白。

除通过 PLC 产生 IP_3、DG 和升高细胞内 Ca^{2+} 浓度起信号转导作用外,G 蛋白还可通过激活磷脂酶 A_2、磷酸二酯酶,以及调节离子通道等途径实现和影响跨膜信号转导。

三、酶联型受体介导的信号转导

酶联型受体(enzyme-linked receptor)是指其自身具有酶活性或能与酶结合的膜受体,受体结构特征为胞外结构域(与配体结合位点)、跨膜部分(单次跨膜)和胞内结构域(具有酶活性或与其他酶结合)。较重要的酶联型受体有酪氨酸激酶受体、酪氨酸激酶结合型受体、鸟苷酸环化酶受体和丝氨酸/苏氨酸激酶受体等。

(一)酪氨酸激酶受体

酪氨酸激酶受体(tyrosine kinase receptor,TKR)也称受体酪氨酸激酶(receptor tyrosine kinase),是指受体分子的膜内侧部分具有酪氨酸激酶活性的受体。与这类受体结合而完成信号转导的细胞外信号分子(配体)主要是各种生长因子,如表皮生长因子、血小板源生长因子、成纤维细胞生长因子、肝细胞生长因子和胰岛素等。当受体的细胞外部分与配体结合后便可引起受体分子胞质侧部分酪氨酸激酶活化,继而触发各种信号蛋白沿不同路径的信号转导。酪氨酸激酶受体的主要生物学效应大多涉及细胞的代谢、生长、增殖、分化和存活等相对缓慢的过程(见图 2-8)。

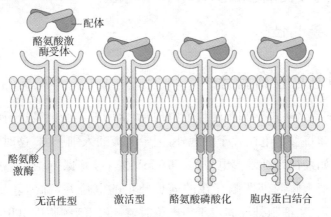

图 2-8 酪氨酸激酶受体作用示意图

(二)鸟苷酸环化酶受体

鸟苷酸环化酶受体(guanylyl cyclase receptor,GCR)的分子只有一个跨膜α螺旋,位于膜外侧的 N 端有配体结合位点,位于膜内侧的 C 端有鸟苷酸环化酶(guanylyl cyclase,GC)结构域。受体与配体结合后激活 GC,进而催化胞质内的 GTP 生成 cGMP,后者可结合并激活依赖 cGMP 的蛋白激酶 G(protein kinase G,

PKG)。和 PKA、PKC 一样，PKG 也是丝氨酸/苏氨酸蛋白激酶，通过对底物蛋白的磷酸化而实现信号转导。心房钠尿肽和脑钠尿肽是鸟苷酸环化酶受体的重要配体，可刺激肾脏排泄钠和水，并使血管平滑肌松弛。一氧化氮的受体也是一种鸟苷酸环化酶受体，激活后可使胞质内 cGMP 浓度和 PKG 活性升高，引起血管平滑肌舒张等反应。

四、核受体-基因转录途径的信号转导

核受体包括类固醇激素、甲状腺激素等脂溶性受体，大部分核受体位于细胞质内，小部分位于细胞核内。细胞质内受体激活后移入细胞核内，与 DNA 上的激素反应元件结合，调节基因转录，进而影响细胞的生理功能。

第三节 细胞的生物电现象

细胞在进行生命活动时都伴有电活动。生理学中，将存在于细胞内外的电位差及其变化统称为细胞生物电（bioelectricity）。细胞膜内外的电位差由带电离子（如 Na^+、K^+ 等）跨膜流动产生。与一般物理意义上的电由电子运动所致不同，生物电的产生有其特有的机制。细胞的生物电主要有两种表现形式，即安静状态下相对稳定的静息电位和受刺激兴奋时的动作电位。

一、静息电位

（一）静息电位的概念

为了从细胞水平观察细胞的生物电现象，常用玻璃微电极进行细胞内电位记录方法测量，即将参考电极置于细胞外，记录电极插入细胞内，这时膜电位立即降到某一水平（如蛙神经纤维膜电位为 -70 mV 左右）并保持相对稳定（见图 2-9）。安静状态下，细胞膜内外两侧存在的内负外正的电位差，称为静息电位（resting potential，RP）。当细胞外液固定于零电位时，各类细胞的膜内电位在安静状态下均为负值，为 $-100 \sim -10$ mV，例如，骨骼肌细胞的静息电位约 -90 mV，神经细胞的静息电位约 -70 mV，平滑肌细胞的静息电位约 -55 mV，红细胞的静息电位约 -10 mV。膜内电位负值的减小称为静息电位减小，反之，则称为静息电位增大。静息电位通常是相对稳定的，但神经中枢内的某些神经细胞及具有自律性的心肌细胞和平滑肌细胞，其静息电位不稳定，会出现自发性的电位波动。

生理学中，通常把静息时细胞膜两侧处于外正内负的状态称为极化（polarization）；静息电位增大的过程或状态称为超极化（hyperpolarization）；静息

电位减小的过程或状态称为去极化(depolarization);去极化至零电位后,若膜电位进一步变为正值,则称为反极化,膜电位高于零电位的部分称为超射(overshoot);质膜去极化后再向静息电位方向恢复的过程称为复极化(repolarization)。

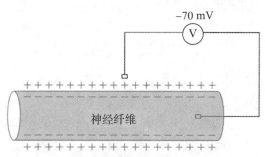

图 2-9　静息电位测量示意图

(二)静息电位的产生机制

实验证实,改变细胞外 Na^+ 等离子浓度时,静息电位值无显著变化,只有改变细胞外 K^+ 浓度时,静息电位值才会出现显著变化。这一现象提示静息电位的产生与 K^+ 有关。在揭示细胞静息电位产生机制之前,人们已发现两个特别的现象:一是细胞内外离子分布不平衡,如哺乳动物骨骼肌细胞内 K^+ 浓度为 155 mmol/L,细胞外 K^+ 浓度为 4 mmol/L,细胞内 K^+ 浓度比细胞外高约 38 倍,而细胞外 Na^+ 浓度约为细胞内 Na^+ 浓度的 10 多倍;二是静息状态下,多数细胞的细胞膜上存在钾漏通道(leak channel),它一直处于开放状态,仅对 K^+ 通透性比较大。基于上述发现,静息电位产生的一般机制为:静息状态下,细胞内带正电荷的 K^+ 通过钾漏通道顺浓度梯度扩散到细胞外,使细胞内正电荷减少,细胞外正电荷增大,细胞膜内外形成外正内负的电位差,该电位差可阻止细胞内 K^+ 向细胞外进一步扩散。浓度差和电位差所形成的驱动力的代数和称为电化学驱动力。随着 K^+ 的扩散,推动 K^+ 向细胞外扩散的浓度差逐渐减小,阻止 K^+ 扩散的电位差逐渐增大。当浓度差与电位差形成的电化学驱动力为零时,K^+ 扩散达到相对稳定的平衡状态,即 K^+ 的净移动为零(见图 2-10),此时的电位差称为 K^+ 平衡电位(K^+ equilibrium potential,E_K)。E_K 可通过简化为 Nernst 方程计算,即

$$E_K = 59.5 \lg \frac{[K^+]_o}{[K^+]_i} (mV)$$

式中,$[K^+]_o$ 和 $[K^+]_i$ 分别为细胞膜外 K^+ 浓度和细胞膜内 K^+ 浓度。

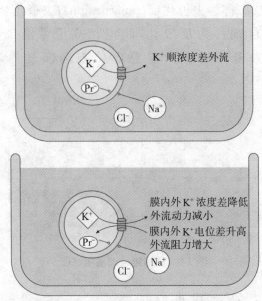

图 2-10 静息电位的产生机制示意图

细胞内外 K^+ 浓度高低对 K^+ 平衡电位值有重要影响。细胞内 K^+ 浓度越高，形成的浓度差越大，净扩散到细胞外的 K^+ 越多，结果是 K^+ 平衡电位越大，静息电位值也越大，哺乳动物的多数细胞内 E_K 为 $-100 \sim -90$ mV。

实验发现，神经细胞和骨骼肌细胞的静息电位实际测量值通常为 $-90 \sim -70$ mV，其负值总是不同程度地小于 K^+ 平衡电位。这是因为细胞膜对 Na^+ 亦有一定的通透性，细胞外扩散内流的 Na^+ 可部分抵消由 K^+ 扩散外流所形成的细胞膜内负电位。此外，细胞膜两侧溶液中的主要离子还有 Cl^-、Ca^{2+} 和有机负离子，但它们对静息电位的影响较小。一般认为，膜对 Cl^- 不存在原发性主动转运，Cl^- 在膜两侧的分布是被动的，不直接影响膜电位大小。Ca^{2+} 在细胞膜两侧的浓度很低，且细胞膜对 Ca^{2+} 的通透性也很低，故 Ca^{2+} 对静息电位的作用可以忽略不计。细胞膜对有机负离子，如带负电的蛋白质和核苷酸等几乎不通透，其对静息电位的作用也可以忽略不计。

钠泵活动可直接影响静息电位。钠泵每分解一分子 ATP，可使 3 个 Na^+ 排出细胞外和 2 个 K^+ 进入细胞内，结果使膜内电位的负值增大（超极化），但钠泵的生电作用对静息电位的贡献并不是很大。

根据静息电位的形成机制，影响静息电位水平的因素主要有：①细胞膜两侧 K^+ 浓度差。如高血钾时，细胞外 K^+ 浓度升高将使 E_K 的负值减小，导致静息电位相应减小（去极化）；②细胞膜对 K^+ 的通透性。如细胞膜对 K^+ 的通透性相对增大，静息电位将增大（超极化）；③钠泵活动的水平。钠泵活动增强将使细胞膜发生一定程度的超级化。

案例分析

案例：患者，男性，6岁，因剧烈运动后四肢活动困难前来就诊。患者进食香蕉后易出现肌痉挛，偶有肌强直。经检查后诊断为高钾性周期性麻痹。建议高碳水化合物低钾饮食，避免高强度运动和禁食。发作时可用葡萄糖酸钙或氯化钙静注，或葡萄糖加胰岛素静滴以降低血钾，也可用呋塞米排钾。

分析：高钾性周期性麻痹为常染色体显性遗传病，与钠通道基因突变有关。多在10岁前发病，以男性居多。常在剧烈运动后休息几分钟至几小时出现肌无力，发作时腱反射减弱或消失。当肌细胞外K^+浓度升高时，静息电位水平降低，即肌细胞出现去极化，导致Na^+通道失活，肌细胞不能产生动作电位而出现肌肉麻痹。当细胞外K^+浓度恢复时，Na^+通道复活，麻痹症状缓解。因此，该疾病的治疗与血浆K^+浓度有关，高碳水化合物能促进胰岛素分泌，进一步激活钠-钾泵，使K^+转运至细胞内，从而降低血钾水平，缓解麻痹症状。

二、动作电位

（一）动作电位的概念

在静息电位的基础上，给细胞一个适当的刺激，可产生一个可传播的膜电位波动，称为动作电位（action potential，AP）。动作电位是可兴奋细胞如神经细胞、骨骼肌细胞、心肌细胞、部分平滑肌细胞及部分腺体细胞等发生兴奋的标志。不同细胞的动作电位具有不同的形态、幅度和持续时间，但其特征基本相同。下面以神经元轴突动作电位为例，揭示动作电位的形态（见图2-11）。细胞受到适当的刺激后，细胞膜逐渐去极化（a～b），膜电位从静息电位水平（－70 mV，a）逐步减小到某一临界值（－55 mV，b），膜电位达到该临界值后迅速减小到0 mV，超过零电位后，细胞内电位超过细胞外电位即超射，超射最高可达＋30 mV，此段称为动作电位的升支（去极相，b～c）。随后细胞膜电位迅速复极至接近静息电位水平，形成动作电位的降支（复极相，c～d）。升支和降支共同形成尖峰状的电位变化，称为锋电位（spike potential）。锋电位是动作电位的主要组成部分，是动作电位爆发的标志，时程为1～2 ms。在锋电位后出现的低幅、缓慢的膜电位波动，称为后电位（after potential）。后电位包括两个成分：前一个成分的膜电位绝对值仍小于静息电位（d～e），称为后去极化电位（after depolarization potential，AHP），以前也称为负后电位（negative after-potential）；后一个成分的膜电位绝对值大于静息电位（e～f），称为后超极化电位（after hyperpolarization potential，AHP），以前也称为正后电位（positive after-potential）。

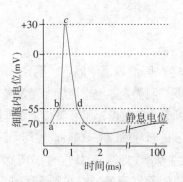

图 2-11 动作电位示意图

动作电位具有以下三个特点：

①"全或无"现象。使细胞爆发动作电位的刺激必须达到一定的强度。能引发动作电位的最小刺激强度，称为刺激的阈值（threshold）。刺激强度未达到阈值，动作电位不会发生（无）；刺激强度达到阈值，即可触发动作电位，其幅度达该细胞动作电位的最大值，不会随刺激强度的持续增强而增大（全），这一现象称为动作电位的"全或无"(all or none)特性。

②不衰减传播。动作电位产生后，并不局限于受刺激的局部细胞膜，而是沿质膜迅速向周围传播，直至整个细胞，其幅度和波形在传播过程中始终保持不变。

③脉冲式发放。连续刺激所产生的多个动作电位总有一定间隔而不会融合起来，呈现一个个分离的脉冲式发放。

（二）动作电位的产生机制

实验证实，电压门控 Na^+ 通道开放引起的 Na^+ 内流参与动作电位的去极化过程，而复极化过程则与 Na^+ 通道关闭、电压门控 K^+ 通道开放及 K^+ 外流密切相关。

1. 去极化

神经纤维动作电位的去极化过程主要由细胞外 Na^+ 迅速内流形成。细胞受到适宜刺激后，细胞膜在静息电位基础上发生去极化（图 2-11，a～b），当去极化到阈电位时（见图 2-11，b），膜上的电压门控 Na^+ 通道大量开放，膜对 Na^+ 通透性迅速增大。Na^+ 在膜两侧浓度差和电位差的驱动力作用下迅速内流，形成动作电位的上升支（见图 2-11，b～c）。膜电位去极化到一定水平时，膜上电压门控 Na^+ 通道构象发生显著变化，由静息状态转为激活状态，Na^+ 内流引起细胞膜电位上升与 Na^+ 开放之间形成正反馈，产生再生性 Na^+ 内流，使膜电位去极化速度越来越快，膜内负电位迅速消失而达到零电位。由于细胞外 Na^+ 具有较高的浓度势能，Na^+ 进一步内流，因而出现膜电位内正外负的反极化，此时，膜内外电位差成为 Na^+ 内流的阻力。当电化学驱动力为零时，膜电位达到 Na^+ 平衡电位，动作电位上升支达最高点（+30 mV,c）。因此，动作电位超射部分接近 Na^+ 平衡电位，此时，Na^+ 通道为失活状态，通道关闭，Na^+ 内流停止（见图 2-12）。

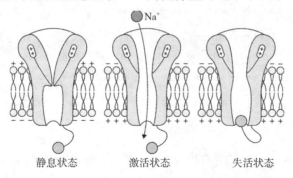

图 2-12 钠通道功能状态示意图

2. 复极化

细胞在反极化状态时，电压门控 Na^+ 通道失活、关闭（图 2-11,c），Na^+ 内流停止。此时，膜上电压门控 K^+ 通道大量开放，膜对 K^+ 的通透性迅速增加。K^+ 在膜两侧浓度差和电位差两种驱动力的作用下快速外流，动作电位出现复极化。膜电位达到零电位后，变为外正内负的状态，电位差成为 K^+ 外流的阻力，K^+ 在膜两侧浓度势能驱动力的作用下进一步外流。当 K^+ 的电化学驱动力为零时，K^+ 外流达到平衡，K^+ 通道关闭，膜电位回到静息电位水平（见图 2-11,c~e）。

复极化后，K^+ 迅速外流并积聚在细胞膜外侧，局部细胞膜内外 K^+ 浓度差减小，使复极化后期 K^+ 外流速度减慢，形成后去极化（见图 2-11,d~e）。膜电位回到静息电位水平后，由于膜内外 Na^+、K^+ 水平还未恢复到初始状态，因而激活了细胞膜的钠泵，通过钠泵活动，每分解 1 个 ATP 分子，使 3 个 Na^+ 转运至细胞外、2 个 K^+ 转运至细胞内，造成膜内外电位差进一步增大，形成后超极化（见图 2-11,e~f）。

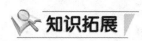

膜片钳技术

德国科学家内尔（Neher）和索克曼（Sakmann）于 1976 年发明了膜片钳技术，它的工作原理与电压钳技术基本相同，不同之处在于它钳制和记录的仅仅是微细管电极尖端下所限定面积只有几平方微米的小片膜。由于电极尖端的边缘与细胞膜之间的封接非常紧密，因此，可形成 10 亿欧姆的高阻抗封接，使该小片膜与周围的细胞膜在电学上完全隔离。该小片膜可能存在一个或多个离子通道，因而，测量流经玻璃微细管电极的微弱电流，就有可能记录到单个通道电流（single channel current）。单个通道开放可产生皮安级（pA, 10^{-12} A）的电流。通道仅呈现关闭和开放两种状态，两种状态之间的转换非常快，因而单通道电流表现为一个个方波。通道每次进入开放或关闭状态后，停留于该状态的时间是随机的，通常用开放概率、平均开放时间和平均关闭时间等统计学指标来测定通道功能的变化。为了与单通道电流区别，电压钳记录的膜电流称为宏膜电流(macroscopical current)，它是由细胞膜上大量离子通道的单通道电流叠加而成的。宏膜电流 I 和单通道电流 i 的关系可用公式 $I=i \cdot P_o \cdot N$ 表示，其中，P_o 为该通道开放概率，N 为细胞膜上有效通道的数目。

(三) 动作电位的产生条件

动作电位的产生，一方面取决于内因——细胞本身所具有的正常功能状态；另一方面取决于外因——有效的刺激。

1. 刺激和阈强度

感受内外环境的变化并作出相应的反应，是生物体的普遍特征。在生理学中，将能够引起机体反应的内外环境的变化称为刺激(stimulus)。刺激的形式多种多样，生理学实验中通常用电刺激来研究一些细胞或组织对刺激的反应机制。这是因为电刺激可以由电子仪器产生，其强度、时程和变化模式可被精确地控制。

刺激通常包括三个参数，即刺激的强度、刺激的持续时间和刺激强度随时间的变化率。任何刺激要引起组织兴奋都必须使这三个参数达到某个最低有效值。在实验中，通常将刺激持续时间、刺激强度随时间的变化率固定，观察刺激强度与反应的关系。能使组织发生兴奋的最小刺激强度，称为阈强度或阈值(threshold value)。要引起组织兴奋，一次刺激的强度必须等于或大于该组织的阈强度。相当于阈强度的刺激称为阈刺激，大于阈强度的刺激称为阈上刺激，小于阈强度的刺激则称为阈下刺激。阈强度一般可作为衡量细胞兴奋性的指标，阈强度的大小与组织兴奋性高低呈反变关系，即阈强度增大，表示细胞兴奋性下降；反之，则表示细胞兴奋性升高。

2. 阈电位

对大多数细胞来说，动作电位产生的本质是细胞膜上的电压门控式 Na^+ 通道开放，引起 Na^+ 内流。如果细胞受到一个有效的刺激(阈刺激或阈上刺激)时，在静息电位的基础上使膜发生去极化，开始时仅少量 Na^+ 通道开放和 Na^+ 内流，当膜进一步去极化到某一临界值时，Na^+ 通道大量激活、开放，导致 Na^+ 迅速大量内流而触发动作电位。这个使膜上 Na^+ 通道突然大量开放的临界膜电位值，称为阈电位(threshold potential, TP)。阈电位通常较静息电位小 10～20 mV，如神经纤维的静息电位是 −70 mV，其阈电位约为 −55 mV。任何刺激只要能使细胞膜从静息电位去极化到阈电位，便能触发动作电位，引起兴奋。

阈电位与阈值的区别：就动作电位产生的条件而言，阈值是外部加给细胞刺激的强度(外因),而阈电位是细胞本身的膜电位(内因);阈值的作用是使细胞膜由静息电位去极化到阈电位,而当膜电位达阈电位时,不管刺激是否继续存在,去极化不再依赖原来所给的刺激强度的大小。

(三)动作电位的传播

细胞膜某一部位产生的动作电位可沿细胞膜不衰减地传播至整个细胞,称为动作电位的传播(conduction)。以无髓鞘神经纤维为例,在动作电位的发生部位,细胞膜外侧电位较静息部位为负,而细胞膜内侧电位较静息部位为正;由于这种电位差的存在,因此,在动作电位的发生部位和邻近的静息部位之间便产生了局部电流。局部电流的方向是膜外的正电荷由未兴奋部位流向已兴奋部位,膜内的正电荷由已兴奋部位流向未兴奋部位,结果使邻近的未兴奋部位的电位降低,即去极化。当去极化达到阈电位水平时,Na$^+$通道大量开放而爆发动作电位,于是以局部电流的形式在整个细胞膜上进行不衰减的传播(见图2-13)。在有髓鞘神经纤维中,动作电位的传播有所不同,由于髓鞘的存在,因此,动作电位只能在相邻的郎飞结间以局部电流的形式进行传播。郎飞结间距离较长,形成的局部电流回路半径较大,动作电位在郎飞结间传播速度更快、耗能更少,这类动作电位的传播方式称为跳跃式传导。

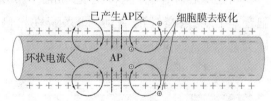

图2-13 动作电位的传播示意图

动作电位一般不能直接传播到相邻的可兴奋细胞,这与细胞间电阻大等不易形成有效的局部电流回路有关。但在某些组织细胞中,动作电位可以在不同的可兴奋细胞间传播。一类是心肌细胞间、部分平滑肌和神经元之间存在缝隙连接(gap junction),已兴奋细胞的带电离子可通过缝隙连接蛋白直接进入另一个细胞,引发该细胞产生动作电位;另一类是神经元与神经元之间、神经元与骨骼肌之间形成突触联系,通过化学物质将兴奋传导至另一个细胞。

(四)兴奋性及其周期性变化

1. 兴奋、兴奋性和可兴奋细胞

从广义上说,兴奋(excitation)泛指机体受到刺激后发生反应的过程。这个过程通常包含三个必要的环节:一是对内外环境刺激信号的感受;二是信号的传导和处理;三是根据处理后的信息作出生理反应。对单细胞生物而言,以上三个环节显然是在同一细胞内发生的。但对多细胞生物而言,这个过程必然需要机体不同部位、不同功能分化的细胞之间协调配合。因此,从肠腔动物开始,逐渐分化出专门对内外环境刺激作出反应的细胞,包括感受器细胞、神经细胞、肌细胞和腺体细胞等。为了适应机体对信息的编码、传输和处理的需求,这些细胞能够产生一种特殊的膜电位信号——动作电位。通常将神经细胞、肌细胞和腺细胞等能够产生动物电位的细胞称为可兴奋细胞(excitable cell)。因此,对可兴奋细胞来说,兴奋就是动作电位或动作电位产生过程,而将可兴奋细胞接受刺激后产生兴奋(动作电位)的能力称为细胞的兴奋性(excitability)。

2. 细胞兴奋后兴奋性的周期性变化

细胞在发生一次兴奋后,其兴奋性会出现一系列变化。在兴奋发生时以及兴奋后的一段时间,无论施加多强的刺激也不能使细胞再次兴奋,这段时间称为绝对不应期(absolute refractory period)(见图2-14,a～b)。处在绝对不应期的细胞,其阈刺激无限大,表明细胞失去兴奋性。在绝对不应期之后,细胞的兴奋性逐渐恢复,受刺激后可发生兴奋,但刺激强度必须大于原来的阈强度,这段时期称为相对不应期(relative refractory period)(见图2-14,b～c)。相对不应期是细胞兴奋性从无到有,直至接近正常的一个恢复时期。相对不应期过后,有的细胞还会出现兴奋性的波动,即兴奋性稍高于正常水平或低于正常水平,分别称为超常期(supranormal period)(见图2-14,c～d)和低常期(subnormal period)(见图2-14,d～e)。

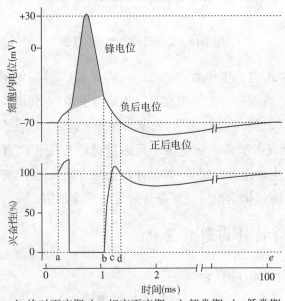

ab. 绝对不应期;bc. 相应不应期;cd. 超常期;de. 低常期

图 2-14 动作电位产生后细胞兴奋性周期变化示意图

绝对不应期大致为锋电位发生的前大半段时期,因此,锋电位不会发生叠加,并且细胞产生锋电位的最高频率也受到绝对不应期的限制。若绝对不应期为 2 ms,则理论上锋电位的最大频率不可能超过每秒 500 次。兴奋后出现不应期的原因与 Na^+ 通道功能状态有关。在锋电位升支期间,大部分 Na^+ 通道处于激活状态,不存在被再次激活的可能性;在降支期间,大部分 Na^+ 通道处于失活状态,也不可能再次接受刺激而进入激活状态,因而锋电位前大半段的兴奋性为"零",构成绝对不应期。相对不应期大致为锋电位的后小半段,其发生原因可能与 Na^+ 通道功能部分恢复有关。超常期大致为负后电位出现的时期,其发生与膜电位(后去极化)距离阈电位水平较近有关。低常期相当于正后电位出现的时期,其发生与膜电位(后超极化)距离阈电位较远有关。

三、局部电位

当细胞受到的刺激很弱(如阈下刺激),仅引起部分通道激活和离子跨膜流动及膜电位在静息电位基础上发生轻度变化,这类未形成动作电位的膜电位波动称为局部电位(local potential)。由于开放的离子通道和诱发的带电离子流方向不同,因此,膜电位可出现减小(去极化)和增大(超极化)两种变化。去极化的局部电位多是由于少量带正电离子内流或带负电离子外流,常见的去极化的局部电流是 Na^+ 内流。超极化的局部电位多是由于带负电的离子内流或带正电离子外流,常见的介导超极化局部电位的离子流是 Cl^- 内流(见图 2-15)。

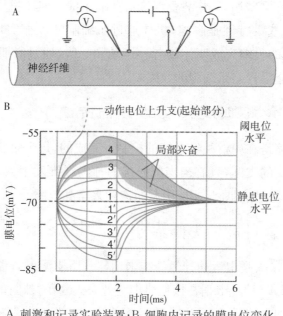

A. 刺激和记录实验装置;B. 细胞内记录的膜电位变化

图 2-15　局部电位产生示意图

局部电流可以从细胞局部某点向周围传播,称为局部电位传播。局部电流只能向周围进行逐渐衰减的电紧张性扩布,而不能像动作电位一样沿细胞膜进行不衰减的传播,即电紧张传播。

局部电位的特点:①局部电位变化的幅度随刺激强度的增大而增大,不具有"全或无"的特征;②衰减性传播,传播距离有限;③没有不应期,可以发生空间总和和时间总和。相距较近的局部电位,只要在彼此的电紧张传播范围内,就可以发生叠加,称为空间总和。连续发生的局部反应,当频率较高时,后一次反应可以在前一次反应尚未完全消失的基础上发生,这种形式的叠加称为时间总和。

生物体内有许多重要的电信号,如终板电位、突触后电位(包括兴奋性的和抑制性的)、感受器电位等,其产生过程都涉及离子通道激活等膜的主动反应,都属于局部电位范畴,具有相似的特征。这些电信号可通过幅度的变化、空间总和和时间总和等效应,在信息传递中发挥重要的中转作用,是动作电位产生的基础。

第四节 骨骼肌细胞的收缩功能

根据形态学特点,可将肌肉分为横纹肌(striated muscle)和平滑肌(smooth muscle);根据神经支配,可将肌肉分为躯体神经支配的随意肌和自主神经支配的非随意肌;根据肌肉的功能特性,可将肌肉分为骨骼肌(skeletal muscle)、心肌(cardiac muscle)和平滑肌,其中骨骼肌和心肌属于横纹肌。机体存在不同类型的肌细胞,肌细胞的基本特性是收缩,机体通过肌细胞的收缩实现多种生理功能。例如,通过骨骼肌的收缩完成躯体的各种运动和呼吸,通过心肌收缩完成心脏泵血等。本节主要介绍骨骼肌细胞的收缩功能。

一、神经-骨骼肌接头处的兴奋传递

骨骼肌的收缩是在中枢神经系统的控制下完成的,每个肌细胞都受到来自运动神经元轴突分支的支配,只有当支配肌肉的神经纤维发生兴奋时,动作电位经神经-骨骼肌接头传递给肌肉,才能引起肌肉的兴奋和收缩。

(一)神经-骨骼肌接头的结构

神经-骨骼肌接头是由运动神经纤维末梢与其所支配的骨骼肌细胞之间的特化结构(见图 2-16)。神经末梢在接近肌细胞处失去髓鞘,裸露的轴突末梢沿肌细胞膜表面深入一些肌细胞膜向内凹陷的沟槽内,这部分轴突末梢膜称为接头前膜,与其相对的肌细胞膜称为终板膜或接头后膜,二者之间还有间隔 20~50 nm

的接头间隙,其中充满细胞外液。终板膜又进一步向内凹陷形成许多接头皱褶,其意义可能是增加接头后膜面积。接头前膜内侧的轴浆中含有许多突触囊泡或突触小泡,囊泡内含有大量的乙酰胆碱(acetylcholine,ACh)分子,每个囊泡约含有1万个ACh分子,接头前膜上有电压门控Ca^{2+}通道。在接头的终板膜上有ACh受体,即N_2型ACh受体阳离子通道,它们集中分布于皱褶的开口处。在终板膜的表面还分布有乙酰胆碱酯酶(acetylcholinesterase),它可将ACh分解为胆碱和乙酸。

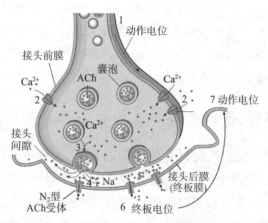

图 2-16　神经-骨骼肌接头的结构及兴奋传递过程示意图

(二)神经-骨骼肌接头处的兴奋传递过程

神经-骨骼肌接头处的兴奋传递过程如图 2-16 所示。当动作电位到达神经末梢时,接头前膜去极化和膜上电压门控Ca^{2+}通道开放,Ca^{2+}借助膜两侧的电化学驱动力流入神经末梢内,使神经末梢轴浆内Ca^{2+}浓度升高。Ca^{2+}可启动突触囊泡的出胞机制,将囊泡内的ACh排放到接头间隙。ACh在接头间隙内扩散至终板膜,与ACh受体阳离子通道结合并使之激活,于是通道开放,导致Na^+和K^+跨膜流动,其中以Na^+内流为主,使终板膜发生去极化。这一去极化的电位变化称为终板电位(endplate potential,EPP),其幅度约 50 mV,由于终板膜上无电压门控Na^+通道,因而不会产生动作电位。具有局部电位特征的 EPP 可通过电紧张电位传播,刺激终板膜周围具有电压门控Na^+通道的肌细胞膜,使之产生动作电位,并不衰减地传播至整个肌细胞膜。ACh 在激活 ACh 受体、引起终板膜产生终板电位的同时,可被终板膜表面的胆碱酯酶迅速分解,所以,EPP 的持续时间仅几毫秒。EPP 的迅速消除可使终板膜继续接受新的刺激。

知识拓展

一个接头前膜的囊泡内含有的所有 ACh 分子(约 1 万个)称为一个"量子",ACh 释放时以量子为最小单位量,倾囊而出。这种囊泡释放递质分子的形式称为量子化释放。在静息状态下,接头前膜也会发生约每秒钟 1 次的 ACh 量子的自发释放,并引起终板膜电位的微小变化。这种由一个 ACh 量子(一个囊泡)引起的终板膜电位变化称为微终板电位(miniature endplate potential,MEPP),平均每个 MEPP 的幅度仅为 0.4 mV。当接头前膜产生动作电位和 Ca^{2+} 内流时,大量的突触囊泡几乎同步释放 ACh;此时,ACh 量子所引起的 MEPP 会发生叠加,形成平均幅度约为 50 mV 的 EPP。据统计,产生一个正常的 EPP,约需释放 250 个 ACh 囊泡。

(三)影响神经-骨骼肌接头处的兴奋传递的因素

影响神经-骨骼肌接头处的兴奋传递的因素有:①肉毒杆菌中毒导致的肌无力是由于毒素抑制了接头前膜释放 ACh,新斯的明等胆碱酯酶抑制剂可通过抑制胆碱酯酶活性增加 ACh 在接头间隙的浓度,因而能改善肌无力症状;②筒箭毒和 α-银环蛇毒可特异性阻断终板膜上的 N_2 型 ACh 受体通道,使神经-骨骼肌接头传递的功能丧失,进而使肌肉松弛。临床上常用的非去极化型肌松剂(如阿曲库铵等)具有同样的作用;③有机磷农药中毒则是由于胆碱酯酶被药物磷酰化而丧失活性,造成 ACh 在接头间隙内大量蓄积,因而引起中毒症状;④一些自身免疫性疾病如重症肌无力,是由于体内的自身抗体使终板膜上的 ACh 受体通道遭受破坏,因而使 ACh 的作用被阻断;肌无力综合征则是由于体内的自身抗体破坏了轴突末梢上的 Ca^{2+} 通道,当运动神经上的动作电位到达末梢时不能激活足够的钙通道而使 Ca^{2+} 内流,因而导致突触囊泡的递质释放发生障碍。

案例分析

案例:患者,男性,48 岁,夏日午后喷洒农药乐果后 6 h 出现恶心、呕吐、肌肉纤颤等症状,前来急诊就诊。根据病史及临床、实验室检查,诊断为急性有机磷农药中毒,立即清洗患者皮肤并给予阿托品和解磷定等对症治疗。

分析:患者在夏日午后喷洒有机磷农药后出现恶心、呕吐等中毒症状,结合实验室检查明确诊断为急性有机磷农药中毒。有机磷酸酯与体内乙酰胆碱结构类似,有机磷酸酯进入人体后与体内胆碱酯酶迅速结合形成磷酰化胆碱酯酶,使胆碱酯酶失去水解乙酰胆碱的能力,引起体内(如神经-骨骼肌接头处)乙酰胆碱过量蓄积,导致胆碱能神经功能紊乱,出现毒蕈碱样、烟碱样和中枢神经系统症状。因此,药物治疗应用抗胆碱及胆碱酯酶复活剂等药物。

二、骨骼肌的收缩功能

(一)横纹肌细胞的微细结构

横纹肌细胞在结构上的主要特点是细胞内含有大量的肌原纤维和高度发达的肌管系统,且其排列高度规则有序。

1. 肌原纤维和肌节

横纹肌细胞内含有上千条直径为 1~2 μm 的肌原纤维,它纵贯肌纤维全长,呈现规律的明暗交替,分别称为明带和暗带。暗带的中央有一段相对较亮的区域,称为 H 带,H 带的中央即暗带的中央,有一条横向的线,称为 M 线;明带中央也有一条线,称为 Z 线。相邻两个 Z 线之间的区域称为一个肌节(sarcomere),它是肌肉收缩和舒张的基本单位(见图 2-17)。肌原纤维由粗肌丝和细肌丝构成,粗肌丝与细肌丝的规则排列使肌原纤维呈现明暗交替的横纹。肌节中的细肌丝数量是粗肌丝的 2 倍。

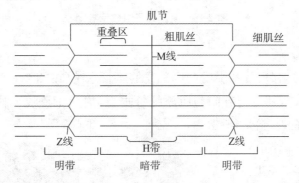

图 2-17　肌节构成示意图

2. 肌丝的分子组成

粗肌丝主要由肌球蛋白(myosin,也称肌凝蛋白)分子构成。肌球蛋白分子呈杆状,杆的一端有两个球形的头。在粗肌丝中,肌球蛋白的杆状部分都朝向 M 线平行排列,形成粗肌丝的主干;球形的头部连同与它相连的一小段称作"桥臂"的杆状部分,形成横桥(cross-bridge)。横桥含有与细肌丝上肌动蛋白结合的位点,并具有 ATP 酶活性(见图 2-18A)。细肌丝由 3 种蛋白构成,即肌动蛋白(actin,也称肌纤蛋白)、原肌球蛋白(tropomyosin,也称原肌凝蛋白)和肌钙蛋白(troponin)。肌动蛋白单体是球形分子,它在肌丝中聚合成两条链并相互缠绕成螺旋状,构成细肌丝的主干,含有与横桥结合的位点。原肌球蛋白分子呈长杆状,由两条肽链缠绕成双螺旋结构,能遮挡肌动蛋白分子与横桥头部结合的位点,在肌肉收缩过程中起调节作用。肌钙蛋白具有 Ca^{2+} 结合位点,胞质内 Ca^{2+} 浓度升高使肌钙蛋白发生构象变化,导致原肌球蛋白分子移位,暴露出肌动蛋白上的结合位点,引发横桥与肌动蛋白的结合和肌肉收缩(见图 2-18C)。

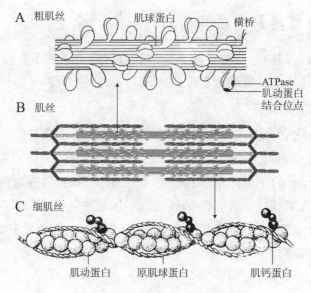

图 2-18 肌丝分子组成示意图

3. 肌管系统

横纹肌细胞具有横管和纵管两套独立的肌管系统(见图 2-19)。其中,横管又称 T 管(T tubule),其走行方向与肌原纤维垂直,由肌细胞膜向内凹陷并向细胞深部延伸,横管的功能是使沿肌细胞膜传导的动作电位能迅速传播至细胞深部;纵管即肌质网(sarcoplasmic reticulum, SR),其走行方向与肌原纤维平行,SR 的管道交织成网,包绕在肌原纤维周围。在肌原纤维周围的 SR 也称纵行肌质网 (longitudinal SR, LSR), LSR

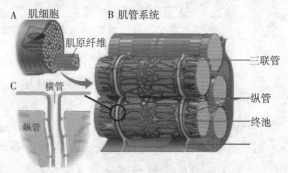

图 2-19 骨骼肌肌原纤维和肌管系统构成示意图

膜上有钙泵,可逆浓度梯度将胞质中的 Ca^{2+} 转运至 SR 内。SR 的末端膨大或呈扁平状,与 T 管膜或肌细胞膜(见于心肌)靠近,这部分 SR 称为连接肌质网(junctional SR, JSR)或终池(terminal cisterna)。纵管的功能是贮存、释放和聚积 Ca^{2+}。骨骼肌中 80% T 管与其两侧的终池靠近而形成三联管结构;心肌中的 T 管则主要与单独的终池接近而形成二联管结构。三联管和二联管分别是骨骼肌和心肌发生兴奋-收缩耦联的关键部位。

(二)肌肉收缩机制

电镜下可观察到不同状态的肌肉的肌节长度不同,但无论肌肉是舒张、收缩或被拉长时,暗带长度均不变,只有明带和H带相应地变短或伸长。目前,公认的肌肉收缩机制是肌丝滑行理论。粗肌丝和细肌丝间的相互滑行是通过横桥周期完成的。横桥周期是肌球蛋白的横桥与肌动蛋白结合、扭动及复位的过程。

肌肉收缩的基本过程是运动神经元兴奋产生的动作电位沿运动神经纤维末梢传导到神经-骨骼肌接头处,通过神经-骨骼肌接头处的兴奋传递,使对应的骨骼肌细胞爆发动作电位。肌细胞膜上的动作电位沿T管传到肌细胞深部的三联管,激活终池膜上的Ca^{2+}释放通道,使终池内Ca^{2+}释放,胞质内Ca^{2+}浓度升高。Ca^{2+}与肌钙蛋白结合,引起肌钙蛋白构象改变、原肌球蛋白移位、肌动蛋白与横桥结合位点暴露及横桥与肌动蛋白结合,同时激活横桥头部ATP酶,横桥利用ATP分解释放的能量拖动细肌丝向M线方向滑行,使肌节缩短、肌肉收缩。终池膜上的Ca^{2+}泵被激活后,胞质内的Ca^{2+}被回收至终池内,胞质内Ca^{2+}浓度降低。Ca^{2+}与肌钙蛋白解离,导致原肌球蛋白归位,重新遮盖肌动蛋白与横桥结合位点,使肌肉舒张(见图2-18)。

(三)骨骼肌的兴奋-收缩耦联过程

将肌细胞的电兴奋和机械收缩联系起来的中介机制,称为兴奋-收缩耦联(excitation-contraction coupling)。当一个动作电位引起肌细胞发生一次收缩时,其兴奋-收缩耦联的基本过程是:①肌细胞膜上的动作电位沿肌细胞膜和T管膜传播,同时激活T管膜和肌细胞膜上的L型钙通道;②激活的L型钙通道通过变构作用使JSR膜内的钙释放通道开放,JSR内的Ca^{2+}释放入胞质,胞质内的Ca^{2+}浓度由静息时的0.1 $\mu mol/L$升高为1~10 $\mu mol/L$;③胞质内Ca^{2+}浓度升高使肌钙蛋白与Ca^{2+}结合并引发肌肉收缩;④JSR膜上的钙泵被激活,钙泵将胞质中的Ca^{2+}回收入肌质网,胞质中Ca^{2+}浓度降低,则引起肌肉舒张。

骨骼肌收缩过程中,胞质内增加的Ca^{2+}几乎100%由JSR释放。在肌细胞膜和T管膜去极化时,膜上的L型钙通道被激活但并不开放,因为该通道完全开放需要几百毫秒,以致在动作电位持续的几毫秒内,几乎没有Ca^{2+}流入。L型钙通道激活时的构象变化直接触发JSR膜内的钙释放通道开放和Ca^{2+}释放。L型钙通道在引起骨骼肌SR释放Ca^{2+}的过程中,是作为一个对电位变化敏感的信号转导分子发挥作用的,而非作为离子通道来发挥作用。

(四)影响骨骼肌收缩效能的因素

肌肉收缩效能表现为肌肉收缩时所产生的张力的大小、肌肉缩短的程度,以及产生的张力或肌肉缩短的速度。根据肌肉收缩的外部表现,收缩可分为两种形式,即等长收缩(isometric contraction)和等张收缩(isotonic contraction)。等长收缩表现为收缩时肌肉只有张力的增加而长度保持不变;等张收缩表现为收缩时只发生肌肉缩短而张力保持不变。骨骼肌的收缩效能取决于肌肉收缩前或收缩时所承受的负荷、肌肉自身的收缩能力和总和效应等因素。

1. 前负荷

肌肉在收缩前所承受的负荷,称为前负荷(preload)。前负荷决定了肌肉在收缩前的长度,即肌肉的初长度(initial length)。在等长收缩条件下,测定不同初长度时肌肉主动收缩产生的张力(主动张力),可得到长度-张力关系曲线(见图 2-20)。肌肉的长度-张力关系曲线表明,肌肉收缩存在一个最适初长度(optimal initial length),在此初长度下收缩,可产生最大的主动张力;大于或小于此初长度,肌肉收缩产生的张力都将下降。肌肉的最适初长度(最适前负荷)为 $2.0\sim2.2~\mu m$,此时肌肉收缩产生的张力最大。

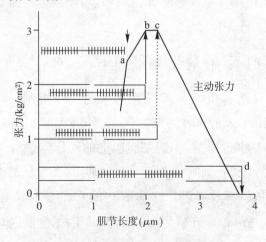

图 2-20 肌节长度-张力关系示意图

2. 后负荷

肌肉在收缩过程中所承受的负荷或阻力称为后负荷(afterload)。在等张收缩的条件下,测定不同后负荷时肌肉收缩产生的张力和缩短的速度,可得到张力-速度曲线(见图 2-21)。该曲线表明,随着后负荷的增加,收缩张力增加而缩短速度减小。当后负荷增加到使肌肉不能缩短时,肌肉可产生最大等长收缩张力(P_0);当后负荷在理论上为零时,肌肉缩短速度可达最大(V_{max})。

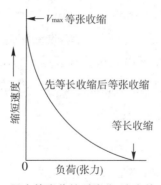

图 2-21　肌肉等张收缩时张力-速度关系示意图

3. 肌肉收缩能力

肌肉收缩能力（contractility）是指与前负荷和后负荷均无关的决定肌肉收缩效能的肌肉内在特性。肌肉收缩能力与多种因素有关，如胞质内 Ca^{2+} 浓度的变化、肌球蛋白的 ATP 酶活性、细胞内各种功能蛋白及其亚型的表达水平等。许多神经递质、体液因子、病理因素和药物等，都可通过上述途径来调节和影响肌肉收缩能力。

4. 收缩的总和

收缩的总和是指肌细胞收缩的叠加特性，是骨骼肌快速调节其收缩效能的主要方式，其中，空间总和称为多纤维总和，时间总和称为频率总和。

多纤维总和是指多根肌纤维同步收缩产生的叠加效应。一个脊髓前角运动神经元及其轴突分支所支配的全部肌纤维，称为一个运动单位（motor unit）。骨骼肌以运动单位为基本单元进行收缩，其叠加效应通常是参与收缩的运动单位数目的增加，故又称为多运动单位总和。运动单位按照一定的规律收缩，即弱收缩时，仅有少量的和较小的运动单位发生收缩；随着收缩加强，越来越多和越来越大的运动单位发生收缩，产生的张力也随之增大；舒张时，最大的运动单位首先停止收缩，最后才是最小的运动单位停止收缩。骨骼肌的这种调节收缩强度的方式称为大小原则。这种收缩形式不仅能有效地调节收缩强度，还有利于调节精细活动。

频率总和是指提高骨骼肌收缩频率而产生的叠加效应。当诱发骨骼肌收缩的动作电位频率较低时，每次动作电位后出现一次完整的收缩和舒张过程，这种收缩形式称为单收缩。在一次单收缩中，动作电位时程（相当于绝对不应期）仅 2~4 ms，而收缩过程可达几十甚至几百毫秒，因而动作电位频率增加时，由前后连续的两个动作电位所触发的两次收缩就可能叠加起来，产生收缩的总和。若后一次收缩的叠加在前一次收缩的舒张期，其产生的收缩总和称为不完全强直收缩（incomplete tetanus）；若后一次收缩过程叠加在前一次收缩的收缩期，其产生的收缩总和称为完全强直收缩(complete tetanus)。在等长收缩条件下,强直收缩产生的张力是单收缩的 3～4 倍。这是因为单收缩时胞质内 Ca^{2+} 浓度升高的持续时间太短,以致被活化的收缩蛋白尚未产生最大张力时,胞质 Ca^{2+} 浓度就已开始下降。强直收缩时,肌细胞连续兴奋使细胞内 Ca^{2+} 浓度持续升高,因此,收缩张力可达到一个稳定的最大值(见图 2-22)。

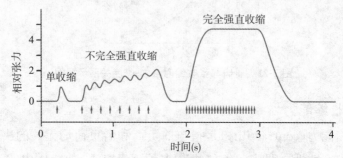

图 2-22 刺激频率对骨骼肌收缩形式的影响示意图

在生理情况下,骨骼肌的收缩几乎都是完全强直收缩。支配骨骼肌的传出神经总是发出连续成串的冲动,其频率足以引起骨骼肌进行强直收缩,并产生强大的张力,有利于完成各种活动。在安静状态下,中枢神经也经常发放低频率的神经冲动至骨骼肌,使之进行一定程度的强直收缩,这种微弱而持续的收缩称为肌紧张。

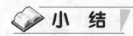

1. 细胞膜主要由脂质、蛋白质和糖类物质组成,以液态的脂质双分子层为基架,其间镶嵌着许多具有不同结构和功能的蛋白质。

2. 物质进出细胞膜的主要方式有单纯扩散、易化扩散、主动转运、出胞和入胞。单纯扩散和易化扩散都是顺浓度差或电位差转移的,是不需要耗能的被动转运。主动转运则是逆电化学梯度的转运过程,需要由细胞代谢供给能量,它是人体最重要的物质转运形式。钠泵是主动转运的典型代表,其本质是 Na^+-K^+ 依赖式 ATP 酶,当细胞内 Na^+ 增加或细胞外 K^+ 增加时被激活。

3. 细胞间的信息分子通过细胞膜上 G 蛋白耦联受体、离子通道受体和酶耦联受体等介导信号转导,或者进入细胞内通过核受体-基因转录途径进行传递,引发细胞的各类应答反应。

4. 兴奋性是指活组织或细胞对刺激产生动作电位的能力。兴奋性的高低可用阈值来衡量。阈值是指能引起组织发生兴奋的最小刺激强度。神经细胞、肌细胞和某些腺细胞表现出较高的兴奋性，称为可兴奋细胞。兴奋是指细胞受刺激后产生动作电位的过程。

5. 静息电位是指细胞在未受刺激时存在于细胞膜内外两侧的电位差。静息电位主要是由 K^+ 外流形成的，结果是达到 K^+ 平衡电位。

6. 动作电位是在静息电位的基础上，给细胞一个适当的刺激，产生的可传播的膜电位波动。其特点是具有"全或无"特征、不衰减传导和脉冲式发放（存在不应期）。动作电位上升支是由于 Na^+ 通道被激活，Na^+ 内流而达 Na^+ 平衡电位；下降支是由 K^+ 外流形成的，最后复极化到静息电位水平。

7. 阈电位是指能够导致细胞膜对 Na^+ 通透性突然增大的临界膜电位。给可兴奋细胞一个阈刺激或阈上刺激，可使静息电位减小到阈电位，从而爆发动作电位；若给予阈下刺激，则引起局部反应。局部反应的特点：呈电紧张扩布、没有不应期、可以总和等。多个阈下刺激引起的局部反应发生总和，达到阈电位水平即产生动作电位。

8. 同一细胞的任何一处发生兴奋，其已兴奋部位与邻近的未兴奋部位之间，通过局部电流的再刺激作用，向膜的两侧传导。有髓神经纤维呈跳跃式传导。

9. 神经-骨骼肌接头处的兴奋传递过程：动作电位到达神经末梢时，乙酰胆碱递质释放，乙酰胆碱通过接头间隙与终板膜上的 N_2 受体结合并引起通道开放，导致终板膜对 Na^+ 和 K^+ 的通透性增加（主要是 Na^+），引起终板膜的去极化并产生终板电位，从而使邻近肌细胞膜爆发动作电位。神经-骨骼肌接头的传递特点：单向传递、时间延搁、易受药物和其他环境因素的影响。

10. 肌细胞的基本结构和功能单位是肌节，肌节由肌丝系统和肌管系统组成。兴奋-收缩耦联的关键部位是三联管，耦联因子是 Ca^{2+}。

11. 肌肉收缩时，可以发生长度和张力的变化。肌肉收缩活动受前负荷、后负荷和肌肉收缩能力的影响。当骨骼肌受到一次短促刺激时，出现一次收缩和舒张，称为单收缩；当骨骼肌受到频率较高的连续刺激时，可发生收缩的总和，包括不完全强直收缩和完全强直收缩。

思考题

1. 名词解释：静息电位，动作电位，兴奋，兴奋性，阈值，阈电位。
2. 举例说明物质进出细胞膜的主要方式。
3. 什么是静息电位？简述其产生的主要机制。
4. 什么是动作电位？它由哪些部分组成？简述各部分产生的原理。
5. 试比较局部电位和动作电位的不同。
6. 简述神经-骨骼肌接头处的兴奋传递过程。

（许　奇）

第三章 血 液

> **学习目标**
> 1. 掌握：血浆渗透压，红细胞的生理特性及生成，血液凝固的概念及基本过程，ABO血型系统。
> 2. 熟悉：血小板的生理特性及功能，生理性止血的概念及过程，内源性和外源性凝血途径。
> 3. 了解：血液的理化特性，白细胞的分类及功能，各类血细胞的正常值，抗凝与纤溶，Rh血型系统。

第一节 血液的主要组成及理化特性

一、血液的组成

血液是由血浆（plasma）和悬浮在血浆中的血细胞（blood cell）组成。

（一）血细胞

血细胞可分为红细胞（erythrocyte 或 red blood cell，RBC）、白细胞（leukocyte 或 white blood cell，WBC）和血小板（platelet 或 thrombocyte）三类。将一定量新鲜血液经抗凝处理后，置于比容管中离心，可将血液分为3层。上层为淡黄色的液体，称为血浆；下层深红色不透明的为红细胞；二者之间一薄层灰白色的是白细胞和血小板（见图3-1）。

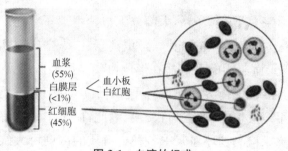

图3-1 血液的组成

血细胞在全血中所占的容积百分比称为血细胞比容(hematocrit)。因血细胞中99%为红细胞,故血细胞比容常称为红细胞比容,其数值主要反映全血中红细胞数量的相对值。正常成年男性的红细胞比容为40%~50%,成年女性的细胞比容为37%~48%,新生儿的红细胞比容约为55%。当血浆量或红细胞数量发生改变时,红细胞比容发生改变。例如,严重腹泻或大面积烧伤时,体液中水分丧失较多,血浆量减少,红细胞比容将会升高;贫血患者的红细胞数量减少,红细胞比容降低。

(二) 血浆

血浆是包含多种溶质的水溶液,其中91%~92%是水分,溶质包括血浆蛋白和小分子物质,如电解质、有机化合物(营养物质、代谢产物和激素等)及一些气体(O_2和CO_2等)。血浆是机体内环境的重要组成部分,在正常情况下,机体通过各种调节作用使血浆中各种成分和理化性质保持相对稳定。在患病时,血浆的某些成分偏离正常范围,故测定血浆成分有助于诊断某些疾病。

1. 血浆蛋白

血浆蛋白是血浆中多种蛋白的总称,占血浆总量的6.2%~7.9%。血浆蛋白分子量较大且不易通过毛细血管壁,所以,组织液与血浆的主要差别是组织液中的蛋白含量很少。用盐析法将血浆蛋白分为白蛋白、球蛋白与纤维蛋白原三大类;用电泳法又可将白蛋白分为白蛋白和前白蛋白,将球蛋白分为α_1-球蛋白、α_2-球蛋白、α_3-球蛋白、β球蛋白和γ-球蛋白等。用其他方法如免疫电泳,还可以将血浆蛋白作更进一步的细分,这说明血浆蛋白包括很多分子大小和结构都不相同的蛋白质。正常成年人的血浆蛋白含量为65~85 g/L,其中,白蛋白为40~48 g/L,球蛋白为15~30 g/L。血浆蛋白主要在肝中合成,肝病常引起血浆白蛋白/球蛋白比值下降。因此,临床测定血浆蛋白含量及比例,有助于了解肝功能状态。血浆蛋白在形成血浆胶体渗透压、维持酸碱平衡、物质运输、血液凝固、抗凝、纤维蛋白溶解、机体防御和营养等方面有着重要的作用。

2. 无机盐

无机盐约占血浆总量的0.9%,大部分无机盐呈离子状态。血浆中的正离子以Na^+为主,还有K^+、Ca^{2+}和Mg^{2+}等;负离子主要是Cl^-,此外还有HCO_3^-、HPO_4^{2-}和SO_4^{2-}等。血浆中的无机盐在形成血浆晶体渗透压、保持神经和肌肉的正常兴奋性及维持酸碱平衡等方面具有重要作用。由于电解质和水都很容易透过毛细血管壁与组织液中的物质进行交换,因此,血浆中的电解质含量与组织液中的基本相同。临床检测循环血浆中各种电解质的浓度可大致反映组织液中这些物质的浓度。

3. 非蛋白含氮化合物

血浆中除蛋白质以外的含氮化合物总称为非蛋白含氮化合物,主要有尿素、尿酸、肌酸、肌酐、氨基酸、氨、肽和胆红素等,这些物质中所含的氮称为非蛋白氮(non-protein nitrogen,NPN)。正常成人血中 NPN 含量为 14.3～25.0 mmol/L,其中 1/3～1/2 为尿素氮,这些化合物中绝大多数为蛋白质和核酸分解代谢的终产物,可经血液运输到肾并随尿排出体外。因此,测定血中 NPN 或尿素氮含量,有助于了解体内蛋白质代谢状况和肾脏的功能。

二、血量

人体内血液的总量称为血量(blood volume)。正常成人的血量相当于体重的 7%～8%(70～80 mL/kg),例如,一个体重为 60 kg 的人,其血液总量为 4.2～4.8 L。安静时,全身大部分血液在心血管系统内快速循环流动,称为循环血量;小部分血液滞留在肝、肺和腹腔静脉以及皮下静脉丛内,流动很慢,称为储存血量。在运动或大出血等情况下,储存血量可被动员并释放出来,以补充循环血量。正常情况下,在神经和体液的调节作用下,体内血量保持相对恒定,与正常平均值相差一般不超过 10%。血量的相对恒定及维持循环系统的适度充盈度,是形成机体正常血压的前提。如果血量减少很多,血压即下降,这将导致组织、器官供血不足。因此,血量的相对恒定是维持正常血压和全身各组织、器官正常血液供应的必要条件。

一般认为,当人体一次失血 500 mL 以下(不超过全身总血量的 10%),机体通过生理性调节机制加以代偿,不会出现明显的临床症状。失血后立即引起交感神经兴奋,使心脏活动加强、血管收缩和储存血量的释放;失血后 1～2 h 内,组织液中的水分和电解质可进入血管,使血浆得到部分补充;血浆蛋白质可由肝脏加速合成,约在 24 h 内恢复;而红细胞数量在 1 个月内也基本上得到补充而恢复。体重为 50～60 kg 的成人一次献血 200～300 mL 后,红细胞的数量在 1 个月内可以完全恢复,甚至超过献血前的水平,因此,医务工作者应积极宣传和参与义务献血。若一次失血 1000 mL(达全身总血量的 20%),机体代偿功能不足则会出现血压下降、脉搏加快、四肢冰冷、眩晕、口渴、恶心和乏力等症状。严重失血(达全身总血量的 30%以上)时,必须及时输血,否则可危及生命。反之,血量过多,将使心血管系统的负担过重;血细胞过多,可导致血液的黏滞性过高,不仅可加大血流的阻力,还不利于血液的正常循环。因此,输血过多、过快均有害。

三、血液的理化特性

(一) 颜色和比重

血液的颜色主要取决于红细胞内血红蛋白的颜色。动脉血中红细胞内的氧合血红蛋白含量较高,呈鲜红色;静脉血中红细胞内的去氧血红蛋白含量较多,呈暗红色。血浆因含微量胆色素而呈淡黄色。

正常人全血的比重为 1.050～1.060。血液中红细胞数量越多,全血比重就越大。血浆的比重为 1.025～1.030,其高低主要取决于血浆蛋白的含量。红细胞的比重为 1.090～1.092,其高低主要取决于红细胞中血红蛋白的含量。利用红细胞和血浆比重的差异,可进行血细胞比容和红细胞沉降率的测定,以及离心分离血细胞与血浆。

(二) 血液的黏滞性

血液的黏滞性(viscosity)是由血液中的血细胞、血浆蛋白等分子或颗粒之间的摩擦所致,是形成血流阻力的重要因素之一。若水的黏度为 1,则全血的相对黏度为 4～5,这主要取决于红细胞的数量和它在血浆中的分布状态;血浆的相对黏度为 1.6～2.4,这主要决定于血浆蛋白的含量。严重贫血患者的红细胞数量减少,其血液黏滞性下降;大面积烧伤患者的水分大量渗出血管,血液浓缩,所以,血液黏滞性升高。当某些疾病使微循环处的血流速度显著减慢时,红细胞可叠连和聚集,血液黏滞性升高使血流阻力增大,影响循环功能的正常进行。

(三) 血浆渗透压

1. 渗透和渗透压

渗透(osmosis)现象是在半透膜(只允许水分子通过,不允许溶质通过)隔开的两种不同浓度的溶液之间,水分子从低浓度溶液通过半透膜向高浓度溶液扩散的现象;也可以理解为高浓度溶液中含有较多的溶质颗粒,具有较高的吸引和保留水分子的能力,能通过半透膜将低浓度溶液中的水分子吸引过来。渗透压(osmotic pressure)是指溶液所具有的吸引和保留水分子的能力,水总是从渗透压低的一侧向渗透压高的一侧渗透。渗透压大小取决于溶质颗粒数目的多少,而与溶质的分子量和半径等特性无关。溶质的颗粒数目越多,渗透压越高;反之,渗透压则越低。

2. 血浆渗透压的组成

正常人体内的血浆渗透压约为 300 mOsm/(kg·H_2O),相当于 5790 mmHg。

根据形成渗透压的来源,可将血浆渗透压分为晶体渗透压(crystal osmotic pressure)和胶体渗透压(colloid osmotic pressure)。晶体渗透压由血浆中的晶体物质(80%来自 NaCl)产生,占血浆总渗透压的 99%以上;胶体渗透压则由血浆中的胶体物质(如血浆蛋白,主要是白蛋白)形成。渗透压的大小只与溶液中溶质颗粒的数目有关而与溶质的质量无关,血浆中虽含有大量蛋白质,但因蛋白质的分子量大、数量少,因此,形成的渗透压也小,仅 1.3 mOsm/(kg·H_2O)(25 mmHg),不足血浆总渗透压的 1%。而在血浆蛋白中,白蛋白的分子量较小,分子数量远远多于球蛋白数量,故 75%~80%血浆胶体渗透压来自白蛋白。若血浆中白蛋白数量明显减少,则即使球蛋白数量增加而保持血浆蛋白总量不变,血浆胶体渗透压也将明显降低。

3. 血浆渗透压的生理作用

由于细胞膜和毛细血管壁是具有不同通透性的半透膜,因此,血浆晶体渗透压和胶体渗透压表现出不同的生理作用。细胞膜的通透性较小,细胞外液中的大部分晶体物质不易通过细胞膜,而水分子能自由通过。在正常状态下,细胞内外的渗透压基本相等,细胞外液的晶体渗透压保持相对稳定,这对保持细胞内外水平衡和细胞的正常体积极为重要。毛细血管的通透性较大,小分子晶体物质很容易透过毛细血管壁,而分子较大的胶体物质不能透过毛细血管壁,所以,虽然血浆胶体渗透压较低,但在调节血管内外水平衡和维持正常的血浆容量中起重要的作用(见表 3-1)。

表 3-1 血浆渗透压的形成、特点及生理作用

血浆渗透压	形成	特点	生理作用
血浆晶体渗透压	由无机盐、葡萄糖等小分子晶体物质形成,80%来自 NaCl	晶体物质不易透过细胞膜,容易通过毛细血管壁	维持细胞内外水平衡和细胞的正常形态、体积
血浆胶体渗透压	由血浆蛋白等大分子胶体物质形成,主要来自白蛋白	胶体颗粒不易透过毛细血管壁	调节血管内外水平衡和维持正常的血容量

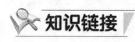
知识链接

等渗溶液和等张溶液

临床上和实验中所使用的各种溶液,其渗透压与血浆渗透压相等,称为等渗溶液,其大小相当于 0.85% NaCl(生理盐水)或 5%葡萄糖溶液的渗透压。渗透压高于或低于血浆渗透压的溶液称为高渗溶液或低渗溶液。红细胞悬浮于生理盐水中可保持正常形态和大小;在低渗溶液中因吸水膨胀甚至破裂而释放出血红蛋白,这种现象称为溶血;在高渗溶液中因失水而皱缩。临床静脉注

射高渗甘露醇对细胞有脱水作用,可用于治疗脑水肿。

等渗溶液可使细胞保持正常形态和大小,但并非每种物质的等渗溶液都能使悬浮于其中的红细胞保持正常形态和大小,例如,1.9%尿素溶液与血浆等渗,但红细胞置于其中会立即发生溶血。这是因为尿素能自由通过红细胞膜,导致红细胞内渗透压增高,水进入细胞,使红细胞肿胀、破裂而发生溶血;NaCl却不易通过红细胞膜,因而不会发生上述现象。临床上把能使悬浮于其中的红细胞保持正常形态和大小的溶液,称为等张溶液。实际上,等张溶液就是由不能自由通过细胞膜的溶质所形成的等渗溶液。0.85% NaCl 溶液既是等渗溶液,也是等张溶液;1.9%尿素溶液虽是等渗溶液,但不是等张溶液。

(四) 血浆 pH 值

正常人的血浆 pH 值为 7.35~7.45。血浆 pH 值能够保持相对恒定主要依赖于血液中缓冲对的缓冲作用,以及肺、肾的排泄功能。血浆内的缓冲物质主要包括 $NaHCO_3/H_2CO_3$、蛋白质钠盐/蛋白质和 Na_2HPO_4/NaH_2PO_4 三个缓冲对,其中最重要的是 $NaHCO_3/H_2CO_3$。此外,红细胞内还有一些缓冲对参与维持血浆 pH 值的恒定,因此,全血的缓冲能力大于血浆。当酸性或碱性物质进入血液时,通过缓冲系统的作用,特别是经肺脏和肾脏不断排出体内过多的酸或碱,使血浆 pH 值的波动范围变得极小。当体内的酸性或碱性物质产生过多且超过机体的调节能力时,血浆的 pH 值将发生变化。当血浆 pH 值低于 7.35 时,称为酸中毒,高于 7.45 时则称为碱中毒;当血浆 pH 值低于 6.9 或高于 7.8 时,将危及生命。因此,血浆 pH 值的相对恒定是机体进行正常生命活动的必备条件。

第二节 血细胞生理

一、红细胞

(一) 红细胞的数量和形态

红细胞是血液中数量最多的血细胞。我国成年男性的红细胞数量为 $(4.0~5.5)\times10^{12}/L$,成年女性的红细胞数量为 $(3.5~5.0)\times10^{12}/L$。血红蛋白(hemoglobin, Hb)是红细胞内最主要的蛋白质,与红细胞的功能密切相关。我国成年男性的血红蛋白浓度为 120~160 g/L,成年女性的血红蛋白浓度为 110~150 g/L。正常人的红细胞数量和血红蛋白浓度不仅有性别差异,还因年龄、生活环境和机体功能状态不同而有差异。血液中红细胞数量和血红蛋白浓度低于正常值,称为贫血(anemia)。

正常成熟的红细胞无细胞核和细胞器,呈中间薄、周边厚的双凹圆碟形,直径为 $7\sim 8~\mu m$。红细胞的双凹圆碟形一方面使细胞内的血红蛋白和 O_2 及 CO_2 充分接触,有利于它们的运输;另一方面使红细胞具有较大的表面积与体积比,从而使红细胞具有较高的可塑变形性、悬浮稳定性和适度的渗透脆性等生理特征。

(二)红细胞的生理特性

1. 可塑变形性

正常红细胞在外力作用下具有变形的能力,红细胞的这种特性称为可塑变形性(plastic deformation)。红细胞在全身血管中循环运行,常要挤过口径比它小的毛细血管和血窦孔隙,此时红细胞需要变形,在通过后又会恢复原状。可塑变形性是红细胞生存所需的最重要的特性。红细胞的变形性取决于红细胞的几何形状、红细胞内的黏度和红细胞膜的弹性,其中,红细胞正常的双凹圆碟形的几何形状最为重要。若红细胞为球形,则其表面积与体积之比降低,变形能力减弱。此外,当红细胞内的黏度增大或红细胞膜的弹性降低时,红细胞的变形能力也降低。血红蛋白发生变性或细胞内血红蛋白浓度过高时,可因红细胞内的黏度增大而使红细胞的变形性降低。

衰老或病变的红细胞的变形能力降低,难以通过直径只有 $0.5\sim 3~\mu m$ 的脾窦,进而被脾窦中的巨噬细胞吞噬而被清除。在骨髓中,未成熟的红细胞的变形能力低,难以通过骨髓血窦裂隙,故不易进入血液循环。

2. 悬浮稳定性

将经过抗凝处理的血液垂直静置于血沉管内,由于红细胞的比重大于血浆,因此,红细胞逐渐下沉。正常红细胞的沉降速率缓慢,表明红细胞能稳定地悬浮于血浆中,称为红细胞的悬浮稳定性(suspension stability)。通常用红细胞的第 1 小时末下沉的距离表示红细胞的沉降速度,称为红细胞沉降率(erythrocyte sedimentation rate, ESR),简称血沉。正常成年男性的血沉为 $0\sim 15$ mm/h,成年女性的血沉为 $0\sim 20$ mm/h。沉降速度越快,表示红细胞的悬浮稳定性越小。

红细胞在血浆中具有悬浮稳定性,是由于红细胞与血浆的摩擦阻碍了红细胞下沉。双凹圆碟形的红细胞具有较大的表面积与体积之比,所产生的摩擦较大,故红细胞下沉缓慢。某些疾病(如风湿热、活动性结核病等)使血沉加快,主要是由于红细胞间能彼此较快地以凹面相贴,形成红细胞叠连(rouleaux formation),其总表面积和总体积比值减小,同时,摩擦力相对减小而使血沉加快。故血沉测定可作为临床诊断的一种手段。

红细胞叠连形成的快慢主要取决于血浆的性质,而非红细胞本身。若将正常人的红细胞置于血沉快者的血浆中,则红细胞也会较快地发生叠连而使沉降加速,而将血沉快者的红细胞置于正常人的血浆中,则血沉正常。一般情况下,血浆中纤维蛋白原、球蛋白及胆固醇的含量增高可加速红细胞叠连和沉降;血浆中白蛋白、卵磷脂的含量增多则可抑制红细胞叠连,使血沉减慢。

3. 渗透脆性

红细胞在低渗盐溶液中发生膨胀而破裂的特性称为红细胞渗透脆性(osmotic fragility),简称脆性。渗透脆性越大,细胞膜抗破裂的能力越低。红细胞在等渗的0.9% NaCl溶液中可保持正常的大小和形态。若将红细胞放入一系列渗透压递减的低渗NaCl溶液中,水将在渗透压差的作用下渗透入细胞,于是,红细胞由正常的双凹圆碟形逐渐胀大,成为球形;当NaCl浓度降为0.40%～0.45%时,部分红细胞开始破裂而发生溶血;当NaCl浓度降为0.30%～0.35%时,红细胞完全溶血。这一现象表明红细胞对低渗盐溶液具有一定的抵抗力。如果红细胞在高于0.45% NaCl溶液中就开始溶血,表明红细胞脆性增大(抵抗力减小);在低于0.40% NaCl溶液中才开始溶血,则表明红细胞脆性减小(抵抗力增大)。生理情况下,衰老红细胞对低渗盐溶液的抵抗力低,即脆性高;而初成熟的红细胞的抵抗力高,即脆性低。有些疾病可影响红细胞的脆性,如遗传性球形红细胞增多症患者的红细胞脆性增大,巨幼红细胞贫血病患者的红细胞脆性减小。故测定红细胞的渗透脆性有助于一些疾病的临床诊断。

(三) 红细胞的功能

红细胞的主要功能是运输O_2和CO_2。双凹圆碟形使红细胞具有较大的气体交换面积,由细胞中心到大部分表面的距离都很短,故有利于细胞内外O_2和CO_2的交换。红细胞运输氧的功能是靠细胞内的血红蛋白来实现的,血液中98.5%O_2是以与血红蛋白结合成氧合血红蛋白的形式存在的。一旦红细胞破裂,血红蛋白逸出到血浆中,红细胞即丧失运输O_2的功能。血液中的CO_2主要以碳酸氢盐和氨基甲酰血红蛋白的形式存在,分别占CO_2运输总量的88%和7%。红细胞内含有丰富的碳酸酐酶,在它的催化下,CO_2迅速与H_2O反应生成碳酸,后者再解离为HCO_3^-和H^+。在红细胞的参与下,血液运输CO_2的能力可提高18倍。此外,红细胞内还含有多种缓冲对,对血液中的酸、碱物质有一定的缓冲作用。

(四) 红细胞的生成与破坏

1. 红细胞的生成

(1)生成部位　胚胎发育的早期为卵黄囊造血,之后转移到肝和脾,胚胎后期主要为骨髓造血,人出生后红骨髓是生成红细胞的唯一场所。成年时,只有椎骨、髂骨、肋骨、胸骨、颅骨和长骨近端骨骺处的骨髓具有造血能力。若成年人出现髓外造血，则是造血功能紊乱的表现。骨髓造血功能受到放射线、药物等理化因素的抑制，将使血细胞的生成和血红蛋白减少，称为再生障碍性贫血。红骨髓内的造血干细胞首先分化成为红系定向祖细胞，再经过原红细胞、早幼红细胞、中幼红细胞、晚幼红细胞和网织红细胞的分化阶段，最终成为成熟的红细胞。红细胞在发育成熟过程中，其体积由大变小，细胞核逐渐消失；胞浆中的血红蛋白从无到有、由少变多，最终形成成熟的红细胞，进入周围血液。

(2) 所需物质　在红细胞的生成过程中，需要有足够的蛋白质、铁、叶酸和维生素 B_{12}。此外，红细胞生成还需要氨基酸、维生素 B_6、维生素 B_2、维生素 C、维生素 E 及铜、锰、钴、锌等微量元素。

1) 铁。铁是合成血红蛋白的必需原料。正常成年人体内共有 4~5 g 铁，其中约 65% 存在于血红蛋白中，15%~30% 以铁蛋白的形式储存于网状内皮系统和肝细胞中。成人每天需要 20~30 mg 铁用于红细胞的生成，但每天仅需从食物中吸收 1 mg 以补充排泄的铁，其余 95% 来自体内血红蛋白分解后释出的铁。但长期慢性失血，如月经量过多、痔疮出血等造成体内铁贮存减少；一些特殊时期如妊娠期、哺乳期和生长发育期，铁的需要量增多，以致机体缺铁使血红蛋白合成减少，引起低色素小细胞性贫血，即缺铁性贫血。因此，慢性失血患者以及婴幼儿、孕妇和乳母应注意及时补充铁。

2) 叶酸和维生素 B_{12}。叶酸和维生素 B_{12} 是红细胞发育成熟所必需的物质，二者是合成 DNA 不可缺少的辅酶。叶酸在体内需转化成四氢叶酸后，才能参与 DNA 的合成。叶酸的转化需要维生素 B_{12} 的参与。维生素 B_{12} 缺乏时，叶酸的利用率下降，可引起叶酸的相对不足。因此，缺乏叶酸或维生素 B_{12} 时，DNA 的合成减少，幼红细胞分裂增殖减慢甚至停滞，红细胞体积增大，导致巨幼红细胞性贫血。食物中维生素 B_{12} 的吸收需要内因子 (intrinsic factor) 的参与。内因子由胃腺的壁细胞产生，它能与维生素 B_{12} 结合形成复合物，保护维生素 B_{12} 免受消化酶的破坏，并通过回肠黏膜上特异受体的介导，促进维生素 B_{12} 在回肠远端被吸收。吸收入体内的维生素 B_{12} 主要储存于肝脏。当胃大部分切除或胃的壁细胞损伤（如萎缩性胃炎）时，机体缺乏内因子或体内产生抗内因子抗体或回肠被切除后，均可因维生素 B_{12} 吸收障碍而导致巨幼红细胞性贫血。但在正常情况下，体内储存有 1000~3000 μg 维生素 B_{12}，而红细胞的生成每天仅需 1~3 μg 维生素 B_{12}，故当维生素 B_{12} 吸收发生障碍时，常在 3~4 年后才出现贫血。正常人体内叶酸的储存量为 5~20 mg，每天叶酸的需要量约为 200 μg，当叶酸摄入不足或吸收障碍时，3~4 月后可发生巨幼红细胞性贫血。

2. 红细胞的破坏

红细胞的平均寿命为 120 天，每天约有 0.8% 衰老红细胞被破坏。红细胞在流经脾脏时,由于衰老红细胞的可塑变形性减弱及渗透脆性增加,因此,难以通过微小的孔隙,容易滞留在脾、肝等处而被巨噬细胞吞噬。脾脏是识别和清除衰老红细胞的最主要器官,脾功能亢进可使红细胞破坏增加,引起脾性贫血;脾脏切除后,循环血中球形红细胞(衰老红细胞)显著增多,可以作为治疗某些贫血的辅助手段。

90%衰老红细胞被巨噬细胞吞噬,称为红细胞的血管外破坏。巨噬细胞吞噬红细胞后,释出铁、氨基酸和胆红素,铁和氨基酸可被重新利用,胆红素转变为胆色素而随粪或尿排出体外。此外,还有10%衰老红细胞在血管中受机械冲击而破损,称为血管内破坏。血管内破坏所释放的血红蛋白立即与血浆中的触珠蛋白结合而被肝摄取,经处理后铁以铁黄素形式储存于肝细胞中,而脱铁血红素被转化为胆红素并经胆汁排出。当大量溶血时,血浆中血红蛋白浓度过高而超出触珠蛋白的结合能力时,未能与触珠蛋白结合的血红蛋白将经肾排出,出现血红蛋白尿。

3. 红细胞生成的调节

正常人体的红细胞数量能保持相对恒定,这说明红细胞的生成与破坏保持在一定的平衡状态。当机体内外环境发生某些变化时,红细胞可适应机体需要而调整其数量和分布。红细胞的生成主要受促红细胞生成素和雄激素的调节。

(1)促红细胞生成素 促红细胞生成素(erythropoietin,EPO)是机体红细胞生成的主要调节物。血浆 EPO 的水平与血液血红蛋白的浓度呈负相关,严重贫血时血浆中 EPO 浓度可增高 1000 倍左右。贫血时,体内 EPO 增高可促进红细胞生成;而红细胞增高时,EPO 分泌则减少,这一负反馈调节使血中红细胞的数量能保持相对稳定。目前,临床上已将重组的人 EPO 应用于促进贫血病患者的红细胞生成。

在胚胎期,肝脏是合成 EPO 的主要部位。出生后,肾是产生 EPO 的主要部位。严重肾脏疾病患者体内 EPO 合成减少,红细胞生成减少,临床称为肾性贫血。组织缺氧是促进 EPO 分泌的生理性刺激因素,任何引起肾氧供应不足的因素,如贫血、缺氧或肾血流减少,均可促进 EPO 的合成与分泌,使血浆 EPO 含量增加。正常人从平原进入高原低氧环境后,由于肾产生 EPO 增多,因此,可使外周血液的红细胞数量和血红蛋白含量增高。

(2)性激素 雄激素主要通过作用于肾脏,促进 EPO 的合成,使骨髓造血功能增强,增加血液中红细胞数量。此外,雄激素也可直接刺激骨髓,促进红细胞生成。雌激素可降低红系祖细胞对 EPO 的反应,抑制红细胞的生成。雄激素和雌激素对红细胞生成的不同效应,可能是成年男性红细胞数高于女性的原因之一。此外,还有一些激素,如甲状腺激素和生长激素也可促进红细胞生成。

案例分析

案例:患者,女,45岁,活动后心悸时作2年余。患者近2年来时常活动后心悸,伴面色苍白、神疲乏力、头晕、视目昏花、多梦、食欲减退和腹泻等症状。既往有月经过多史。查体:T:36.5 ℃,P:80次/分,R:18次/分,BP:110/80 mmHg,神志清,精神尚可,营养适中,形体偏瘦,毛发干脱,唇甲色淡,心肺检查(一)。肝脾肋下未触及,腹平软,无压痛,肠鸣音4次/分,周身皮肤无出血点。实验室检查:血常规:血红蛋白(Hb)80 g/L,红细胞计数$3.1×10^{12}$/L,红细胞平均体积(MCV)60 fL(正常值为80~100 fL),红细胞平均血红蛋白浓度(MCHC)20%(正常值为31%~37%),网织红细胞计数1.2%,血小板计数$218×10^9$/L,血清铁蛋白10 μg/L,血清铁7.74 μmol/L,总铁结合力80 μmol/L。肝脾超声波(一)。心电图:正常。

分析:该患者被诊断为缺铁性贫血。诊断依据:①月经量多,面色苍白,头晕失眠,视目昏花,神疲乏力,近2年来时常出现活动后心悸;②查体:贫血貌,肝脾肋下未及,周身皮肤无出血点;③实验室检查:血红蛋白、红细胞、红细胞平均体积及红细胞平均血红蛋白浓度降低,血清铁蛋白及血清铁降低,网织红细胞及血小板正常。

贫血是指单位容积血液内红细胞数和血红蛋白含量低于正常值的一种临床常见的症状。红细胞的主要作用是运输氧到全身各组织、器官,一旦发生贫血,就会出现组织、器官缺氧的一系列表现。贫血症状的轻重与贫血发生的程度及进展速度有关。皮肤、黏膜下毛细血管较表浅,皮肤黏膜苍白最容易被人们注意,脑细胞缺氧时轻者感到头昏,注意力不集中,记忆力差;重者可出现嗜睡或昏迷等症状。代偿贫血时机体组织、器官供氧量不足,心脏增加跳动次数及搏出量,可引起心慌、胸闷和气短等。长期严重贫血、心脏肥厚扩大和心脏代偿不足,可致淤血及心力衰竭。胃肠道细胞缺氧可引起食欲减低、腹胀及腹泻。贫血时基础代谢增加,还可出现低热症状。

红细胞生成减少或破坏过多以及失血等可引起贫血。各种原因引起的骨髓造血功能异常,可导致红细胞或全血细胞生成减少,称为再生障碍性贫血。缺乏维生素B_{12}(如胃大部分切除后内因子缺乏,使维生素B_{12}吸收发生障碍)或叶酸,将影响红细胞的分裂和成熟,产生巨幼红细胞性贫血。慢性出血等原因造成体内储存的铁减少,或因造血功能增强而供铁不足时,血红蛋白合成减少并引起缺铁性贫血。肾病晚期促红细胞生成素减少,造成肾性贫血。此外,红细胞破坏过多也可造成贫血,例如,脾功能亢进引起贫血或溶血性贫血。

二、白细胞

白细胞是一类无色有核的血细胞,在血液中一般呈球形,进入组织后则有不同程度的变形。依据胞质中有无嗜色颗粒,白细胞可分为粒细胞和无粒细胞两大类。粒细胞又分为中性粒细胞、嗜酸性粒细胞和嗜碱性粒细胞,无粒细胞又分为单核细胞和淋巴细胞。正常情况下,白细胞的总数和分类计数是相对稳定的,当机体发生炎症、微生物和寄生虫感染及血液疾病等情况时,白细胞的数量、形态和分类计数百分比将发生改变。白细胞通过吞噬作用和免疫功能在机体的防御反应中起重要的保护作用。白细胞的正常值及主要功能见表 3-2。

表 3-2 白细胞的正常值及主要功能

	分类	数量 ($\times 10^9$/L)	百分比 (%)	主要功能
粒细胞	中性粒细胞 (neutrophil, N)	2.0~7.0	50~70	吞噬细菌和异物,清除衰老的红细胞及抗原-抗体复合物
	嗜酸性粒细胞 (eosinophil, E)	0~0.7	0.5~5	限制嗜碱性粒细胞和肥大细胞在 I 型超敏反应中的作用,参与对蠕虫的免疫反应
	嗜碱性粒细胞 (basophil, B)	0~0.1	0~1	产生、贮存和释放肝素及组织胺,参与机体的过敏反应
无粒细胞	单核细胞 (monocyte, M)	0.1~0.8	3~8	进入组织后转变为巨噬细胞,对肿瘤和病毒感染细胞具有强大的杀伤作用;加工处理并呈递抗原,在特异性免疫应答的诱导和调节中起关键作用
	淋巴细胞 (lymphocyte, L)	0.8~4.0	20~40	T 淋巴细胞参与细胞免疫,B 淋巴细胞参与体液免疫,NK 细胞参与机体天然免疫

三、血小板

血小板是骨髓中巨核细胞脱落下来的具有生物活性的胞质小块,故有完整的细胞膜,但无细胞核,并非严格意义上的细胞。血小板进入血液后,其寿命为 7~14 天,但只在最初两天具有生理功能。血小板呈双凸扁盘状,直径为 2~4 μm,当受到刺激时,血小板则伸出突起,呈不规则形。在血涂片上,血小板呈多角形,常聚集成群。电镜下,血小板表面吸附有血浆蛋白,其中有许多凝血因子;血小板内存在 α-颗粒、致密体等血小板储存颗粒。

正常成年人的血小板数量为 $(100\sim300)\times 10^9$/L,可有 6%~10% 的波动范围。通常情况下,血小板数量在午后较清晨高,冬季较春季高;妇女在月经期的血小板数量减少,妊娠、进食、运动、缺氧或损伤时,血小板数量增多。

(一)血小板的生理特性

1. 黏附

血小板与非血小板表面的黏着称为血小板黏附。血小板不能黏附于正常内皮细胞表面。当血管或血管内皮细胞受损时,胶原组织暴露,血小板即可黏附于内皮下组织,继而被激活而发挥作用。

2. 释放

血小板被激活后将储存在致密体、α-颗粒或溶酶体内的物质排出的现象,称为血小板释放。释放的物质主要有 ADP、ATP、5-羟色胺(5-HT)、Ca^{2+}、β-血小板球蛋白、血小板因子、纤维蛋白原、凝血酶敏感蛋白和血栓烷 A_2(TXA_2)等。其中,ADP 能促使血小板聚集,形成血小板血栓,堵住受损的血管伤口;5-HT 可使血管收缩,有助于止血。能引起血小板聚集的因素,多数能引起血小板释放反应,而且血小板的黏附、聚集与释放几乎同时发生。许多由血小板释放的物质可进一步促进血小板的活化、聚集,从而加速止血过程。

3. 聚集

血小板间相互黏着称为血小板聚集。黏附在血管破损处的血小板,被胶原纤维激活后释放 ADP,ADP 通过血小板膜上的 ADP 受体,并在 Ca^{2+} 和纤维蛋白原的参与下使血小板聚集。血小板聚集是生理性止血过程中形成止血栓的最早步骤。能够引起血小板聚集的物质称为致聚剂,生理性致聚剂有 ADP、肾上腺素、5-HT、组胺、胶原、凝血酶和 TXA_2 等;病理性致聚剂有细菌、病毒、免疫复合物和药物等。

4. 吸附

血浆中多种凝血因子可被吸附于血小板表面。如果血管内皮破损,随着血小板黏附和聚集于破损血管的局部,可使局部凝血因子浓度升高,有利于血液凝固和生理性止血。

5. 收缩

血小板具有收缩能力。血小板的收缩与血小板的收缩蛋白有关。血凝块中的血小板发生收缩,可使血块回缩。若血小板数量减少或功能减退,则血块回缩不良。临床上可根据体外血块回缩的情况估计血小板的数量或功能是否正常。

(二)血小板的功能

1. 维持血管内皮的完整性

血小板能随时沉着于毛细血管壁,并与血管内皮细胞融合,使毛细血管内皮不断得到修复和更新,从而保持其完整性,降低血管壁的脆性。血小板还可释放血管内皮生长因子(VEGF)和血小板源生长因子(PDGF),促进血管内皮细胞、平滑肌细胞和成纤维细胞增殖,也有利于受损血管的修复。当血小板减少至 50×10^9/L 以下时,毛细血管脆性增加,轻微的创伤便可引起皮肤和黏膜出血,称为血小板减少性紫癜。

2. 参与生理性止血

血小板在生理性止血中起着重要作用。

第三节 生理性止血

正常情况下,小血管受损后引起的出血在数分钟内自行停止,称为生理性止血(hemostasis)。临床上常用小针刺破耳垂或指尖使血液流出,然后测定出血延续的时间,这段时间称为出血时间(bleeding time)。出血时间的长短可以反映生理性止血功能的状态。生理性止血功能降低时,有出血倾向;生理性止血功能过度激活时,可导致血栓形成。正常出血时间为 1~3 min。生理性止血主要包括血管收缩、血小板血栓形成和血液凝固三个过程(见图 3-2),涉及血液中血小板和多种凝血因子。由于血小板与这三个环节都密切相关,因此,当血小板减少或功能降低时,出血时间就会延长。

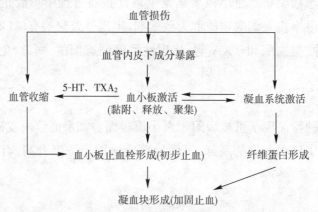

图 3-2 生理性止血过程示意图

一、生理性止血的过程

(一)血管收缩

生理性止血首先表现为受损血管局部和附近的小血管收缩,使局部血流减少。若血管破损不大,则可使血管破口封闭,从而制止出血。引起血管收缩的原因有以下三个方面:①损伤性刺激反射性引起血管收缩;②血管壁的损伤引起局部血管肌源性收缩;③黏附于损伤处的血小板释放 5-HT、TXA_2 等缩血管物质,引起血管收缩。

(二)血小板止血栓的形成

血管损伤后,由于内皮下胶原组织暴露,1~2 s 内即有少量的血小板黏附于内皮下胶原组织上,这是形成止血栓的第一步。通过血小板的黏附,可"识别"损伤部位,从而正确定位止血栓。局部受损红细胞释放的 ADP 和局部凝血过程中生成的凝血酶均可使血小板活化而释放内源性 ADP 和 TXA_2,进而促使血小板发生不可逆聚集,使血流中的血小板不断地聚集、黏着在已黏附固定于内皮下胶原组织的血小板上,形成血小板止血栓,从而将伤口堵塞,达到初步止血的作用。此外,受损血管内皮的 PGI_2 生成减少,也有利于血小板的聚集。

(三)血液凝固

受损的血管内皮细胞释放的组织因子及暴露的胶原纤维等启动凝血系统,在局部迅速发生血液凝固,使血浆中可溶性的纤维蛋白原转变成不溶性的纤维蛋白,并交织成网,以加固止血栓。

当血管受损时,一方面要求迅速凝血形成止血栓,以避免血液的流失;另一方面要使凝血反应局限在损伤部位,以保持全身血管内血液的流动状态。当血管损伤修复后,止血栓将被溶解,以恢复血管的畅通,也有利于受损组织的再生和修复。止血栓的溶解主要依赖于纤维蛋白溶解系统(简称纤溶系统);若纤溶系统活动亢进,则止血栓提前溶解,有重新出血的倾向;若纤溶系统活动低下,则不利于血管的再通,并加重血栓栓塞。因此,在生理情况下,止血栓的形成和溶解在空间与时间上都受到严格的控制。血凝与纤溶是两个既对立又统一的功能系统,两者保持着动态平衡,这样既能使机体实现有效的止血,又能防止血块堵塞血管,从而维持血液的正常流动。

二、血液凝固

血液凝固(blood coagulation)是指血液由流动的液体状态变成不能流动的凝胶状态的过程,其实质就是血浆中的可溶性纤维蛋白原转变成不溶性的纤维蛋白的过程。纤维蛋白交织成网,把血细胞和血液的其他成分网罗在内,从而形成血凝块。血液凝固是一系列复杂的酶促反应过程,需要多种凝血因子的参与。

(一)凝血因子

血浆与组织中参与血液凝固的各种成分统称为凝血因子(coagulation factor 或 clotting factor)。目前,已知的主要凝血因子有14种,其中12种根据发现的先后顺序,按国际命名法用罗马数字编号,即凝血因子Ⅰ～ⅩⅢ,简称FⅠ～FⅩⅢ,其中FⅥ是血清中活化的FⅤa,已不再被视为一个独立的凝血因子。此外,还有前激肽释放酶和高分子激肽原等(见表3-3)。

凝血因子具有如下特征:①凝血因子中除FⅣ是Ca^{2+}和FⅢ存在于组织中外,其余均为存在于血浆中的蛋白质;②肝脏是合成凝血因子的重要器官,其中FⅡ、FⅦ、FⅨ、FⅩ在肝脏中合成且需维生素K的参与,当肝脏病变或维生素K缺乏,可导致凝血功能障碍;③FⅡ、FⅦ、FⅨ、FⅩ、FⅪ、FⅫ和前激肽释放酶都是丝氨酸蛋白酶,能对特定的肽链进行有限水解;但正常情况下,这些蛋白酶是以无活性的酶原形式存在于血浆中,必须通过其他酶的水解作用后才能被激活,其右下方标"a"表示已被激活;④FⅧ和FⅤ是血液凝固过程中的限速因子,可分别加强因子FⅨa和FⅩa的活性,使其催化速率增加上千万倍。

表3-3 凝血因子的种类

因子	同义名	因子	同义名
Ⅰ	纤维蛋白原	Ⅸ	血浆凝血激酶
Ⅱ	凝血酶原	Ⅹ	Stuart Power
Ⅲ	组织因子(TF)	Ⅺ	血浆凝血激酶前质
Ⅳ	钙离子(Ca^{2+})	Ⅻ	接触因子
Ⅴ	前加速素	ⅩⅢ	纤维蛋白稳定因子
Ⅶ	前转变素	—	前激肽释放酶
Ⅷ	抗血友病因子	—	高分子激肽原

(二)凝血过程

凝血过程是一系列凝血因子相继被激活的过程,是一连串连锁反应的结果。凝血过程一旦开始,凝血因子便一个激活另一个,形成一个"瀑布"样的反应链直至血液凝固。凝血过程可分为凝血酶原酶复合物的形成、凝血酶原的激活和纤维蛋白的生成三个基本步骤(见图3-3)。

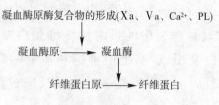

图3-3 凝血过程的三个基本步骤

1. 凝血酶原酶复合物的形成

根据启动方式和参与的凝血因子不同,可将凝血酶原酶复合物激活分为内源性凝血途径和外源性凝血途径(见图3-4)。

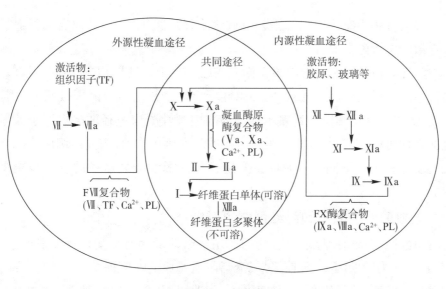

图 3-4 凝血过程示意图

(1) 内源性凝血途径 参与凝血的凝血因子全部来自血液,称为内源性凝血途径。该途径通常因血液与带负电荷的异物表面,如血管内皮下的胶原组织和玻璃等接触而启动。该途径包括从 FXII 的激活到 FX 被激活的过程。当血管壁发生损伤时,血管内皮下带负电的胶原纤维暴露,首先是血浆中的 FXII(接触因子)与之接触并被激活为 FXIIa,再相继激活 FXI、FIX,这一反应还必须有 Ca^{2+} 和磷脂的共同参与。此外,FXIIa 还能通过激活前激肽释放酶而正反馈促进 FXIIa 的形成。FIXa 在 Ca^{2+} 的作用下与 FVIIIa 在活化的血小板提供的膜磷脂表面结合成复合物(因子 X 酶复合物),可激活因子 X,使之成为 Xa。在此过程中,FVIIIa 作为辅因子,可使 FIXa 对 FX 的激活速度提高 20 万倍。临床实践发现,先天性缺乏 FVIII、FIX 和 FXI 的患者,其凝血过程极为缓慢,往往微小创伤便出血不止,临床上分别称为甲型、乙型和丙型血友病,其中,甲型占 75%、乙型占 20%、丙型占 5%,因此,FVIII 又被称为抗血友病因子。

(2) 外源性凝血途径 外源性凝血途径是指血液之外的组织因子(FIII)暴露于血液而启动的凝血过程。当血管损伤暴露出组织因子后,FVII 与之结合并被激活形成 FVIIa,继而形成 FVII 复合物(VIIa-TF-Ca^{2+}-PL)。此复合物在磷脂和 Ca^{2+} 存在的情况下,迅速将 FX 激活为 FXa。FXa 又能反过来激活 FVII,进而可激活更多的 FX,形成外源性凝血途径的正反馈效应。此外,FVII 复合物在 Ca^{2+} 参与下,还能将 FIX 激活成 FIXa,FIXa 除能与 FVIIIa 结合激活 FX 外,还能反馈激活 FVII。因此,通过 FVII 复合物的形成,内源性凝血途径和外源性凝血途径相互联系、相互促进,共同完成凝血过程。在生理情况下,直接与血液接触的血细胞和内皮细胞并不释放组织因子。但在病理情况下,细菌内毒素、免疫复合物和肿瘤坏死因子等均可刺激血管内皮细胞和单核细胞释放组织因子，从而启动凝血过程，引发弥散性血管内凝血。

内源性凝血途径和外源性凝血途径的区别在于：①启动方式不同。内源性凝血途径通过激活凝血因子Ⅻ启动，外源性凝血途径是由组织因子（FⅢ）暴露于血液启动；②参与凝血因子的数量不同。参与内源性凝血途径的凝血因子数量多，且全部来自血液，而参与外源性凝血途径的凝血因子少，且需要组织因子的参与；③反应步骤和速度不同。外源性凝血途径比内源性凝血途径的反应步骤少，速度快。

2. 凝血酶原的激活和纤维蛋白的形成

凝血酶原在凝血酶原酶复合物的作用下激活成为凝血酶。凝血酶原酶复合物中的FⅤa为辅助因子，可使FⅩa激活凝血酶原的速度提高10000倍。凝血酶具有多种功能：①从纤维蛋白原（四聚体）N端切下四段小肽，即两个A肽和两个B肽，形成纤维蛋白单体；②激活FⅩⅢ生成FⅩⅢa。在Ca^{2+}的参与下，FⅩⅢa使相邻的纤维蛋白单体发生快速共价交联并相互聚合，形成不溶于水的交联纤维蛋白多聚体凝块；③激活FⅤ、FⅧ和FⅪ，形成凝血过程中的正反馈机制；④活化血小板，为FⅩ酶复合物和凝血酶原酶复合物的形成提供有效的磷脂表面，也可加速凝血。

（三）体内生理性凝血机制

通常情况下，当机体组织损伤时，暴露出的组织因子和胶原可分别启动外源性凝血途径和内源性凝血途径，两者相互促进，同时进行。但临床观察发现，先天性缺乏启动内源性凝血途径的FⅫ和前激肽释放酶或高分子量激肽原的患者，几乎没有出血症状；而缺乏外源性凝血途径的FⅦ的患者则产生明显的出血症状。因此，外源性凝血途径在体内生理性凝血反应的启动中起关键性作用，组织因子被认为是生理性凝血反应的启动因子。由于组织因子镶嵌在细胞膜上，可起"锚定"作用，因而有利于使生理性凝血过程局限于受损血管部位。

目前认为，体内凝血过程分为启动和放大两个阶段。启动阶段中，受损的血管释放组织因子，与FⅦa结合成复合物，从而启动外源性激活途径。但由于组织因子途径抑制物（详见后文）对FⅩa与FⅦa-组织因子复合物有灭活作用，因而在启动阶段，外源性凝血途径仅能形成少量凝血酶，尚不足以维持正常凝血功能。生成的少量凝血酶可通过激活FⅤ、FⅧ、FⅪ和血小板产生放大效应，通过"短路"的内源性激活途径形成大量凝血酶，完成纤维蛋白的形成过程。因此，组织因子是生理性凝血反应的启动物，而"短路"的内源性激活途径在放大阶段对凝血反应开始后的维持和巩固起非常重要的作用。

应当强调的是：①凝血过程是一个正反馈过程，一旦启动就会连续不断地进行下去，并迅速完成；②Ca^{2+}在凝血过程的多个环节中起促进凝血作用，由于它易于处理，因此，在临床上可通过增加Ca^{2+}促进凝血或除去Ca^{2+}（加入草酸盐等）对抗凝血；③凝血过程是一系列凝血因子相继酶解激活的过程，每步酶促反应均有放大效应，即少量被激活的凝血因子可使大量下游凝血因子激活，并逐级连接下去，使整个凝血过程呈现巨大的放大现象，任一环节受阻都会发生凝血功能障碍。

将静脉血放入玻璃试管中，自采血开始到血液凝固所需的时间称为凝血时间（clotting time, CT），它主要反映从FⅫ被异物表面（玻璃等）激活到纤维蛋白形成所需的时间，正常人为4～12 min。血液凝固后1～2 h，血凝块中的血小板被激活，血凝块回缩，释出淡黄色的液体，称为血清（serum）。由于一些凝血因子在凝血过程中被消耗，因此，血清与血浆的区别在于前者缺乏纤维蛋白原和FⅡ、FⅤ、FⅧ和FⅫ等凝血因子，但也增加了少量凝血过程中由血小板释放的物质。

（四）血液凝固的控制

正常人在日常活动中常发生轻微的血管损伤，此时体内凝血系统被激活，但循环血液并未因此发生凝固，生理性止血也只局限于损伤部位。这主要因为：①正常情况下血管内皮光滑完整，FⅫ不易被激活，血小板也不易发生黏附；②血管内血流湍急，少量活化的凝血因子被稀释带走，因此，不会发生早期凝血；③体内存在抗凝血系统和纤维蛋白溶解系统。

1. 细胞抗凝作用

细胞抗凝系统通过单核-吞噬细胞系统对凝血因子的吞噬、灭活起作用，血管内皮细胞的抗血栓形成作用限制血液凝固的形成和发展。

2. 血液抗凝系统

血液抗凝系统主要包括抗凝血酶、肝素、组织因子途径抑制物和蛋白质C系统等。

（1）抗凝血酶 抗凝血酶是血浆中最重要的抗凝物质之一，是一种丝氨酸蛋白酶抑制物，主要由肝细胞和血管内皮细胞分泌。凝血酶和大多数凝血因子的活性中心都具有丝氨酸残基，抗凝血酶与凝血酶及凝血因子Ⅸa、Ⅹa、Ⅺa和Ⅻa等分子活性部位的丝氨酸残基结合，封闭这些凝血因子活性中心而使之失活，从而阻断凝血过程。在正常情况下，抗凝血酶的直接抗凝作用非常缓慢且弱，但它与肝素结合后，抗凝作用可增强约2000倍。但在生理情况下，循环血浆中肝素浓度低，此时，抗凝血酶主要通过与内皮细胞表面的硫酸乙酰肝素结合而增强血管内皮的抗凝功能。临床上，抗凝血酶缺乏易导致静脉血栓和肺血栓，但与动脉血栓形成的关系不大。

(2) 肝素 肝素(heparin)是一种酸性黏多糖,主要由肥大细胞和嗜碱性粒细胞产生,生理情况下血浆中的肝素含量甚微。肝素具有很强的抗凝作用,但在缺乏抗凝血酶的条件下,肝素的抗凝作用很弱。因此,肝素主要通过增强抗凝血酶的活性而发挥间接抗凝作用。此外,肝素还可刺激血管内皮细胞释放组织因子途径抑制物(tissue factor pathway inhibitor, TFPI),增强蛋白质C的活性并促进纤维蛋白溶解。肝素在体内和体外均能立即发挥很强的抗凝作用,现已广泛应用于临床。

3. 凝血过程的延缓和加速

在临床工作中,常需要采取各种措施加速、延缓或防止血液凝固。体外延缓或阻止血液凝固的因素有3种:①温度。当温度降低时,很多参与凝血过程的酶的活性下降,可延缓血液凝固;②异物表面的光滑度。例如,涂有硅胶或石蜡的光滑玻璃表面,可减少血小板的聚集和解体,延缓凝血酶的形成;③Ca^{2+}。由于血液凝固的多个环节都需要Ca^{2+}的参与,因此,通常用枸橼酸钠、草酸铵和草酸钾作为体外抗凝剂,它们可与Ca^{2+}结合而除去血浆中的Ca^{2+},从而起抗凝作用。由于少量枸橼酸钠进入血液循环不产生毒性,因此,常用它作为抗凝剂来处理输血用的血液。维生素K拮抗剂如华法林可以抑制FⅡ、FⅦ、FⅨ和FⅩ等维生素K依赖性凝血因子的合成,因此,在体内具有抗凝作用。肝素在体内、体外均能立即发挥抗凝作用,现已广泛应用于临床防治血栓形成。手术中常用温热的生理盐水纱布或吸收性明胶海绵压迫伤口止血,这就是利用提高局部温度以增加酶的活性,同时提供粗糙表面利于FⅫ的激活及血小板黏附、聚集,从而加速血液凝固的过程。

三、纤维蛋白的溶解

正常情况下,止血任务完成后损伤部位所形成的止血栓将逐步溶解,从而保证血管畅通,也有利于受损组织的修复和再生。血栓中的纤维蛋白被分解液化的过程称为纤维蛋白溶解(fibrinolysis,简称纤溶),这主要依赖于血液中的纤维蛋白溶解系统(简称纤溶系统)。纤维蛋白溶解可分为纤溶酶原的激活与纤维蛋白(或纤维蛋白原)的降解两个基本阶段(见图3-5)。纤溶系统活动亢进,可因止血栓的提前溶解而有重新出血的倾向;而纤溶系统活动低下,不仅不利于血管的再通,还会加重血栓栓塞。因此,生理情况下止血栓的溶解液化在空间与时间上也同样受到严格控制。

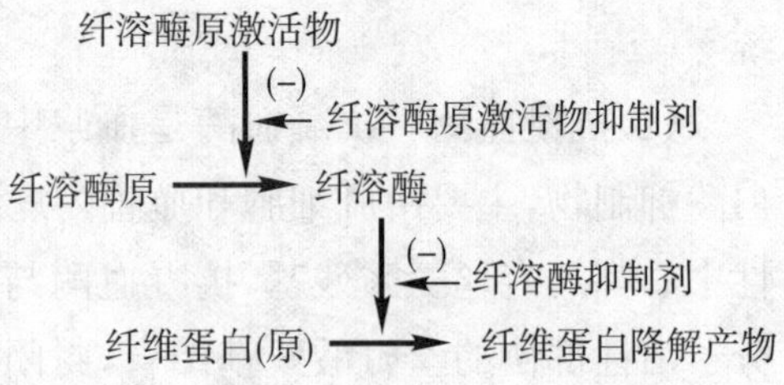

图3-5 纤维蛋白溶解系统激活与抑制

(一)纤溶酶原的激活

纤溶酶原主要由肝脏产生。正常情况下,血浆中的纤溶酶是以无活性的纤溶酶原形式存在的,其激活是一个有限水解的过程,可分为内源性和外源性两条途径。内源性激活途径是通过内源性凝血系统中的有关凝血因子,如 FⅫa 和激肽释放酶等激活纤溶酶原。外源性激活途径是通过来自各种组织的尿激酶等激活纤溶酶原。通过外源性激活途径可防止血栓的形成,并在组织的修复和愈合中发挥作用。

(二)纤维蛋白与纤维蛋白原的降解

在纤溶酶作用下,纤维蛋白和纤维蛋白原可被分解为许多可溶性小肽,称为纤维蛋白降解产物。纤维蛋白降解产物通常不再发生凝固,其中,部分小肽还具有抗凝血作用。纤溶酶是血浆中活性最强的蛋白酶,其特异性较低,除主要降解纤维蛋白和纤维蛋白原外,对 FⅡ、FⅤ、FⅧ、FⅩ 和 FⅫ 等凝血因子也有一定的降解作用。

血液凝固过程中纤维蛋白的形成是触发纤溶的启动因素。纤溶酶选择性地作用于纤维蛋白形成部位,即血凝块形成的部位,可以溶解纤维蛋白,使血管再通。但当纤溶亢进时,可因凝血因子的大量分解及纤维蛋白降解产物的抗凝作用而产生出血倾向。

(三)纤溶抑制物

体内还有多种对抗纤溶的物质,称为纤溶抑制物,它主要包括纤溶酶原激活物抑制物-1 和 α_2-抗纤溶酶。其意义在于使具有止血作用的血凝块保留必需的时间,防止纤溶过程弥散化。血凝与纤溶是两个既对立又统一的功能系统,两者保持动态平衡,这样既能使机体实现有效的止血,又能防止血块堵塞血管,从而维持血液的正常流动。

第四节 血型及输血原则

一、血型与红细胞凝集

血型(blood group)通常是指红细胞膜上特异性抗原的类型。自 1901 年 Landsteiner 发现第一个人类血型系统——ABO 血型系统以来,至今已发现 29 个不同的红细胞血型系统。医学上较重要的血型系统是 ABO、Rh、MNSs、

Lutheran、Kell、Lewis、Duff 和 Kidd 等,其中,与临床关系最为密切的是 ABO 血型系统和 Rh 血型系统。

将血型不相容的两个人的血液滴加在玻片上并混合,其中红细胞凝集成簇,这一现象称为红细胞凝集(agglutination)。在补体的作用下,凝集的红细胞破裂,发生溶血。当给人体输入血型不相容的血液时,在血管内可发生同样的情况,凝集成簇的红细胞可以堵塞毛细血管;溶血将损害肾小管,同时常伴发过敏反应,其结果可危及生命。因此,血型鉴定是安全输血的前提。

红细胞凝集的本质是抗原-抗体反应。在凝集反应中,红细胞膜上的特异性抗原称为凝集原(agglutinogen),血清中与凝集原起反应的特异性抗体则称为凝集素(agglutinin)。凝集原的特异性完全取决于镶嵌在红细胞膜上的一些特异糖蛋白,凝集素为溶解在血浆中的 γ-球蛋白。发生抗原-抗体反应时,由于每个抗体上具有 10 个左右与抗原结合的部位,抗体在若干个带有相应抗原的红细胞之间形成桥梁,因而使红细胞聚集成簇。

二、ABO 血型系统

(一) ABO 血型的分型

根据红细胞膜上是否存在 A 抗原与 B 抗原而将血液分为四种 ABO 血型:红细胞膜上只含 A 抗原者称为 A 型;只含 B 抗原者称为 B 型;含有 A、B 两种抗原者称为 AB 型;A、B 两种抗原均无者称为 O 型。不同血型者的血清中含有不同的抗体,但不含有对抗自身红细胞抗原的抗体。A 型血的血清中,只含有抗 B 抗体;B 型血的血清中只含有抗 A 抗体;AB 型血的血清中无抗 A 和抗 B 抗体;而 O 型血的血清中含有抗 A 和抗 B 两种抗体(见表 3-4)。

表 3-4 ABO 血型系统的抗原和抗体

血型		红细胞膜上的抗原	血清中的抗体
A 型	A_1 亚型	$A+A_1$	抗 B
	A_2 亚型	A	抗 B+抗 A_1
B 型		B	抗 A
AB 型	A_1B 亚型	$A+A_1+B$	无
	A_2B 亚型	$A+B$	抗 A_1
O 型		无	抗 A+抗 B

ABO 血型系统还有几种亚型,其中最为重要的亚型是 A 型中的 A_1 亚型和 A_2 亚型。A_1 亚型红细胞上含有 A 抗原和 A_1 抗原,而 A_2 型红细胞上仅含有 A 抗原;A_1 型血的血清中只含有抗 B 抗体,而 A_2 型血的血清中则含有抗 B 抗体和抗 A_1 抗体。同样,AB 血型中也有 A_1B 和 A_2B 两种主要亚型。虽然我国汉族人口

中 A_2 亚型和 A_2B 亚型者分别只占 A 型和 AB 型人群的 1‰ 以下，但由于 A_1 亚型红细胞可与 A_2 亚型血清中的抗 A_1 抗体发生凝集反应，而且 A_2 亚型和 A_2B 亚型红细胞比 A_1 亚型和 A_1B 亚型红细胞的抗原性弱得多，因此，在用抗 A 抗体做血型鉴定时，容易将 A_2 亚型和 A_2B 亚型血误定为 O 型和 B 型。所在，在输血时应注意 A_2 亚型和 A_2B 亚型的存在。

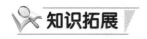

ABO 血型的遗传

人类 ABO 血型系统的遗传是由 9 号染色体上的 A、B 和 O 三个等位基因来控制的。一对染色体上只可能出现上述三个基因中的两个，分别由父母双方各遗传一个给子代。由于 A 基因和 B 基因为显性基因，O 基因为隐性基因，因此，血型的基因型有六种而表现型仅有四种（见表 3-5）。血型相同的人，其遗传基因型不一定相同。例如，表现型为 A 型血型的人，其遗传型可为 AA 或 AO，但红细胞上表现型为 O 型者，其基因型只能是 OO。表现型为 A 型或 B 型者，其基因型可能为 AO 和 BO，故血型为 A 型或 B 型的父母完全可能生下血型为 O 型的子女。利用血型的遗传规律，可以推知子女可能有的血型和不可能有的血型，因此，也就可能从子女的血型来推断亲子关系。但必须注意的是，法医学上依据血型来判断亲子关系时，只能作出否定的判断，而不能作出肯定的判断。

表 3-5　血型的表现型和基因型

表现型	基因型
A	AA，AO
B	BB，BO
AB	AB
O	OO

（二）ABO 血型的鉴定

正确鉴定血型是保证输血安全的基础。ABO 血型的鉴定是根据抗原-抗体反应的原理，采用红细胞凝集试验法，通过正、反向定型可以准确鉴定出 ABO 血型。正向定型是用已知的抗 A 抗体与抗 B 抗体来检测红细胞上有无 A 抗原或 B 抗原（见图 3-6）；反向定型是用已知血型的红细胞检测血清中有无抗 A 抗体或抗 B 抗体。同时，进行正向定型和反向定型是为了相互验证。

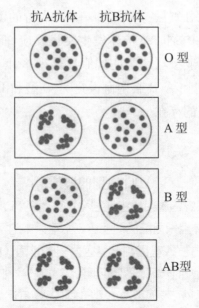

图 3-6　ABO 血型的鉴定

三、Rh 血型系统

1940 年，Landsteiner 和 Wiener 用恒河猴进行动物实验时发现，将恒河猴红细胞重复多次注射入家兔体内，使家兔体内产生抗恒河猴红细胞的抗体，该抗体可以使 85% 白种人红细胞凝集，表明大多数人的红细胞上存在与恒河猴红细胞同样的血型抗原，命名为 Rh 抗原。凡是红细胞上有 Rh 抗原的，称为 Rh 阳性血型；红细胞上没有 Rh 抗原的，称为 Rh 阴性血型。我国各族人群中，Rh 阳性者约占 99%，Rh 阴性者只占 1% 左右。有些民族的人群中，Rh 阴性者较多，如塔塔尔族约 15.8%、苗族约 12.3%、布依族和乌孜别克族约 8.7%。在这些民族居住的地区，Rh 血型的问题应受到特别重视。

(一) Rh 血型系统的抗原和抗体

Rh 血型系统是红细胞血型中最复杂的一个系统。Rh 抗原只存在于红细胞膜上，出生时已发育成熟。已发现的 Rh 抗原有 40 多种，其中与临床关系密切的 Rh 抗原是 D、E、C、c 和 e 五种，其中 D 抗原的抗原性最强。医学上通常将红细胞上含有 D 抗原者称为 Rh 阳性，而红细胞上缺乏 D 抗原者称为 Rh 阴性。

(二) Rh 血型的特点及其临床意义

Rh 血型系统与 ABO 血型系统相比有两个显著特点：其一，人血清中不存在抗 Rh 的天然抗体，只有当 Rh 阴性的人接受 Rh 阳性的血液后，通过体液免疫才产生抗 Rh 的抗体，血清中抗 Rh 抗体水平一般在输血后 2~4 个月达高峰。因此,Rh 阴性的受血者第一次接受 Rh 阳性的血液后,一般不会产生抗原-抗体反应,但却产生了抗 Rh 抗原的抗体;当第二次再输入 Rh 阳性的血液时,就会发生抗原-抗体反应,输入的 Rh 阳性红细胞即发生凝集而溶血。其二,Rh 系统的抗体主要是不完全抗体 IgG,其分子较小,能透过胎盘。因此,当一个 Rh 阴性的母亲怀有 Rh 阳性的胎儿时,阳性胎儿的少量红细胞或 D 抗原可进入母体,通过免疫反应而产生抗体,主要是抗 D 抗体。这种抗体可以透过胎盘进入胎儿的血液,使胎儿的红细胞发生凝集和溶血,造成新生儿溶血性贫血,严重时会导致胎儿死亡。由于一般只有在妊娠末期或分娩时才有足量的胎儿红细胞进入母体,而母体血液中的抗体浓度是缓慢增加的,因此,Rh 阴性的母体怀第一胎 Rh 阳性的胎儿时,很少出现新生儿溶血的情况;但在第二次妊娠时,母体内的抗 Rh 抗体可进入胎儿体内,引起新生儿溶血。若在 Rh 阴性的母亲生育第一胎后,及时输注特异性抗 D 免疫球蛋白,中和进入母体的 D 抗原,以避免 Rh 阴性母亲致敏,可预防第二次妊娠时新生儿溶血的发生。

四、输血的原则

输血已成为治疗某些疾病、抢救伤员生命和保证一些手术顺利进行的重要手段。若输血不当或发生差错,则会引发休克、血管内弥漫性凝血和急性肾衰竭,甚至引起死亡。为了保证输血的安全和提高输血的效果,必须遵守输血的原则,注意输血的安全、有效和节约。

(一)同型输血

在准备输血时,首先必须鉴定血型,保证供血者与受血者的 ABO 血型相合。对于生育年龄的妇女和需要反复输血的患者,还必须使供血者与受血者的 Rh 血型相合,特别要注意 Rh 阴性受血者产生抗 Rh 抗体的情况。要纠正把 O 型血的人称为"万能供血者"的提法。

因为 O 型血的红细胞上虽然没有 A 抗原和 B 抗原,不会被受血者的血浆所凝集,但 O 型血的血浆中存在抗 A 抗体和抗 B 抗体,这些抗体能与其他血型受血者的红细胞发生凝集反应。当输入的血量较大时,供血者血浆中的抗体未被受血者的血浆足够稀释时,受血者的红细胞会被广泛凝集。同样,也不能把 AB 血型的人作为"万能受血者",而接受任何其他 ABO 血型供血者的血液。万不得已需要异型输血时(如 O 型血输给其他血型者),只能少量(小于 400 mL)缓慢输入,以确保供血者血浆内的抗体能在受血者的血液中被有效地稀释,并在输血过程中密切观察受血者的情况,若发生输血反应,则必须立即停止输注。

(二)必须进行交叉配血试验

即使在ABO血型系统相同的人之间进行输血,仍必须分别将供血者的红细胞与受血者的血清以及受血者的红细胞与供血者的血清进行混合,观察有无凝集反应,这一检验称为交叉配血试验(cross-match test)(见图3-7)。交叉配血试验主要是检测受血者的血浆中有没有使供血者的红细胞发生凝集的抗体,因此,把供血者的红细胞与受血者的血清之间的配合试验称为交叉配血的主侧;将受血者的红细胞与供血者的血清做配合试验,称为交叉配血的次侧。进行交叉配血试验,既可检验血型鉴定是否有误,又能发现供血者和受血者的红细胞或血清中是否还存在其他不相容的血型抗原或血型抗体。根据交叉配血试验结果判断:如果两侧均无凝集反应,即为输血相合,可以进行输血;如果主侧凝集,即为配血不和,绝对不能输血;如果主侧不发生凝集反应,而次侧发生凝集反应,称为配血基本相合,一般情况下也不能输血,只在特殊紧急情况下才考虑进行少量、缓慢输血。

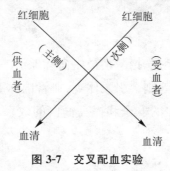

图3-7 交叉配血实验

(三)倡导成分输血

成分输血是把人血中的各种不同成分,如红细胞、粒细胞、血小板和血浆,分别制备成高纯度或高浓度的制品,再输注给患者。例如,严重贫血患者主要是红细胞量不足,总血量不一定减少,宜输注浓缩红细胞悬液;大面积烧伤患者主要是由于创面渗出使血浆大量丢失,因而宜输入血浆或血浆代用品,如右旋糖苷溶液等;对于各种出血性疾病患者,可根据疾病的情况输入浓缩的血小板悬液或含凝血因子的新鲜血浆,以促进止血或凝血过程。因此,倡导成分输血可增强治疗的针对性,提高疗效,减少不良反应,并且大大节约血源。

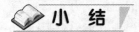

小 结

1.血液由血细胞和血浆组成,血细胞可分为红细胞、白细胞和血小板,正常人总血量占体重的7%~8%。

2. 血浆渗透压由晶体渗透压和胶体渗透压组成。晶体渗透压是形成血浆渗透压的主要部分，对调节细胞内外水分的交换及维持红细胞的正常形态和功能具有重要的作用。血浆胶体渗透压对调节血管内外水分的交换及维持血容量具有重要的作用。

3. 红细胞具有可塑变形性、悬浮稳定性和渗透脆性。红细胞的主要功能是运输 O_2 和 CO_2。铁和蛋白质是红细胞合成的主要原料，叶酸和维生素 B_{12} 是红细胞发育成熟所必需的物质，红细胞的生成主要受促红细胞生成素的调节。

4. 白细胞包括中性粒细胞、嗜酸性粒细胞、嗜碱性粒细胞、单核细胞和淋巴细胞。白细胞通过吞噬作用和免疫功能在机体的防御反应中起重要的保护作用。

5. 血小板具有黏附、释放、聚集、吸附和收缩等生理特性。血小板的主要功能是维持血管内皮的完整性和参与生理性止血。

6. 生理性止血主要包括血管收缩、血小板血栓形成和血液凝固三个过程。血液由流动的液体状态变成不能流动的凝胶状态的过程称为血液凝固，其过程可分为凝血酶原酶复合物的形成、凝血酶原的激活和纤维蛋白的生成三个阶段。凝血酶原酶复合物的形成包括内源性凝血途径和外源性凝血途径，内源性凝血途径始于Ⅻ因子的激活，外源性凝血途径始于因子Ⅲ暴露于血液。

7. 血液中的抗凝系统主要包括细胞抗凝系统和体液抗凝系统，主要的抗凝物质是凝血酶Ⅲ和肝素。在纤维蛋白溶解系统的作用下，纤维蛋白和纤维蛋白原被水解液化，从而使血管保持通畅。血凝与纤溶是两个既对立又统一的功能系统，两者保持着动态平衡。

8. 血型是指红细胞膜上特异性抗原的类型。其中，与临床关系密切的血型系统是ABO血型系统和Rh血型系统。ABO血型是根据红细胞膜上是否存在A抗原与B抗原而将血液分为四种血型：A型、B型、AB型和O型。正确鉴定血型是保证输血安全的基础，因此，每次输血前必须进行血型鉴定和交叉配血实验。

思考题

1. 名词解释：血细胞比容，生理性止血，血液凝固，血型。
2. 试述血浆渗透压的类型及功能。
3. 简述血液凝固的基本过程。
4. 什么叫交叉配血？输血原则有哪些？

（钟明奎）

第四章 血液循环

> **学习目标**
> 1.掌握：心脏泵血功能，心肌生物电及心肌生理特性，动脉血压形成原理及影响因素，微循环的生理功能，组织液的生成与回流，静脉血流，静脉回流的影响因素，心血管活动的调节。
> 2.熟悉：心脏和心肌细胞的结构特点，心音的产生，正常心电图各波的生理意义。
> 3.了解：心脏泵功能的储备，淋巴液的生成与回流，肺循环和脑循环的特点。

第一节 心脏的生物电活动和生理特性

心血管系统(cardiovascular system)由心脏和血管组成，血管又由动脉、静脉和毛细血管组成。血液在心血管系统中按一定方向流动，周而复始，称为血液循环(blood circulation)。血液循环的主要功能是完成体内的物质运输，使机体新陈代谢不断进行；体内各内分泌腺分泌的激素或其他体液因素，通过血液的运输，作用于相应的靶细胞，实现机体的体液调节；维持机体内环境理化特性的相对稳定和实现血液防卫功能，也都有赖于血液的不断循环流动。一旦循环功能发生障碍，机体的新陈代谢将不能正常进行，一些重要器官也将受到严重损害，甚至危及生命。

心血管系统活动受神经因素和体液因素的双重调节，且与呼吸、消化、泌尿、神经和内分泌等多个系统相互协调，使机体能很好地适应内、外环境的变化。

心脏由左右两个心泵组成。心房和心室不停歇地进行有顺序的、协调的收缩和舒张交替活动，是心脏实现泵血功能及推动血液循环的必要条件。心脏收缩时将血液射入动脉，并通过动脉系统将血液分配到全身各组织；心脏舒张时则通过静脉系统使血液回流到心脏，为下一次射血做准备。正常成年人在安静时，心脏每分钟可泵出 5 L 左右血液。细胞膜的兴奋过程则是触发心脏收缩反应的始动因素。

根据心肌的组织学特点、电生理特性以及功能上的区别,可将心肌分为两大类型。一类是普通的心肌细胞,它包括心房肌和心室肌,心肌细胞含有丰富的肌原纤维,执行收缩功能,故又称为工作细胞(working cardiac cell)。工作细胞不能自动地产生节律性兴奋,即不具有自动节律性,但它具有兴奋性,可以在外来刺激作用下产生兴奋,也具有传导兴奋的能力。另一类是一些特殊分化的心肌细胞,它组成心脏的特殊传导系统,主要包括窦房结细胞和浦肯野细胞。它们除了具有兴奋性和传导性之外,还具有自动产生节律性兴奋的能力,故称为自律细胞(autorhythmic cell),但其收缩功能基本丧失。

一、心肌细胞的跨膜电位及其形成机制

各类心肌细胞的动作电位的形状及其形成机制都不尽相同(见图 4-1)。

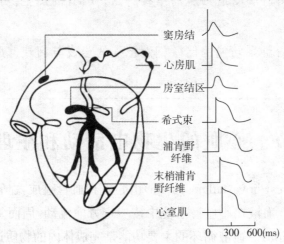

图 4-1 各类心肌细胞的动作电位

(一)工作细胞的跨膜电位及其形成机制

心肌细胞的跨膜电位变化在波形和形成机制上要比神经和骨骼肌复杂得多。下面以非自律细胞心室肌的静息电位和动作电位为例,说明心肌细胞的生物电现象的一般规律。

1. 静息电位

人和哺乳动物的心室肌细胞和骨骼肌细胞一样,在静息状态下膜两侧呈极化状态,膜内电位比膜外电位低约 90 mV。

心室肌细胞的静息电位的形成机制与骨骼肌相同,静息状态下细胞膜对 K^+ 的通透性较高,而对其他离子的通透性很低,因此,K^+ 顺其浓度梯度由膜内向膜外扩散所达到的平衡电位,是静息电位的主要来源。在静息状态下,K^+ 通道处于

开放状态,其通透性远大于其他离子通道的通透性。

2. 动作电位

心室肌细胞的动作电位与骨骼肌和神经细胞明显不同,其主要特征是复极过程比较复杂且持续时间很长。通常将心室肌细胞的动作电位分为 0 期、1 期、2 期、3 期和 4 期五个时期(见图 4-2)。

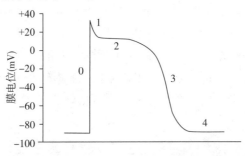

图 4-2 心肌细胞的动作电位模式图

(1)去极化过程(0 期) 心室肌细胞受刺激而兴奋时发生去极化,膜内电位由静息状态下的 -90 mV 迅速上升到 30 mV 左右。膜两侧原有的极化状态被消除并呈极化倒转,构成动作电位的上升支,其正电位部分称为超射(overshoot)。0 期去极化的持续时间十分短暂,为 1~2 ms,而且去极幅度很大,为 120 mV。

0 期形成机制:在外来刺激作用下,首先引起部分 Na^+ 通道开放,于是少量 Na^+ 内流,造成心室肌细胞膜部分去极化。当去极化达到阈电位水平(-70 mV)时,膜上 Na^+ 通道开放概率和开放数量明显增加,使膜内电位向正电性转化,导致细胞 0 期去极化。介导 0 期去极化的 I_{Na} 通道激活开放和失活关闭的速度都很快,故又称为快通道。这种 0 期去极化过程由 I_{Na} 通道介导的动作电位称为快反应动作电位,因此,心室肌细胞属于快反应细胞。

(2)复极化过程 心室肌的整个复极化过程比较缓慢,历时 200~300 ms,包括电位变化曲线的形态和形成机制均不相同的三个阶段。

1)1 期(快速复极初期)。复极初期仅出现部分复极化,膜内电位由 30 mV 迅速下降到 0 mV 左右,故 1 期又称为快速复极初期,用时约 10 ms。此时快钠通道已经失活,同时激活一种一过性外向电流(I_{to})。I_{to} 通道是在膜电位去极化到 -30 mV 时被激活的,开放 5~10 ms。I_{to} 的主要离子成分是 K^+,K^+ 由细胞内流到细胞外,使膜迅速复极到平台期电位水平。

2)2 期(平台期)。当 1 期复极膜内电位达到 0 mV 左右后,便进入动作电位的复极 2 期。在 2 期内,复极化过程就变得非常缓慢,膜内电位基本上停滞于 0 mV 左右,故复极 2 期又称为平台期,其持续时间为 100~150 ms,是整个动作电位持续时间长的主要原因,也是心室肌细胞以及其他心肌细胞的动作电位区别于骨骼肌和神经纤维的主要特征。平台期的主要机制是当去极化达-40 mV时，心肌细胞膜上的电压门控型钙通道被激活，Ca^{2+}缓慢持久地内流，抵消了复极过程中K^+外流的作用。在平台期的初期，内向电流和外向电流处于平衡状态；随后，内向电流逐渐减弱，外向电流逐渐增强，总的结果是出现一种随时间推移而逐渐增强的微弱的净外向电流，导致膜电位缓慢复极化。

心室肌细胞膜上的钙通道主要是L(long-lasting)型钙通道。这种通道属于电压门控通道，主要对Ca^{2+}通透，也对少量Na^+通透。当细胞膜去极化达-40 mV时，该通道被激活。L型钙通道的激活、失活以及复活过程均较缓慢，故又称为慢通道。L型钙通道虽然在动作电位0期被激活，但Ca^{2+}内流幅度要到平台期初期才能达到最大，而通道的失活过程可持续数百毫秒，所以，L型电流成为平台期主要的内向电流。

3)3期(快速复极末期)。膜内电位以较慢的速度由0 mV逐渐下降到-90 mV，完成复极化过程，故3期又称为快速复极末期，历时100~150 ms。平台期末，钙通道失活关闭，膜对K^+通透性增高，K^+迅速外流。

从0期去极化开始到3期复极化完毕的这段时间，称为动作电位时程。心室肌细胞的动作电位时程为200~300 ms。

(3)静息期(4期) 此期心室肌细胞复极完毕，膜电位恢复并稳定在-90 mV，故称为静息期。此期把细胞内多余的Na^+和Ca^{2+}排出，并摄入细胞外的K^+，恢复细胞内外离子的正常浓度梯度，保持心脏正常的兴奋性。Na^+和K^+浓度的恢复依赖Na^+-K^+泵的作用；细胞内Ca^{2+}逆浓度梯度外流是与Na^+顺浓度梯度内流相耦联的，称为Na^+-Ca^{2+}交换，这是一种继发性主动转运过程，由Na^+-K^+泵提供能量。

工作细胞中除心室肌细胞外，还有心房肌细胞。心房肌细胞的静息电位约-80 mV。心房肌细胞的动作电位的形状与心室肌细胞基本相似，但动作电位时程较短，历时150~200 ms。这是因为心房肌细胞膜上存在多种类型的钾通道，膜对K^+的通透性较大，K^+外流和复极化速度较快。此外，心房肌细胞的I_{to}通道较发达，I_{to}电流的影响可持续到2期，并加速其复极化，因而平台期不明显。

(二)自律细胞的跨膜电位及其形成机制

在自律细胞中，当动作电位3期复极化末期达到最大值(最大复极电位)后，4期膜电位并不稳定于这一水平，而是立即开始自动去极化，去极化达阈电位后引起兴奋，出现另一个动作电位。这种4期自动去极化，是自律细胞产生自动节律性兴奋的基础，不同类型的自律细胞的跨膜电位形成机制不同。

1. 窦房结细胞

窦房结含有丰富的自律细胞(P细胞)，动作电位复极化后出现明显的4期自动去极化,但它是一种慢反应自律细胞,其跨膜电位具有许多不同于心室肌快反应细胞和浦肯野快反应细胞的特征(见图4-3)。①窦房结细胞的最大复极电位(-70 mV)和阈电位(-40 mV)均高于(电位较正)浦肯野细胞;②0期去极化结束时,膜内电位为0 mV左右,不出现明显的极化倒转;③其去极化幅度(70 mV)小于浦肯野细胞(120 mV),而0期去极化时程(7 ms左右)却又比后者(1~2 ms)长得多,原因是窦房结细胞0期去极化速度(约10 V/s)明显慢于浦肯野细胞(200~1000 V/s),所以,动作电位升支远不如后者那么陡峭;④没有明显的复极1期和平台期;⑤4期自动去极化速度(约0.1 V/s)却比浦肯野细胞(约0.02 V/s)快。

窦房结细胞0期去极化是由Ca^{2+}引起的,3期复极化是由钾通道开放,K^+外流引起的。4期自动去极化的机理复杂,目前,已知有以下几种跨膜离子流参与:①K^+外流(I_K)进行性衰减;②进行性增强的内向电流(I_f,主要是Na^+流);③T型Ca^{2+}通道开放引起少量的Ca^{2+}内流(I_{Ca-T});④L型Ca^{2+}通道开放引起少量的Ca^{2+}内流(I_{Ca-L})。

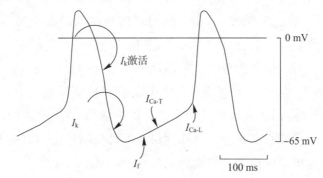

图4-3 窦房结P细胞的动作电位

2. 浦肯野细胞

浦肯野细胞是一种快反应自律细胞,其动作电位的形态与心室肌细胞相似,产生的离子基础也基本相同。浦肯野细胞4期自动去极化的形成机制也包括外向电流减弱和内向电流增强两个方面,前者的主要成分是I_K电流,后者则为I_f电流。目前认为,I_f电流的增强在浦肯野细胞的4期自动去极化过程中起主要作用,但由于I_f通道的激活开放速率较慢,4期自动去极化速度(约0.02 V/s)较慢,因而自动节律性较低。

二、心肌的生理特性

心肌组织具有四种生理特性,即自律性(autorhythmicity)、兴奋性(excitability)、传导性(conductivity)和收缩性(contractility)。心肌的收缩性是指心肌能够在肌膜动作电位的触发下产生收缩反应的特性,是心肌的一种机械特性。自律性、兴奋性和传导性则是以心肌细胞的生物电活动为基础,故又称为电生理特性。

(一)自律性

组织、细胞能够在没有外来刺激的条件下自动地发生节律性兴奋的特性,称为自动节律性,简称自律性。组织、细胞在单位时间(每分钟)内能够自动发生兴奋的次数,即自动兴奋的频率,是衡量自动节律性高低的指标。人体中只有心脏具有特殊的传导系统,包括窦房结、房室交界(结区除外)、希氏束和浦肯野纤维等部位,他们都具有自律性。

1. 心脏的起搏点

特殊传导系统的各个部位(结区除外)的自律性有差别,其中,窦房结细胞自律性最高,自动兴奋频率约为每分钟100次,浦肯野纤维网末梢自律性最低(约每分钟25次),而房室交界(约每分钟50次)和房室束(约每分钟40次)的自律性分别介于两者之间。在正常情况下,由于窦房结的自律性最高,它自动产生的兴奋向外扩布,依次激动心房肌、房室交界、房室束、心室内传导组织和心室肌,因而引起整个心脏兴奋和收缩,成为控制心脏活动的正常起搏点(pacemaker),以窦房结为起搏点引起的正常心跳节律称为窦性心律。在某些病理情况下,由窦房结下传的兴奋可因传导阻滞而不能控制其他自律组织的活动,或除窦房结外的自律组织的自律性增高,心房或心室受当时自律性最高的部位所发出的兴奋节律支配而搏动,这些异常的起搏部位称为异位起搏点(ectopic pacemaker)。

2. 影响自律性的因素

影响自律性的因素有:①最大复极电位与阈电位之间的差距。两者之间的差距减小,4期自动去极化达到阈电位水平所需的时间缩短,自律性增高;②4期自动去极化速度。去极化速度增快,达到阈电位水平所需的时间缩短。单位时间内发生兴奋的次数增多,自律性增高。(见图4-4)

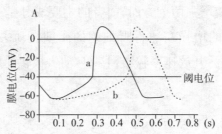

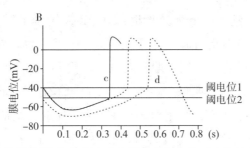

A. 去极化速度对自律性的影响；B. 阈电位和最大复极电位对自律性的影响

图 4-4　影响自律性的因素

(二)兴奋性

所有心肌细胞都具有兴奋性,即具有受到适宜刺激时产生兴奋的能力。衡量心肌的兴奋性,可以采用刺激的阈强度作指标,阈强度或阈值是指细胞膜从静息电位去极化到达阈电位所需的最小刺激强度。阈强度大表示兴奋性低,阈强度小表示兴奋性高。

1. 影响兴奋性的因素

(1)Na^+通道的性状　Na^+通道具有静息(待激活)、激活和失活三种状态。兴奋产生都是以 Na^+ 通道能够被激活作为前提的。Na^+ 通道并不是始终处于这种可被激活的状态。处于失活状态的 Na^+ 通道不能被再次激活,只有当膜电位恢复到静息电位水平时,Na^+ 通道才重新恢复到静息(待激活)状态,此过程称为复活。Na^+ 通道是否处于备用状态是心肌能否接受刺激并产生动作电位的先决条件。

(2)静息电位水平　静息电位绝对值增大时,距离阈电位的差距加大,引起兴奋所需的阈强度也增大,兴奋性降低;反之,静息电位绝对值减小,使之与阈电位之间的差距缩短,引起兴奋所需的阈值减小,兴奋性提高。例如,当细胞外 K^+ 浓度轻度升高时,膜电位轻度去极化,导致兴奋性升高;而当细胞外 K^+ 浓度明显升高时,细胞内外 K^+ 浓度差增大,静息电位绝对值增大,心肌兴奋性下降。

(3)阈电位水平　阈电位水平上移,与静息电位之间的差距加大,引起兴奋所需的阈强度增大,兴奋性降低。

2. 兴奋的周期性变化

心肌细胞每产生一次兴奋,其膜电位将发生一系列有规律的变化,膜通道由备用状态经历激活、失活和复活等过程,兴奋性也随之发生相应的周期性改变。心室肌细胞一次兴奋过程中,其兴奋性的变化可分为以下几个时期(见图 4-5)。

(1)有效不应期　心肌细胞在一次兴奋后的短时间内,任何强大的刺激都不能使其产生反应,兴奋性等于零,这段时间称为绝对不应期。膜内电位由－55 mV继续恢复到约－60 mV这段时间内,如果给予足够强度的刺激,肌膜可发生部分去极化,但并不能引起动作电位,这段时间称为局部反应期。心肌细胞一次兴奋过程中,由0期开始到3期膜内电位恢复到－60 mV这段时间不能再产生动作电位,称为有效不应期(effective refractory period,ERP)。有效不应期的产生是因为Na^+通道完全失活(绝对不应期)或仅有少量复活(膜电位从－55 mV复极到－60 mV),但还远没有恢复到可以被再次激活的备用状态。

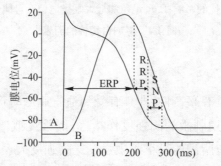

A. 动作电位；B. 机械收缩；ERP. 有效不应期；RRP. 相对不应期；SNP. 超常期

图4-5　心室肌细胞的动作电位期间兴奋性的变化及其与机械收缩的关系

(2)**相对不应期**　从有效不应期完成(膜内电位约－60 mV)到复极化基本完成(约－80 mV)的这段时间,称为相对不应期(relative refractory period,RRP)。在相对不应期内,给心肌细胞高于正常阈强度的强刺激,可以引起一次新的动作电位。出现相对不应期的原因:这一时期内,Na^+通道已逐渐复活,但其开放能力尚未恢复到正常水平,此时,Na^+内流所引起的去极化速度和幅度均小于正常值,兴奋的传导也比较慢。

(3)**超常期**　膜电位由－80 mV恢复到－90 mV这一段时间,Na^+通道基本恢复至备用状态,而此时膜电位和阈电位的差值较小,故兴奋性高于正常水平,称为超常期(supranormal period,SNP)。在此期内,膜电位接近阈电位,故所需的刺激阈值小于正常阈值,但其0期去极化的速度和幅度以及兴奋传导的速度仍低于正常水平。

3. 兴奋性的周期变化与收缩活动的关系

心肌细胞的有效不应期特别长,一直延续到机械反应的舒张期开始之后,使得心肌不会产生完全强直收缩而始终做收缩和舒张相交替的活动,从而保证了泵血活动的正常进行。在有效不应期后、下一次窦房结产生的兴奋下传到达前,异常刺激(人工或病理性刺激)心脏可产生一次额外的兴奋,称为期前兴奋(premature systole),由期前兴奋引起的收缩称为期前收缩(premature systole)(见图4-6)。在期前收缩后,由窦房结下传的兴奋往往落在期前兴奋的有效不应期内而"脱失",要等到下一次窦房结的兴奋传到时心室才收缩,并使期前收缩后出现一段较长的心室舒张期,称为代偿间隙(compensatory pause)(见图4-6)。

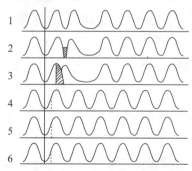

1~3.刺激落在相对不应期内,引起期前收缩和代偿间歇;4~6.刺激落在有效不应期内,不引起反应

图 4-6　期前收缩与代偿性间歇

(三)传导性

1.心脏内兴奋传播的途径和特点

心肌细胞之间兴奋的传播是以心肌细胞间的缝隙连接为基础的。心肌细胞闰盘上有较多的缝隙连接构成的细胞间通道,兴奋可以局部电流的形式通过这些低电阻通道直接传给相邻的细胞,从而实现心肌细胞的同步性活动。

兴奋在心内的传播是通过特殊传导系统有序进行的。正常情况下,窦房结发出的兴奋通过心房肌传播到整个右心房和左心房,并沿着心房肌组成的"优势传导通路"迅速传到房室交界区,经房室束和左、右束支传到浦肯野纤维网,引起心室肌兴奋。

不同心肌细胞因其形态和功能不同,其兴奋在心脏各部分的传导速度也不同。普通心房肌的传导速度较慢,约 0.4 m/s,而优势传导通路的传导速度较快,为 1.0~1.2 m/s,因此,窦房结的兴奋可沿此通路迅速传到房室交界区。心室肌的传导速度约为 1 m/s。心室内传导组织的传导速度更快,末梢浦肯野纤维的传导速度可达 4 m/s,而且这些纤维呈网状分布于整个心室壁,因此,房室交界的兴奋可沿浦肯野纤维网迅速而广泛地传到左、右两心室,有助于左、右两心室的同步活动。

房室交界的传导速度较慢,其中,以结区的传导速度为最慢(0.02 m/s)。房室交界是兴奋由心房传向心室的唯一通道,该处的兴奋传导速度极慢,称为房-室延搁(atrioventricular delay),其作用是使心室在心房收缩完成后才开始收缩,可避免心房和心室重叠收缩的现象,有利于心室的充盈。房室交界易发生传导阻滞,使心房的兴奋不易或不能传到心室。房-室传导阻滞是临床上常见的一种传导阻滞。

2. 影响传导性的因素

(1)结构因素 心肌细胞兴奋的传导速度与细胞的直径有关。直径较小的细胞,其局部电流沿细胞纵轴流动的纵向电阻较大,电紧张电位的波前扩布距离较近,电紧张电位的形成速度也较慢,因而兴奋的传导速度较慢。其中,末梢浦肯野细胞的直径最大,兴奋传导速度最快。

(2)生理因素 心肌细胞兴奋的传播也是通过形成局部电流实现的,因此,可以从局部电流的形成和邻近未兴奋部位膜的兴奋性这两方面来分析影响传导性的因素。

1)动作电位0期去极化的速度和幅度。0期去极化的速度愈快,局部电流形成愈快,兴奋传导速度也愈快,0期去极化的幅度愈大。兴奋和未兴奋部位之间的电位差愈大,形成的局部电流愈强,兴奋传导也愈快。

2)邻近未兴奋膜的兴奋性。兴奋性降低时,去极化达到阈电位水平所需时间延长,传导速度减慢。

(四)收缩性

和骨骼肌一样,心肌细胞也有粗肌丝、细肌丝的排列规则,因而也呈现横纹。心肌细胞的收缩也由动作电位触发,也通过兴奋-收缩耦联使肌丝滑行而引起。除此之外,心肌收缩还有其自身的特点。

1. 心肌收缩的特点

(1)同步收缩 由于心肌细胞之间存在缝隙连接,兴奋可在细胞间迅速传播,因此,心肌可看作一个功能上的合胞体。但在解剖上,心房与心室之间存在纤维环和结缔组织将两者分隔开,所以,心脏实际上由两个合胞体组成,左、右心房是一个合胞体,左、右心室也是一个合胞体。唯一连接心房与心室的结构是房室交界传导纤维。心肌一旦兴奋,心房和心室这两个功能合胞体的所有心肌细胞先后发生同步收缩。只有当心肌同步收缩时,心脏才能有效地发挥其泵血功能。心肌的同步收缩也称"全或无"式收缩。

(2)不发生强直收缩 如前所述,心肌细胞在发生一次兴奋后,其兴奋性的有效不应期特别长,相当于整个收缩期和舒张早期。在有效不应期内,无论多强大的刺激都不会使心肌细胞再次兴奋而发生收缩。因此,在正常情况下,心脏不会发生强直收缩,而是始终保持收缩与舒张交替进行的节律活动。这对保证心脏正常射血与充盈的交替,维持心脏正常的泵血功能具有重要意义。

(3)对细胞外 Ca^{2+} 的依赖性 心肌细胞的质膜含有与骨骼肌相似的T管,但其肌质网不如骨骼肌发达,Ca^{2+}储备量较少,在T管与肌质网之间形成二联管而非三联管。因此,心肌细胞的兴奋-收缩耦联过程高度依赖于细胞外 Ca^{2+}。经L

型钙通道内流的 Ca^{2+} 主要起触发肌质网释放 Ca^{2+} 作用,在心肌中,由肌质网释放的 Ca^{2+} 占 80%~90%,经 L 型钙通道内流的 Ca^{2+} 占 10%~20%(见第二章)。细胞外 Ca^{2+} 浓度在一定范围内增加,可增强心肌收缩力;反之,细胞外 Ca^{2+} 浓度降低,则减弱心肌收缩力。当细胞外 Ca^{2+} 浓度很低甚至无 Ca^{2+} 时,虽然心肌细胞仍能产生动作电位,但是不能引起收缩,这一现象称为兴奋-收缩脱耦联。

2. 影响心肌收缩的因素

凡能影响搏出量的因素,如前负荷、后负荷和心肌收缩能力以及细胞外 Ca^{2+} 浓度等,都能影响心肌的收缩。

三、体表心电图

在正常人体中,由窦房结发出的一次兴奋按一定的途径和时间依次传向心房和心室,引起整个心脏兴奋。这种生物电变化通过心脏周围的导电组织和体液传到身体表面,使身体各部位在每一心动周期中也都发生有规律的电变化。将测量电极置于人体表面的一定部位,记录出来的心脏电变化曲线,就是临床上记录的心电图(electrocardiogram,ECG)。心电图反映心脏兴奋的产生、传导和恢复过程中的生物电变化,而与心脏的机械收缩活动无直接关系(见图 4-7)。

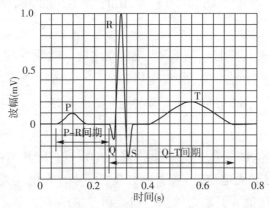

图 4-7 正常人体心电模式图

(一)正常心电图波形及其生理意义

心电图记录纸上有由横线和纵线组成的长和宽均为 1 mm 的小方格。通常心电图机的灵敏度和走纸速度分别为 1 mV/cm 和 25 mm/s,即纵向每一小格相当于 0.1 mV,横向每一小格相当于 0.04 s。将测量心电图的电极置于体表不同部位,或改变记录电极的连线方式(导联系统),就能记录到不同的心电图波形。用不同导联系统记录到的心电图都包含几个基本波形,即心脏每次兴奋过程中都会相继出现一个 P 波、一个 QRS 波群和一个 T 波,有时在 T 波后还可出现一个小的U波。临床上检查心电图时,一般需要记录12个导联,包括Ⅰ、Ⅱ、Ⅲ三个标准导联,aVR、aVL、aVF三个加压单极肢体导联和V1～V6六个单极胸导联。以下以标准Ⅱ导联心电图为例,介绍心电图各波和间期的形态及其意义。

1. P波

P波代表左右心房的去极化波形。虽然窦房结去极化在心房之前,但是由于窦房结太小,由此,所产生的电位差不能在体表心电图上记录到。P波波形小而圆钝,历时0.08～0.11 s,波幅不超过0.25 mV。

2. QRS波群

QRS波群代表左、右心室去极化过程的电位变化。典型的QRS波群包括三个紧密相连的电位波动:第一个向下的波为Q波,后面是高而尖峭的向上的R波,最后一个是向下的S波。但在不同导联中,这三个波不一定都出现。QRS波群的幅度远较P波大,这是因为心室组织的体积大于心房。正常QRS波群历时0.06～0.10 s,代表心室肌兴奋扩布所需的时间;各波波幅在不同导联中变化较大。

3. T波

T波反映心室复极过程中的电位变化,方向与QRS波的主波方向一致。它相当于动作电位的2期末和3期。T波较宽,历时0.05～0.25 s,反映心室的复极化。

4. P-R间期

P-R间期是指从P波起点到QRS波起点之间的时程,一般为0.12～0.20 s。P-R间期代表由窦房结经心房、房室交界和房室束传到心室,并引起心室兴奋所需要的时间,也称为房室传导时间。房室传导阻滞时,P-R间期延长。

5. S-T段

S-T段是从QRS波终点到T波起点之间的线段。它代表心室已全部处于去极化状态,各部分之间无电位差,各引导电极之间不存在电位差,曲线回到基线水平。S-T段的异常压低或升高常表示心肌缺血或损伤。

6. Q-T间期

Q-T间期是从QRS波起点到T波终点的时程,它代表心室开始去极化到完全复极化所用的时间。Q-T间期的时程与心率成反变关系,心率越快,Q-T间期越短。

第二节 心脏的泵血功能

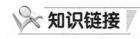

心脏的生理研究

人类对心脏的研究是与血液循环联系在一起的。早在古希腊时代,希波克拉底就已认为,心脏有两心房和两心室。亚里士多德认为,心脏是血管系统的中心,但他还不知道血管有动、静脉之分。

1578年出生在英国福克斯通镇的威廉·哈维,其发表的《心血运动论》是生理学诞生的标志。哈维也是通过逻辑推理,以及解剖大量的动物(蛇和兔)得出该结论。《心血运动论》指出人体的血管是一个封闭的管道系统,血液能循环流动,血液从静脉流入心脏而通过动脉流往身体其他各处,其动力来源于心脏。由于当时没有显微镜,因此,哈维未能发现毛细血管,但他却预言了其存在。

目前,世界各国对心脏生理、病理和药理学等方面开展了广泛的研究。例如,为外周动脉堵塞患者利用干细胞再造血管,为心瓣膜发生病变的患者提供人造瓣膜。还有很多国家为治疗心律失常而投入到心脏起搏与心脏电生理方面的研究。

一、心脏泵血的过程和机制

(一)心动周期的概念

心脏由左、右两个心泵构成,右心将血液泵入肺循环;左心则将血液泵入主动脉,再流入各器官。每侧心泵均由心房和心室组成。心房收缩力较弱,但其收缩可使心房内血液流入心室,起初级泵的作用;心脏的泵血功能主要通过心室收缩实现。心脏和血管、淋巴管内的瓣膜使血液在循环系统中以单一方向流动。

心脏的一次收缩和舒张构成一个机械活动周期,称为心动周期(cardiac cycle)。心房与心室的心动周期均包括收缩期和舒张期。由于心室在心脏泵血活动中起主要作用,因此,心动周期通常是指心室的活动周期,以心房开始收缩作为一个心动周期的起点。

心动周期持续的时间与心跳频率有关。一次心动周期中,心房和心室各自按一定的时程进行舒张与收缩交替的活动,而心房和心室的活动又依一定的次序先后进行,左、右两侧心房或心室的活动几乎是同步的。无论心房或心室,收缩期均短于舒张期,如果心率增快,心动周期的持续时间就会缩短,收缩期和舒张期均相应缩短,但舒张期缩短的比例较大。因此,心率增快时心肌的工作时间相对延长,休息时间相对缩短,这对心脏的持久活动是不利的。

(二)心脏的泵血过程

在心脏的泵血活动中,左、右心室的活动几乎是同步进行的,其射血和充盈过程极为相似。现以左心室为例,说明心室的泵血过程(见图4-8)。

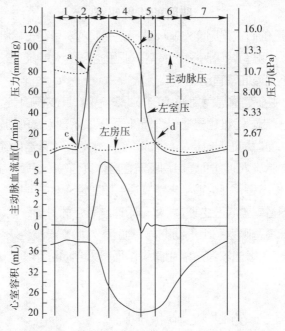

1.心房收缩期;2.等容收缩期;3.快速射血期;4.减慢射血期;5.等容舒张期;6.快速充盈期;7.减慢充盈期;a.动脉瓣开放;b.动脉瓣关闭;c.二尖瓣关闭;d.二尖瓣开放

图4-8 心动周期各时相中心脏内压力、容积和血流的变化

1. 心室收缩期

心室收缩期包括等容收缩期以及快速和减慢射血期。

(1)等容收缩期 心室开始收缩,室内压升高,当压力超过房内压时,即迫使房室瓣关闭。但此时室内压仍低于主动脉压,动脉瓣也因此处于关闭状态。由于房室瓣和动脉瓣都关闭,因此,心室继续收缩,称为等容收缩期,此期持续时间约0.05 s。等容收缩期内,心肌纤维虽不缩短,但肌张力与室内压急剧升高。当主动脉压升高或心肌收缩力减弱时,等容收缩期将延长。

(2)射血期 心肌收缩使室内压继续升高并超过主动脉压时,血液就冲开主动脉瓣并由心室突然射入主动脉,即进入快速射血期,持续时间约0.1 s。在快速射血期,心室射出的血液量约占总射血量的2/3。此期室内压随着心室肌的强烈收缩而继续升高至峰值。由于大量血液进入主动脉,因而主动脉压相应增高。随后,心室内血液减少以及心室肌收缩强度减弱,使射血速度逐渐减弱。同时心室容积的缩小也相应变得缓慢。这段时期称为减慢射血期,持续时间约0.15 s。

须指出的是,在快速射血期的中期或稍后,乃至整个减慢射血期,室内压已低于主动脉压,但此时心室内的血液因具有较高的动量,故仍可逆压力梯度继续进入主动脉。

2. 心室舒张期

(1) **等容舒张期** 心室开始舒张后,室内压急剧下降而低于主动脉压,主动脉内血液的反流冲击主动脉瓣使其关闭。此时,由于室内压仍然高于房内压,因而房室瓣依然关闭。从主动脉瓣关闭至房室瓣开启前的这段时间,心室舒张而心室的容积并不改变,故称为等容舒张期,持续时间为0.06~0.08 s。此时心室继续舒张,室内压急剧下降,但心室容积不变,所以,没有血液的流动。

(2) **快速充盈期** 心室肌继续舒张,当室内压下降到低于房内压时,房室瓣被血液冲开,心房和大静脉内的血液顺房室压力梯度被"抽吸"并快速流入心室,这一时期称为快速充盈期,持续时间约0.11 s。在快速充盈期,进入心室的血液量约为总充盈量的2/3。

(3) **减慢充盈期** 快速充盈期后,心室内已有相当的充盈血量,大静脉、心房与心室间的压力梯度逐渐减小,血液进入心室的速度减慢,故称为减慢充盈期,持续时间约0.22 s。

(4) **心房收缩期** 在心室充盈期末,随着血液不断流入心室,房室间的压力趋于平衡。在此基础上,心房开始收缩,进入心房收缩期。心房收缩使房内压增高,心房内的血液继续被挤入已有相当充盈但仍处于舒张状态的心室。心房收缩期历时0.1 s,其增加的心室充盈量占心室总充盈量的10%~30%。

从以上对左心室射血和充盈过程的描述可以看到,心室肌的收缩和舒张引起室内压的升降,是心房和心室之间、心室和主动脉之间压力梯度形成的根本原因,而压力梯度又是血液流动和瓣膜开闭的直接动力。房室瓣的功能是防止血液在心室收缩期由心室反流回心房,而动脉瓣的功能是防止血液在舒张期由主动脉和肺动脉倒流回心室腔。如果瓣膜关闭不全,就可能导致严重的心功能不全。

右心室的泵血过程与左心室基本相同,但由于肺动脉压约为主动脉压的1/6,因此,在心动周期中右心室内压的变化幅度要比左心室内压小得多。

(三) 心音的产生

在心动周期中,心肌收缩、瓣膜启闭、血液流速改变形成的涡流和血液撞击心室壁及大动脉壁引起的振动,可通过周围组织传递到胸壁,用听诊器便可在胸部的某些部位听到,这就是心音(heart sound)。心音发生在心动周期的一些特定时期,其音调和持续时间也有一定的特征。正常心脏在一次搏动过程中,可产生4个心音,即第一、第二、第三和第四心音。通常情况下,用听诊的方法只能听到第一和第二心音;在某些青年人和健康儿童中可听到第三心音;用心音图可记录到4个心音。

1. 第一心音

第一心音发生在心室收缩期,标志着心室收缩的开始。第一心音在心尖搏动处(左第5肋间锁骨中线上)听诊时最清楚,其特点是音调较低且持续时间较长。第一心音是由于房室瓣突然关闭引起心室内血液和室壁的振动,以及心室射血引起的大血管壁和血液涡流所发生的振动而产生的。

2. 第二心音

第二心音发生在心室舒张期,标志着心室舒张期的开始。第二心音在胸骨旁第2肋间(主动脉瓣和肺动脉瓣听诊区)听诊时最清楚,其特点是音调较高且持续时间较短。第二心音的产生主要与主动脉瓣和肺动脉瓣关闭,血流冲击大动脉根部引起血液、管壁及心室壁的振动有关。

3. 第三心音

在部分健康儿童和青年人中,偶尔可听到第三心音。第三心音出现在心室快速充盈期末,是一种低音调、低振幅的振动。第三心音是由快速充盈期末室壁和乳头肌突然伸展及充盈血流突然减速引起的振动所致。

4. 第四心音

第四心音出现在心室舒张的晚期,是与心房收缩有关的一组发生在心室收缩期前的振动,也称心房音。正常心房收缩时一般不产生声音,但异常强烈的心房收缩和在左心室壁顺应性下降时,可产生第四心音。

心脏的某些异常活动可以产生杂音或其他异常的心音。因此,听取心音或记录心音图对心脏疾病的诊断具有重要意义。

二、心脏泵血功能的评定

心脏泵血功能是否正常,是医疗实践以及实验研究工作中经常遇到的问题。因此,用什么样的方法和指标来测量和评定心脏功能,在理论和实践上都是十分重要的。下面是一些常用的评定心脏泵血功能的指标。

(一)心脏输出的血量

1. 每搏输出量和射血分数

一侧心室每次收缩时射出的血量,称为每搏输出量(stroke volume),简称搏出量。成年人在静息平卧时每搏输出量约为 70 mL。心室舒张末期由于血液的充盈,其容量约为 145 mL,称为舒张末期容积(end-diastolic volume,EDV)。在收缩期末,心室内仍剩余的一部分血液,称为收缩末期容积(end-systolic volume,ESV),约 75 mL。搏出量占心室舒张末期容积的百分比,称为射血分数(ejection fraction)。在静息状态下,射血分数约为 60%。射血分数的大小和每搏输出量及舒张末期容积有关。心脏强烈收缩时,收缩末期容积可减少到 20 mL,表明射血分数增加。心室功能减退及心室异常扩大的患者,其搏出量可能与正常人无明显差异,但心室舒张末期容积增大,射血分数明显降低。因此,与搏出量相比,射血分数能更准确地反映心脏泵血功能,对早期发现心脏泵血功能异常具有重要意义。

2. 每分输出量和心指数

每分钟一侧心室泵出的血量称为每分输出量,或称心输出量(cardiac output),等于心率与搏出量的乘积。左、右两侧心室的心输出量基本相等。心输出量与机体的新陈代谢水平相适应,可因性别、年龄及其他生理情况的不同而不同。如果心率为每分钟 75 次,搏出量为 70 mL,则心输出量约为 5 L/min。一般健康成年男性在安静状态下的心输出量为 4.5~6.0 L/min。女性的心输出量比同体重男性低 10% 左右。青年人的心输出量较老年人高。成年人在剧烈运动时,其心输出量可高达 35 L/min;而在麻醉情况下则可降到 2.5 L/min。

身材高大和矮小的人,其新陈代谢总量不相同,如果以心输出量的绝对值作指标进行不同个体之间的心功能的比较,是不全面的。以单位体表面积(m^2)计算的心输出量称为心指数(cardiac index),在安静和空腹情况下测定的心指数称为静息心指数,它可作为比较身材不同的个体的心功能的评价指标。中等身材的成年人的静息心指数为 3.0~3.5 L/(min·m^2)。在同一个体的不同年龄段或不同生理情况下,静息心指数也可发生变化。10 岁左右少年的静息心指数最高,可达 4 L/(min·m^2)以上。静息心指数随年龄增长而逐渐下降,80 岁时约为 2 L/(min·m^2)。运动时心指数随运动强度的增加大致成比例地增高。在妊娠、情绪激动和进食时,心指数均有不同程度的增高。

(二)心脏做功量

血液在心血管内流动过程中所消耗的能量,是由心脏做功供给的,换句话说,心脏做功所释放的能量转化为压强能和血流的动能,血液才能循环流动。心室一次收缩所做的功,称为每搏功,可以用搏出的血液所增加的动能和压强能来表示。搏出血液的压强能是指心脏将静脉内较低的血压变成动脉内较高的血压所消耗的能量。

人体在安静状态下，血流动能在左心室每搏功的总量中所占比例甚小，约1%，故一般可忽略不计。由此可见，心肌收缩射血所释放的机械能主要用于维持血压和射出一定容积的血量。射血压为射血期左心室内压与心室舒张末压之差。因射血期左心室内压是不断变化的，精确计算每搏功需将整个心动周期中压力与容积的变化进行积分。在实际应用中常以平均动脉压代替射血期左心室内压，而以左心房平均压代替左心室舒张末期压，因此，每搏功可用下式计算：

左心室每搏功$(g \cdot m)$ = 搏出量$(cm^3) \times (1/1000) \times$（平均动脉压－左心房平均压）$(mmHg) \times (13.6 \, g/cm^3)$

在动脉压增高的情况下，心脏要射出与原先等量的血液就必须加强收缩；如果此时心肌收缩的强度不变，那么搏出量将会减少。这就是说，心肌收缩释放的能量主要用于维持血压。比如两个人的每搏输出量相同，均为70 mL，但前者为高血压患者，后者血压正常，显然只有前者的心脏做功量大于后者才能维持相同的每搏输出量。由此可见，作为评定心脏泵血功能的指标，心脏做功量要比单纯的心输出量更为全面。尤其是在动脉血压高低不同的个体之间，或在同一个体的动脉血压发生改变前后，用心脏做功量来比较心脏泵血功能更显其优越性。

在正常情况下，左、右心室的输出量基本相等，但肺动脉平均压仅为主动脉平均压的1/6左右，故右心室做功量也只有左心室的1/6左右。

三、影响心输出量的因素

在机体内，心脏的泵血功能随不同生理情况的需要而改变。这种变化是在复杂的神经-体液调节下实现的。心输出量取决于心率和搏出量，机体通过对心率和搏出量两方面的调节来调节心输出量。在心率恒定的情况下，搏出量取决于心肌纤维缩短的程度和速度。影响心肌收缩的因素包括前负荷、后负荷和肌肉收缩能力。

（一）前负荷

前负荷可使骨骼肌在收缩前处于一定的初长度。对中空球形的心脏来说，心室肌的初长度取决于心室舒张末期的血液充盈量，换言之，心室舒张末期容积相当于心室的前负荷。由于测量心室内压比测定心室容积方便，且心室舒张末期容积与心室舒张末期压力在一定范围内具有良好的相关性，因此，在实验中常用心室舒张末期压力(end-diastolic pressure, EDP)来反映前负荷。有时也可用心房内压力反映心室的前负荷，这是因为正常人的心室舒张末期的心房内压力与心室内压力几乎相等，且心房内压力的测定更为方便。

舒张末期充盈量的多少决定了心室肌收缩前的初长度，而初长度可影响心肌的收缩功能,从而改变泵出的血量。这种通过心肌初长度调节搏出量的方式称为异长自身调节。1914年,英国生理学家斯塔林(Starling)通过制作狗的心肺标本,用改变灌注器的高度来决定静脉回流量,从而观察其对搏出量的影响。由此绘制的搏出量与心室舒张末期压力之间的关系,称为 Starling 曲线或心室功能曲线(图4-9)。Starling 发现,在一定范围内增加静脉回心血量,心室收缩力随之增强;而当静脉回心血量增大到一定限度时,心室收缩力则不再增强而室内压开始下降。Starling 将心室舒张末期容积在一定范围内增大可增强心室收缩力的规律称为"心的定律",后人称之为 Frank-Starling 定律。"心的定律"表明,回心血量越多,心脏在舒张期充盈就越大,心肌受牵拉也就越大,相当于骨骼肌的初长度和前负荷增加,则心室的收缩力量也越强,搏出到主动脉的血量也就越多。

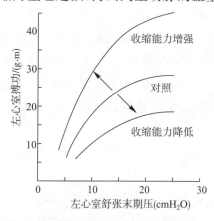

图 4-9　左心室功能曲线

初长度对心肌收缩力影响的机制与骨骼肌相似,即不同的初长度可改变心肌细胞肌节中粗肌丝、细肌丝的有效重叠程度。当肌节的初长度为 2.0~2.2 μm 时,粗肌丝、细肌丝处于最佳重叠状态,活化时可与肌动蛋白形成连接的数目最多,肌节收缩产生的张力最大,此时的初长度即为最适初长度。在肌节未达最适初长度之前,随着前负荷或肌节初长度的增加,粗肌丝、细肌丝的有效重叠程度增加,活化时形成的横桥连接的数目增多,因而肌节乃至整个心室的收缩力逐渐加强,心搏出量增多,每搏功增大。由此可见,心室功能曲线是心肌初长度与主动张力间的关系在整个心室功能上的一种反映。

与骨骼肌不同的是,正常心室肌具有较强的抗过度延伸的特性,肌小节一般不会超过 2.25~2.30 μm,因此,心功能曲线不会出现明显的下降趋势。这是因为心肌细胞外间质内含有大量的胶原纤维,且心室壁多层肌纤维呈交叉方向排列;当心肌肌节处于最适初长度时,产生的静息张力已经很大,从而能对抗心肌并被进一步拉长。心肌能抵抗被过度延伸的特性对心脏泵血功能具有重要的生理意义,它使心脏在前负荷明显增加时一般不会发生搏出量和做功能力的下降。心室功能曲线不出现明显下降趋势并非表示心肌初长度在超过最适初长度后不再对心肌收缩功能产生影响,而是初长度在这种情况下不再与室内压呈平行关系,即此时初长度不再随室内压的增加而增加。但对于有些慢性心脏病患者,如心衰,当心脏过度扩张时,心室功能曲线可出现降支,表明心肌此时的收缩功能已严重受损。

心室前负荷是由心室舒张末期血液充盈量决定的,心室充盈量是静脉回心血量和心室射血后剩余血量的总和。静脉回心血量受到心室充盈的持续时间、静脉回流速度、心包内压和心室顺应性等因素的影响;心室射血后剩余血量与心肌收缩力有关,心肌收缩增强,射血分数增大,剩余血量减少。

心脏的异长自身调节的生理意义在于对搏出量进行精细的调节。体位改变使静脉回流突然增加或减少,或动脉血压突然增高,或左、右心室搏出量不平衡等情况下所出现的充盈量的微小变化,都可以通过异长自身调节来改变搏出量,使之与充盈量达到新的平衡。但若循环功能发生幅度较大、持续时间较长的改变,如肌肉活动时的循环功能改变,仅靠异长调节不足以使心脏的泵血功能满足机体当时的需要。在这种情况下,需要通过调节心肌收缩能力来进一步加强心脏的泵血功能。

(二)后负荷

后负荷是指肌肉开始收缩后所遇到的负荷。对心室而言,动脉血压起着后负荷的作用,在心率、前负荷和收缩能力均不变的情况下,动脉血压升高时后负荷增大,导致等容收缩期延长而射血期缩短,再加上射血期心肌纤维缩短速度和程度均减小,搏出量也暂时减少。反之,大动脉血压降低则有利于心室射血。

但另一方面,搏出量减少将继发性地引起心脏内的一些调节活动。当动脉压突然升高而使搏出量暂时减少时,射血后心室内的剩余血量将增多;若舒张期静脉回心血量不变或无明显减少,则心室舒张末期容积将增大。此时,可通过异长调节加强心肌的收缩力量,使搏出量回升,从而使心室舒张末期容积逐渐恢复到原先水平。尽管此时动脉血压仍处于高水平,但心脏的搏出量将不再减少。在完整的机体内,还有更多的调节机制参与,包括后文将要提及的等长调节。神经和体液调节也可通过等长调节使心肌收缩能力增强,有助于搏出量的恢复。但当大动脉血压升高超过一定的范围并长期持续时,心室肌因长期加强收缩活动,心肌逐渐肥厚,最终可能导致泵血功能减退。如高血压病引起心脏病变时,可先后出现左心室肥厚、扩张以致左心衰竭。

(三)心肌收缩能力

心肌收缩能力是指心肌不依赖于前、后负荷而能改变其力学活动的一种内在特性。在完整的心室中,心肌收缩能力增强可使心室功能曲线向左上方移位,表明在同样的前负荷条件下,每搏功增加,心脏泵血功能增强。这种通过改变心肌收缩能力的心脏泵血功能调节,称为等长调节(homometric regulation)。

心肌收缩能力受兴奋-收缩耦联过程中各个环节的影响,包括兴奋时胞浆中的钙离子浓度、横桥与肌纤蛋白联结体的数量、横桥ATP酶的活性等,其中活化横桥数和肌凝蛋白的ATP酶活性是控制收缩能力的主要因素。体育锻炼能提高肌凝蛋白ATP酶活性,使心肌收缩能力增强;相反,老年人心脏的心肌肌凝蛋白分子结构发生改变,其ATP酶的活性降低,收缩能力减弱。

(四)心率

正常成年人在安静状态下,心率为每分钟60～100次,平均约75次。心率可随年龄、性别和不同生理状态而发生较大的变动。新生儿的心率较快,随着年龄的增长,心率逐渐减慢,至青春期时接近成人水平。在成年人中,女性的心率稍快于男性。经常进行体力劳动或体育运动的人的心率较慢。同一个体,安静或睡眠时的心率较慢,而运动或情绪激动时心率加快。

在一定的范围内,心率加快可使心输出量增加,但是如果心率太快(超过170～180次/分),舒张期缩短,心室缺乏足够的充盈时间,充盈量减少,搏出量可减少到正常的一半以下,心输出量减少。相反,如果心率低于40次/分,心舒期过长,心室充盈早已接近最大限度,不能再继续增加充盈量和搏出量,故心输出量也减少。

在整体情况下,心率受神经和体液因素的调节。交感神经活动增强时心率加快,迷走神经活动增强时心率减慢。循环血中肾上腺素、去甲肾上腺素和甲状腺激素水平增高时心率加快。此外,心率还受体温的影响,体温每升高1℃,心率每分钟可增加12～18次。

四、心脏泵血功能的储备

健康成年人在安静状态下,心输出量约5 L;剧烈运动时,心输出量为25～30 L,为安静时的5～6倍。这说明正常心脏的泵血功能有相当大的储备量。心输出量随机体代谢需要而增加的能力,称为心泵功能储备或心力储备。心泵功能储备可用心脏每分钟射出的最大血量,即心脏的最大输出量来表示。训练有素的运动员,其心脏的最大输出量远较一般人高,可达35 L以上,为安静时心输出量的7倍以上。有些心脏病患者在静息时的心输出量与健康人无明显差异,但在代谢活动增强如进行肌肉活动时,心输出量不能相应地增加,心脏的最大输出量明显低于正常人,表明他们的心泵功能储备已经降低,实际上是在安静时已有相当部分的储备量被动用,而剩余的储备量已不足以满足代谢活动增强的需要。

心泵功能储备的大小主要取决于搏出量和心率能够提高的程度,因而心泵功能储备包括搏出量储备和心率储备两部分。

(一)搏出量储备

搏出量是心室舒张末期容积和收缩末期容积之差,所以,搏出量储备又可分为收缩期储备和舒张期储备两部分。前者是通过增强心肌收缩能力和提高射血分数来实现的,而后者则是通过增加舒张末期容积而获得的。静息时舒张末期容积约125 mL,由于心室腔不能过分扩大,一般只能达到140 mL左右,因此,舒张期储备仅15 mL左右;而当心肌最大程度缩短时,心室收缩末期容积可减小到15~20 mL,因而收缩期储备可达40 mL。相比之下,收缩期储备要比舒张期储备大得多。

(二)心率储备

假如搏出量保持不变,而使心率在一定范围内加快,心输出量可增加至静息时的2~2.5倍。但心率过快时,由于舒张期过短,心室充盈不足,因而可导致搏出量和心输出量减少。一般情况下,健康成年人能使心输出量随心率加快而增多的最高心率为每分钟160~180次。

心力衰竭患者,其心肌收缩力减弱,搏出量减少,射血后心室内的剩余血量增多,心室舒张末期容积增大,表明收缩期储备和舒张期储备均下降。在这种情况下,常出现心率代偿性加快,以保证心输出量不致过低,即在静息状态下心率储备已被动用;当心力衰竭患者的心率增快到每分钟120~140次时,心输出量往往就开始下降,表明此时心率储备已不足以代偿搏出量储备的降低,所以,心力衰竭患者的心力储备显著低于正常人。

在进行强烈的体力活动时,体内交感-肾上腺髓质系统的活动增强,机体主要通过动用心率储备和收缩期储备使心输出量增加。训练有素的运动员,其心肌纤维增粗,心肌收缩能力增强,因此,收缩期储备增加;同时,心肌收缩能力增强可使心室收缩和舒张的速度都明显加快,因此,心率储备也增加。此时,能使心输出量随心率加快而增多的最高心率将可提高到每分钟200~220次。

第三节 血管生理

与心脏相连接的血管系统是一个相对密闭的管道系统,通过管道内流动的血液实现体内物质运输和与组织、细胞物质交换等重要的生理功能。

一、各类血管的功能特点

不论体循环或肺循环,由心室射出的血液都流经主动脉、毛细血管和静脉相互串联构成的血管系统,再返回心房。在体循环中,供应各器官的血管之间又呈并联关系。从生理功能上可将血管分为以下几类:

1. 弹性储器血管

弹性储器血管指主动脉、肺动脉主干及其发出的最大分支。这些血管的管壁坚厚,富含弹性纤维,有明显的可扩张性和弹性。左心室射血时,主动脉压升高,一方面推动动脉内的血液向前流动;另一方面使主动脉扩张,容积增大。因此,左心室射出的血液在射血期内只有一部分进入外周,另一部分则被贮存在大动脉内。主动脉瓣关闭后,被扩张的大动脉管壁发生弹性回缩,将射血期多容纳的那部分血液继续向外周方向推动。大动脉的这种功能称为弹性储器作用。

2. 分配血管

从弹性贮器血管以后到分支为小动脉前的动脉管道,其功能是将血液输送至各组织器官,故称为分配血管。

3. 毛细血管前阻力血管

小动脉和微动脉的管径小,对血流的阻力大,称为毛细血管前阻力血管。微动脉的管壁富含平滑肌,后者的舒缩活动可使血管口径发生明显变化,从而改变对血流的阻力和所在器官、组织的血流量。

4. 毛细血管前括约肌

在真毛细血管的起始部常有平滑肌环绕,它的收缩或舒张可控制毛细血管的关闭或开放,因此,可决定某一时间内毛细血管开放的数量。

5. 交换血管

交换血管是指真毛细血管,其管壁仅有单层内皮细胞构成,外面有一薄层基膜,故通透性很高,它是血管内血液和血管外组织液进行物质交换的场所。

6. 毛细血管后阻力血管

毛细血管后阻力血管是指微静脉,它们的舒缩可影响毛细血管前阻力和毛细血管后阻力的比值,从而改变毛细血管压和体液在血管内及组织间隙内的分配情况。

7. 容量血管

容量血管是指从微静脉到大静脉的整个静脉系统。其数量较多,管壁较薄,故容量较大。静脉在血管系统中起着血液贮存库的作用。在安静状态下,循环血量的60%~70%容纳在静脉中。在生理学中将静脉称为容量血管。

8. 短路血管

短路血管指一些血管床中小动脉和小静脉之间的直接联系。它们可使小动脉内的血液不经过毛细血管而直接流入小静脉。在手指、足趾、耳郭等处的皮肤中存在许多短路血管，它们在功能上与体温调节有关。

二、血流量、血流阻力和血压

(一)血流量和血流速度

单位时间内流过血管某一截面的血量称为血流量，也称容积速度，其单位通常以 mL/min 或 L/min 表示。血液在血管中流动时，其血流速度与血流量成正比，与血管的横截面积成反比。

(二)血流阻力和泊肃叶定律

血液在血管内流动时所遇到的阻力，称为血流阻力。血流量与血管两端的压力差呈正比，与血流阻力 R 呈反比，即为泊肃叶定律。这些关系可用下式表达（K 为常数，后来研究证明它与液体的黏滞度 η 有关）：

$$Q = K\frac{r^4}{L}(P_1 - P_2) = \frac{\pi(P_1 - P_2)r^4}{8\eta L}$$

在一个血管系统中，若测得血管两端的压力差和血流量，就可根据上式计算出血流阻力：

$$R = \frac{8\eta L}{\pi r^4}$$

这个算式表示，血流阻力与血管的长度和血液的黏滞度成正比，与血管半径的 4 次方成反比。由于血管的长度和血液的黏滞度相对稳定，因此，机体对循环功能的调节主要是通过控制各器官阻力血管的口径来调节各器官之间的血流分配的。

(三)血压

血压(blood pressure)是指血管内的血液对单位面积血管壁的侧压力，即压强。血压数值通常用 mmHg 表示，1 mmHg=0.133 kPa。

三、动脉血压

(一)动脉血压的形成

动脉血压(arterial blood pressure)是指流动的血液对单位面积动脉管壁的侧压力。

动脉血压一般指主动脉血压,通常用肱动脉压表示。循环系统内的血液充盈、心脏射血和外周阻力,以及主动脉与大动脉的弹性储器作用是形成动脉血压的基本条件。

1. 循环系统内的血液充盈

循环系统中有足够量的血液充盈是动脉血压形成的前提。循环系统中血液充盈的程度可用循环系统平均充盈压表示。在动物实验中,用电刺激造成心室颤动使心脏暂时停止射血,血流也就暂停,循环系统中各处的压力很快就取得平衡,此时循环系统中各处所测得的压力都是相同的,这一压力数值即为循环系统平均充盈压。这一数值的高低取决于循环血量和血管系统容量之间的相对关系。如果循环血量增多或血管系统的血管容量减小,循环系统平均充盈压就增高;如果循环血量减少或血管系统的血管容量增大,循环系统平均充盈压就降低。人的循环系统平均充盈压约 7 mmHg。

2. 心脏射血和循环系统的外周阻力

心室收缩时所释放的能量若未遇到阻力,则全部转化为血液的动能。但在正常情况下,由于血管内存在外周阻力,因此,心室收缩释放的能量可分为两部分:一部分用于推动血液流动,成为血液的动能;另一部分则形成对血管壁的侧压,并使血管壁扩张,这部分能量形成势能,即压强能。循环系统的外周阻力主要是指小动脉和微动脉对血流的阻力。

3. 主动脉和大动脉的弹性储器作用

心室射血是间断进行的。在每个心动周期中,左心室内压随着心室的收缩和舒张发生较大幅度的变化。一般情况下,左心室每次收缩向主动脉内射出 60～80 mL 血液。由于外周阻力的存在及主动脉管壁和大动脉管壁具有较大的可扩张性,因此,左心室一次收缩所射出的血液在心缩期内仅约 1/3 流至外周,其余约 2/3 暂时储存于主动脉和大动脉内,并使主动脉压升高。由于主动脉和大动脉的弹性储器作用,因而主动脉压升高的速度和幅度得到缓冲而达到适当的水平。心室舒张时,半月瓣关闭,射血停止,被扩张的主动脉和大动脉依其弹性回缩,将心缩期储存的那部分势能释放出来,并将血液继续推向外周,从而使主动脉压在心舒期仍能维持在较高水平。由此可见,主动脉和大动脉的弹性储器作用一方面可使每个心动周期中动脉血压的波动幅度得到缓冲,另一方面可使左心室的间断射血变为动脉内的连续血流。

(二) 动脉血压的正常值

在每个心动周期中,左心室内压随着心室的收缩和舒张发生较大幅度的变化。心室收缩射血时,动脉血压升高,大约在收缩期的中期达最高,其最高值称为收缩压(systolic pressure)。心室舒张时,动脉血压下降,于心室舒张末期降至最低值,称为舒张压(diastolic pressure)。收缩压和舒张压的差值称为脉搏压(pulse pressure,简称脉压)。整个心动周期中各瞬间动脉血压的平均值称为平均动脉压(mean arterial pressure)。简略估算为:

$$平均动脉压 = 舒张压 + 1/3 脉压$$

我国健康青年人在安静状态时的收缩压为 100~120 mmHg(13.3~16.0 kPa),舒张压为 60~80 mmHg(8.0~10.6 kPa),脉搏压为 30~40 mmHg(4.0~5.3 kPa),平均动脉压接近 100 mmHg。

在血液从主动脉流向心房的过程中,需要不断消耗能量以克服阻力,故血压逐渐降低。在各段血管中,血压降低的幅度与该段血管对血流阻力的大小成正比。在主动脉和大动脉段,血压降低较小。如主动脉平均血压为 100 mmHg,在直径为 3 mm 的动脉处,平均动脉血压仍有 95 mmHg。小动脉的血流阻力增大,血压降低幅度也变大;在体循环中,微动脉段的血流阻力最大,血压降低也最显著。例如,微动脉起始端的血压为 85 mmHg,毛细血管起始端的血压仅有 30 mmHg,下降幅度达 55 mmHg。当血液经毛细血管到达微静脉时,血压下降至 15 mmHg,而血液经静脉汇入右心房时压力已接近 0 mmHg。

动脉血压除存在个体差异外,还有性别和年龄的差异。一般来说,女性在更年期前动脉血压比同龄男性低,更年期后动脉血压升高。男性和女性的动脉血压都随年龄的增长而逐渐升高,收缩压的升高比舒张压的升高更为显著。新生儿的收缩压仅 40 mmHg 左右。出生后第一个月内,收缩压很快升高,到第一个月末可达 80 mmHg 左右。之后,收缩压继续升高,到 12 岁时约为 105 mmHg。青春期时收缩压又较快地上升,17 岁男性青年的收缩压可达 120 mmHg。青春期以后,收缩压随年龄的增长而缓慢升高。

此外,正常的动脉血压呈明显的昼夜波动周期,表现为夜间血压最低,清晨起床活动后血压迅速升高。大多数人的血压在清晨 2~3 时最低,在上午 6~8 时及下午 4~6 时各有一个高峰,晚上 8 时以后血压呈缓慢下降趋势。老年人动脉血压的上述周期现象更为显著。

(三) 影响动脉血压的因素

凡是能影响心输出量和外周阻力的各种因素,都能影响动脉血压。循环血量和血管系统容量之间的相互关系,即循环系统内血液充盈的程度,也能影响动脉血压。

1. 每搏输出量

如果每搏输出量增大,心缩期射入主动脉的血量增多,心缩期中主动脉和大动脉内的血量变多,管壁所受的张力也更大,故收缩期动脉血压明显升高。由于动脉血压升高,血流速度加快,心舒期可有更多的血液流至外周;到舒张期末,大动脉内存留的血量与每搏输出量增大之前相比,增加并不太多,因此,动脉血压的升高主要表现为收缩压的明显升高,而舒张压升高不多,故脉压增大。由此可见,通常情况下,收缩压的高低主要反映每搏输出量的多少。

2. 心率

如果心率加快,而每搏输出量和外周阻力都不变,由于心舒期缩短,在心室舒张期内流至外周的血液减少,因此,心室舒张期末主动脉内存留的血量增多,舒张期血压升高。动脉血压升高可使血流速度加快,因此,在心缩期内可有较多的血液流至外周,收缩压的升高不如舒张压显著,脉压比心率增加前减小。

3. 外周阻力

若心输出量不变而外周阻力加大,则心室舒张期中血液向外周流动的速度减慢,心室舒张期末存留在主动脉中的血量增多,故舒张压升高。心缩期动脉血压升高使血流速度加快,因此,收缩压的升高不如舒张压的升高明显,故脉压减小。由此可见,在一般情况下,舒张压的高低主要反映外周阻力的大小。

4. 主动脉和大动脉的弹性储器作用

由于主动脉和大动脉的弹性储器作用使收缩压不至于过高,舒张压不至于过低,因此,动脉血压的波动幅度明显小于心室内压的波动幅度。老年人的动脉管壁硬化、大动脉的弹性储器作用减弱,导致收缩压升高,同时多伴有小动脉、微动脉硬化,外周阻力增加,进而使舒张压也升高,但升高幅度不如收缩压明显,因此,脉压增大。

5. 循环血量和心血管系统容积的比例

循环血量和血管系统容量相适应才能使血管系统足够地充盈,从而产生一定的体循环平均充盈压。在正常情况下,循环血量和血管容量是相适应的,血管系统充盈程度的变化不大;大失血后,循环血量减少,此时若血管系统的容量改变不大,则体循环平均充盈压必然降低,使动脉血压降低。在另一些情况下,循环血量不变而血管系统容量增大,也会造成动脉血压下降。

上述对影响动脉血压各种因素的分析,都是在假设其他因素不变的前提下分析其中某一因素对动脉血压的影响。实际上,在不同的生理情况下,各种影响动脉血压的因素可以同时发生并相互影响。

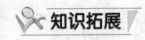

高血压

高血压(hypertension)是指以体循环动脉血压(收缩压和/或舒张压)增高为主要特征(收缩压≥140 mmHg，舒张压≥90 mmHg)，可伴有心、脑、肾等器官的功能或器质性损害的临床综合征。高血压可分为原发性和继发性两类。原发性高血压即高血压病，是指以血压升高为主要临床表现的一种疾病，约占高血压患者的95%。患者多在40～50岁发病，早期患者可无症状，可能在体检时发现。少数患者有头痛、头晕眼花、心悸及肢体麻木等症状。晚期高血压可在上述症状加重的基础上引起心、脑、肾等器官的病变及相应症状，以致发生动脉硬化、脑血管意外、肾脏病，并易伴发冠心病。临床上只有排除继发型高血压后，才可诊断为高血压病。继发性高血压是指在某些疾病中并发产生的，仅仅是这些疾病的症状之一，故又称为症状性高血压，占所有高血压患者的1%～5%。对于青年人或体质虚弱的高血压患者，或高血压伴有明显的泌尿系统症状，或在妊娠后期、产后、更年期的高血压或伴有全身性疾病的高血压，均应考虑继发型高血压。如果引起高血压症状的原发病症能够治好，那么高血压就可以消失。

高血压治疗的主要目标是血压达标，降压治疗的最终目的是最大限度地减少高血压患者的心、脑血管病的发生率和死亡率。一般患者的降压目标为140/90 mmHg 以下，对合并糖尿病或肾病等高危患者，应酌情降至更低。定期随访和测量血压，尤其注意清晨血压的管理。对血压为130～139 mmHg/85～89 mmHg、超重/肥胖、长期高盐饮食、过量饮酒者应进行重点干预，定期进行健康体检，积极控制危险因素。

四、静脉血压和静脉回心血量

静脉在功能上不仅仅是作为血液回流入心脏的通道，由于整个静脉系统的容量很大，而且静脉既容易扩张又能够收缩，因此，在血液储存方面起重要作用。静脉的收缩或舒张可有效地调节回心血量和心输出量，使循环机能能够适应机体在各种生理状态时的需要。

(一)静脉血压

当体循环血液经过动脉和毛细血管到达微静脉时，血压已降至 15 mmHg。右心房作为体循环的终点，血压最低，接近零。通常将右心房和胸腔内大静脉的血压称为中心静脉压(central venous pressure，CVP)，而各器官静脉的血压称为外周静脉压。

中心静脉压的高低取决于心脏射血的能力和静脉回心血量之间的相互关系。一方面,如果心脏射血能力较强,且能及时将回流入心脏的血液射入动脉,中心静脉压就较低;反之,心脏射血能力减弱时,中心静脉压就升高。另一方面,如果静脉回流速度加快,中心静脉压也将升高。因此,在血量增加、全身静脉收缩或因微动脉舒张而使外周静脉压升高等情况下,中心静脉压也可能升高。由此可见,中心静脉压是反映心血管功能的一项重要指标。临床上在以输液治疗休克时,除了要观察动脉血压变化外,还要观察中心静脉压的变化。中心静脉压的正常变动范围为 4~12 cmH$_2$O。如果中心静脉压偏低或有下降趋势,常提示输液量不足;如果中心静脉压高于正常值并有进行性升高的趋势,提示输液过快或心脏射血功能不全。中心静脉压升高时,静脉回流将减慢,较多的血液滞留在外周静脉内,故外周静脉压也将升高。

(二) 重力对静脉血压的影响

血管系统内的血液因受地球重力场的影响,产生一定的静水压。因此,各部分血管的血压除由心脏做功形成以外,还要加上该部分血管处的静水压。由于静脉管壁薄,易扩张,且静脉内压力较低,因此,静脉血压受重力和体位影响明显。在平卧时,身体各部分血管的位置大致都处在和心脏相同的水平,故静水压也大致相同。但当人体从平卧转为直立时,足部血管内的血压比卧位时高。

(三) 静脉回心血量及其影响因素

单位时间内的静脉回心血量取决于外周静脉压和中心静脉压之差,以及静脉对血流的阻力。故凡能影响外周静脉压、中心静脉压以及静脉阻力的因素,都能影响静脉回心血量。

1. 循环系统平均充盈压

循环系统平均充盈压是反映血管系统充盈程度的重要指标,它取决于循环血量和血管容量之间的相对关系。循环系统平均充盈压升高,血管系统充盈,静脉网血量增多,回心血量即增多。

2. 心肌收缩力

心肌收缩力增强时,心室射血量大,排空较完全;心室舒张时室内压可降得更低,对心房和大静脉内的血液抽吸力量增大,回心血量增加。因此,心功能衰竭时,静脉回流减慢,会出现不同程度的体循环或者肺循环淤血的现象。

3. 体位改变

当人体从卧位转变为立位时,身体低垂部分静脉扩张,容量增大,故回心血量减少。长期卧床的病人,其静脉管壁的紧张性较低、可扩张性较高,加之腹腔和下肢肌肉的收缩力量减弱,对静脉的挤压作用减小,故由平卧位突然站起来时,可因大量血液积滞在下肢、回心血量过少、血压降低,导致脑供血不足而发生眩晕甚至昏厥。

4. 骨骼肌的挤压作用

静脉内有瓣膜存在,这使静脉内的血液只能向心脏方向流动而不能倒流。这样,骨骼肌和静脉瓣膜一起对静脉回流起着"泵"的作用。肌肉收缩可将收缩处静脉内的血液挤向心脏;肌肉舒张时,舒张处的静脉内压力降低,有利于远心端的血液流入,使静脉充盈。肌肉泵的这种作用,对在立位情况下降低下肢静脉压和减少血液在下肢静脉内潴留有十分重要的生理意义。长期站立工作的人不能充分发挥肌肉泵的作用,易引起下肢静脉淤血,乃至形成下肢静脉曲张。

5. 呼吸运动

胸膜腔内压低于大气压,称为胸膜腔负压。在吸气时,胸腔容积加大,胸膜腔负压值进一步增大,使胸腔内的大静脉和右心房更加扩张,压力也进一步降低,因此,有利于外周静脉内的血液回流入右心房。由于回心血量增加,心输出量也相应增加,因此,呼气时,胸膜腔负压值减小,由静脉回流入右心房的血量也相应减少。由此可见,呼吸运动对静脉回流也起着"泵"的作用。

五、微循环

微循环(microcirculation)是指微动脉和微静脉之间的血液循环。血液循环的最根本功能是在微循环处实现血液与组织液之间的物质交换,使组织液更新,维持内环境稳态,组织细胞的新陈代谢才能正常进行。

(一)微循环的组成

典型的微循环由微动脉、后微动脉、毛细血管前括约肌、真毛细血管、通血毛细血管、动-静脉吻合支和微静脉等部分组成(见图4-10)。

微动脉管壁有环行的平滑肌,其收缩和舒张可控制微血管的血流量。微动脉分支成管径更细的后微动脉,每根后微动脉向一根或数根真毛细血管供血。真毛细血管通常从后微动脉以直角方向分出。在真毛细血管起始端通常由1~2个平滑肌细胞形成一个环,即毛细血管前括约肌,该括约肌的收缩状态决定进入真毛细血管的血流量。

血液从微动脉、后微动脉、毛细血管前括约肌、真毛细血管网到微静脉的通路,称为迂回通路。真毛细血管网迂回曲折,血流缓慢,其管壁由一层内皮细胞和其外的基膜组成,内皮细胞之间的连接部有细微的裂隙,并有良好的通透性,因此,真毛细血管网是物质交换的主要场所,此通路又称"营养通路"。

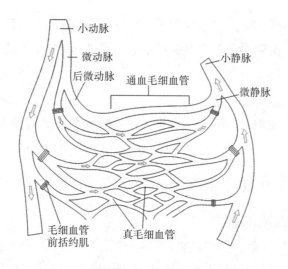

图 4-10 微循环模式图

血液从微动脉、后微动脉、通血毛细血管到微静脉的通路称为直捷通路。通血毛细血管是后微动脉的直接延续，其管壁平滑肌逐渐减少以至完全消失；其管径比真毛细血管大，经常处于开放状态，血流速度较快。直捷通路的主要功能不是物质交换，而是使一部分血液能迅速通过微循环进入微静脉流回心脏，以保证静脉回心血量。

血液从微动脉、动静脉吻合支到微静脉的通路称为动-静脉短路。该类通路在皮肤、皮下组织较为多见，一般情况下处于关闭状态，其功能与体温调节有关。当人体需要大量散热时，皮肤内的动-静脉短路开放，血流量增加，有利于体热的散发；反之，其关闭有利于体热的保存。

（二）毛细血管内外的物质交换

组织、细胞之间的空间称为组织间隙，其中充满组织液。组织液是组织、细胞直接所处的环境。组织、细胞通过细胞膜和组织液发生物质交换。组织液与血液之间通过毛细血管壁进行物质交换。因此，组织、细胞和血液之间的物质交换需以组织液为中介。血液和组织液之间的物质交换主要是通过以下几种方式进行：

1. 扩散

扩散是血液和组织液之间进行物质交换的最主要方式。毛细血管内外液体中的分子，只要其直径小于毛细血管壁的孔隙，就能通过管壁进行扩散运动。水溶性物质如 Na^+、K^+、葡萄糖、尿素等，可通过毛细血管壁上的孔隙进行扩散。脂溶性物质如 O_2、CO_2 等可直接通过内皮细胞进行扩散。

2. 滤过和重吸收

当毛细血管壁两侧的静水压不等时，水分子就会通过毛细血管壁从压力高的一侧向压力低的一侧移动。在生理学中,将管壁两侧静水压和胶体渗透压的差异引起的液体由毛细血管内向毛细血管外的移动称为滤过,而将液体向相反方向的移动称为重吸收。

3. 吞饮

毛细血管内皮细胞一侧的液体可被内皮细胞膜包围并吞饮入细胞内,形成吞饮囊泡。囊泡被运送至细胞的另一侧,并被排出细胞外。

(三)微循环的血流动力学

1. 微循环对血流的阻力

血液在流经微循环血管网时血压逐渐降低。直径为 $8\sim40\ \mu m$ 的微动脉对血流的阻力最大,血压降低也最大。毛细血管靠动脉端的血压为 $30\sim40$ mmHg,毛细血管中段的血压约 25 mmHg,靠静脉端的血压为 $10\sim15$ mmHg。毛细血管血压的高低取决于毛细血管前/后阻力的比值。一般而言,当比值为 $5:1$ 时,毛细血管的平均血压约为 20 mmHg。当比值增大时,毛细血管血压降低;当比值变小时,毛细血管血压升高。某一组织中微循环的血流量与微动脉和微静脉之间的血压差成正比,与微循环中总的血流阻力成反比。由于在总的血流阻力中微动脉处的阻力占较大比例,因此,微动脉的阻力对血流量的控制起主要作用。

2. 微循环血流量的调节

测量一个器官的血流量时,常可见到其血流量在一定时间内是稳定的。但如果在显微镜下观察微循环中单个血细胞的移动速度,就会看到在同一时间内不同微血管中的流速有很大差别,可从完全不流动到每秒几毫米的移动速度,而且同一血管在不同时间内流速也有较大变化。其原因是后微动脉和毛细血管前括约肌不断发生每分钟 $5\sim10$ 次的交替性收缩和舒张,即血管舒缩活动。后微动脉和毛细血管前括约肌收缩时,其后的真毛细血管网关闭,舒张时真毛细血管网开放。在安静状态下,在同一时间内骨骼肌组织中只有 $20\%\sim35\%$ 的真毛细血管处于开放状态。即一处的毛细血管开放时,其他部位的毛细血管关闭,反之亦然,如此不断地交替进行。

血管舒缩活动主要与局部组织的代谢活动有关。毛细血管关闭时,该毛细血管周围组织中代谢产物积聚,氧分压降低。代谢产物和低氧均可引起局部的后微动脉和毛细血管前括约肌舒张和其后的真毛细血管网开放,于是局部组织内积聚的代谢产物被血流清除,后微动脉和毛细血管前括约肌在血流中的缩血管物质作用下又收缩,使真毛细血管网再次关闭,如此周而复始。当组织代谢活动加强,愈来愈多的微动脉和毛细血管前括约肌舒张,使愈来愈多的毛细血管处于开放状态,从而使血液和组织、细胞之间进行交换的面积增大,交换的距离缩短。因此,微循环的血流量能和组织的代谢活动水平相适应。

六、组织液

组织液存在于组织、细胞的间隙内,绝大部分呈胶冻状,不能自由流动,因此,不会因重力作用而流至身体的低垂部分。将注射器针头插入组织间隙内,也不能抽出组织液。组织液是细胞生存的内环境,其中各种离子成分与血浆相同。组织液中也存在各种血浆蛋白,但其浓度明显低于血浆。组织液的理化性质的相对稳定是通过与血液在微循环水平的不断交换而实现的。

(一) 组织液的生成

组织液是血浆滤过毛细血管形成的。液体通过毛细血管壁的滤过和重吸收取决于四个因素,即毛细血管血压、组织液静水压、血浆胶体渗透压和组织液胶体渗透压。其中,毛细血管血压和组织液胶体渗透压是促使液体从毛细血管内向毛细血管外滤过的力量,血浆胶体渗透压和组织液静水压是将液体从血管外重吸收入毛细血管内的力量。滤过的力量(毛细血管血压+组织液胶体渗透压)和重吸收的力量(血浆胶体渗透压+组织液静水压)之差,称为有效滤过压(effective filtration pressure,EFP)。

有效滤过压=(毛细血管血压+组织液胶体渗透压)-(血浆胶体渗透压+组织液静水压)

单位时间内通过毛细血管壁滤过的液体量等于有效滤过压与滤过系数的乘积,滤过系数的大小取决于毛细血管壁对液体的通透性和滤过面积。以图 4-11 中所假设的各种压力数值为例,可见毛细血管动脉端有效滤过压为 10 mmHg,液体滤出毛细血管;而毛细血管静脉端的有效滤过压为负值,故发生重吸收。总的来说,流经毛细血管的血浆中有 0.5%～2% 在毛细血管动脉端以滤过的方式进入组织间隙,其中约 90% 在静脉端重吸收回血液,其余 10%(包括滤过的白蛋白分子)进入毛细淋巴管,成为淋巴液。

(二) 影响组织液生成的因素

在正常情况下,组织液既不断生成,又不断被重吸收,从而保持动态平衡,故血液量和组织液量能维持相对稳定。如果这种动态平衡遭到破坏,发生组织液生成过多或重吸收减少,组织间隙就有过多的潴留,形成组织水肿。毛细血管血压升高和血浆胶体渗透压降低都会使组织液生成增多,甚至引起水肿。静脉回流受阻时,毛细血管血压升高,组织液生成也会增加。淋巴回流受阻时,组织间隙内组织液积聚,可导致组织水肿。此外,在某些病理情况下,毛细血管壁的通透性增高,一部分血浆蛋白滤过进入组织液。组织液胶体渗透压升高使组织液生成增多,发生水肿。

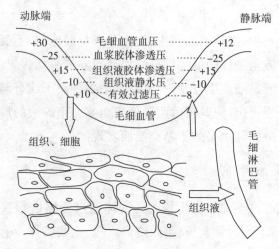

图4-11 组织液的生成和回流

七、淋巴的生成和回流

淋巴系统(lymphatic system)是组织液向血液回流的一个重要的辅助系统。淋巴回流的速度虽较缓慢,但在组织液生成和重吸收的平衡中起重要作用。毛细淋巴管以稍膨大的盲端起始于组织间隙,彼此吻合成网,并逐渐汇合成大的淋巴管。全身的淋巴经淋巴管收集,最后由右淋巴导管和胸导管流入静脉。

(一)淋巴的生成与回流

组织液进入淋巴管,即成为淋巴(lymph)。因此,来自某一组织的淋巴,其成分和该组织的组织液非常接近。在毛细淋巴管起始端,内皮细胞的边缘像瓦片般互相覆盖,形成向管腔内开启的单向活瓣。另外,当组织液积聚在组织间隙内时,组织中的胶原纤维和毛细淋巴管之间的胶原细丝可以将互相重叠的内皮细胞边缘拉开,使内皮细胞之间出现较大的缝隙。因此,组织液包括其中的血浆蛋白分子,可自由进入毛细淋巴管。正常成年人在安静状态下大约每小时有120 mL淋巴流入血液循环,其中约100 mL经由胸导管进入血液,20 mL经由右淋巴导管进入血液。以此推算,每天生成的淋巴总量为2～4 L,大致相当于全身的血浆总量。组织液和毛细淋巴管内淋巴的压力差是组织液进入淋巴管的动力。组织液压力升高时,能加快淋巴的生成速度。

毛细淋巴管汇合形成集合淋巴管。后者的管壁中有平滑肌,可以收缩。另外,淋巴管中有瓣膜,它使淋巴不能倒流。淋巴管壁平滑肌的收缩活动和瓣膜共同构成"淋巴管泵",它能推动淋巴流动。淋巴管周围组织对淋巴管的压迫也能推动淋巴流动,如肌肉收缩、相邻动脉的搏动,以及外部物体对身体组织的压迫和按摩等。凡能增加淋巴生成的因素也能增加淋巴的回流量。

(二)淋巴的生理功能

淋巴的主要功能是将组织液中的蛋白质分子带回到血液中,且能清除组织液中不能被毛细血管重吸收的较大分子以及组织中的红细胞和细菌等。小肠绒毛的毛细淋巴管对营养物质特别是脂肪的吸收起重要作用。由肠道吸收的脂肪,80%～90%是经过这一途径被输送入血液的,因此,小肠的淋巴呈乳糜状。

第四节 心血管活动的调节

人体在不同的生理状况下,各组织器官的代谢水平不同,对血流量的需求也不同。机体的神经和体液调节机制可对心脏和各部分血管的活动进行调节,使血流量在各器官之间的分配能适应器官组织在不同情况下的需要。

一、神经调节

心肌和血管平滑肌接受自主神经支配。机体对心血管活动的神经调节是通过各种心血管反射实现的。

(一)心脏和血管的神经支配

1. 心脏的神经支配

支配心脏的传出神经为心交感神经和心迷走神经。

(1)心交感神经及其作用 心交感神经的节前神经元位于脊髓第1～5胸段的中间外侧柱;心交感节后神经元位于星状神经节或颈交感神经节内。节后神经元的轴突组成心脏神经丛,它支配心脏各个部分,包括窦房结、房室交界、房室束、心房肌和心室肌。心交感节后神经元的轴突末梢释放去甲肾上腺素,总的结果是引起心肌收缩能力增强、房室交界的传导加快、心率加快。这些效应分别称为正性变力作用、正性变传导作用和正性变时作用。这些作用主要是由于去甲肾上腺素激活了心肌细胞膜上的 β_1 肾上腺素能受体(简称 β_1 受体)引起的。

(2)心迷走神经及其作用 支配心脏的迷走神经节前纤维行走于迷走神经干中。这些节前神经元的细胞体位于延髓的迷走神经背核和疑核。节后纤维支配窦房结、心房肌、房室交界、房室束及其分支;迷走神经也支配心室肌,但其纤维末梢的数量远较心房肌中少。心迷走神经节后纤维末梢释放的乙酰胆碱作用于心肌细胞膜上的M型胆碱能受体(简称M受体)后可引起心率减慢,房室传导减慢,心房肌收缩能力减弱,即产生负性变时作用、负性变传导作用和负性变力作用。

2. 血管的神经支配

(1) **缩血管神经纤维**　交感缩血管节后纤维末梢释放的递质为去甲肾上腺素,可与血管平滑肌肾上腺素能受体结合。与α受体结合导致血管平滑肌收缩,与β受体结合导致血管平滑肌舒张。由于去甲肾上腺素与α受体结合的能力较与β受体结合的能力强得多,因此,交感缩血管纤维兴奋时主要表现为缩血管效应。

人体内多数血管仅接受交感缩血管纤维的单一神经支配。在安静状态下,交感缩血管纤维持续发放每秒钟1~3次的低频冲动,称为交感缩血管紧张,这种紧张性活动可使血管平滑肌保持一定程度的收缩状态。当交感缩血管紧张增强时,血管平滑肌收缩进一步加强;而当交感缩血管紧张降低时,血管平滑肌的收缩程度减弱或使血管舒张。在不同的生理状况下,交感缩血管神经纤维的放电频率在低于每秒1次至每秒8~10次的范围内变动。这足以使血管口径在很大范围内发生变化,从而调节不同器官的血流阻力和血流量。当支配某一器官血管床的交感缩血管纤维兴奋时,可使该器官血管床的血流阻力增高,血流量减少;同时,由于交感缩血管纤维在微动脉的分布密度大于微静脉,因此,该器官毛细血管前、后阻力的比值增大,使毛细血管血压降低,组织液的生成减少而重吸收增多,从而使血容量增加;此外,交感缩血管纤维兴奋也能使该器官血管床的容量血管收缩,促进静脉回流。

(2) **舒血管神经纤维**　交感舒血管神经纤维支配骨骼肌微动脉,其末梢释放的递质是乙酰胆碱,乙酰胆碱与血管平滑肌上的M受体结合,使血管舒张。副交感舒血管神经纤维主要分布于脑膜、消化腺和外生殖器等少数器官的血管,其纤维末梢释放的乙酰胆碱递质与血管平滑肌上的M受体结合,使血管扩张。副交感舒血管神经纤维的活动仅对所支配的器官组织的局部血流起调节作用,对循环系统总外周阻力的影响很小。

(二) 心血管中枢

神经系统对心血管活动的调节是通过各种神经反射来实现的。在生理学中,将与控制心血管活动有关的神经元集中的部位称为心血管中枢。控制心血管活动的神经元并不是只集中在中枢神经系统的一个部位,而是分布在中枢神经系统从脊髓到大脑皮层的各个水平上。它们具有不同的功能,又互相进行密切的联系,使整个心血管系统的活动协调一致,并与整个机体的活动相适应。

1. 延髓心血管中枢

一般认为,最基本的心血管中枢位于延髓。延髓心血管中枢的神经元是指位于延髓内的心迷走神经元和控制心交感神经和交感缩血管神经活动的神经元。这些神经元在平时都有紧张性活动,在机体处于安静状态时,紧张性活动表现为心迷走神经纤维和交感神经纤维持续的低频放电活动,分别称为心迷走紧张、心交感紧张和交感缩血管紧张。

2. 延髓以上的心血管中枢

在延髓以上的脑干、丘脑、小脑和大脑中,都存在与心血管活动有关的神经元。它们除了调节心血管反射活动外,还起着协调心血管与其他生理机能活动之间的整合。例如,下丘脑是一个非常重要的整合部位,它在体温调节、摄食、水平衡以及发怒、恐惧等情绪反应的整合中起着重要的作用。这些反应都包含相应的心血管活动的变化。在动物实验中可观察到,电刺激下丘脑的一些区域,可以引起躯体肌肉以及心血管、呼吸和其他内脏活动的复杂变化。

(三)心血管反射

当机体处于不同的生理状态如变换姿势、运动、睡眠时,或当机体内、外环境发生变化时,可引起各种心血管反射,使心输出量和各器官的血管收缩状况发生相应的改变,动脉血压也可发生变动。心血管反射一般都能很快地完成,其生理意义在于使循环功能适应于当时机体所处的状态或环境的变化。

1. 颈动脉窦和主动脉弓压力感受性反射

动脉血压升高可引起压力感受性反射(baroreceptor reflex),其反射效应使心率减慢、外周血管阻力降低和血压回降。

(1)动脉压力感受器 动脉压力感受器主要分布于颈动脉窦区和主动脉弓区的血管外膜下的感觉神经末梢,称为动脉压力感受器(baroreceptor)(见图4-12)。动脉压力感受器并不是直接感受血压的变化,而是感受血管壁的机械牵张程度。当管壁被动扩张时,这些神经末梢能感受机械牵张刺激而引起心血管反射。位于循环高压力部分(动脉)管壁内的神经末梢起监视动脉血压的作用。

颈动脉窦和主动脉弓压力感受器的适宜刺激是血管壁的被动扩张,而非血压本身。当动脉血压升高时,动脉管壁被牵张的程度增大,压力感受器发放的神经冲动也增多。在一定范围内,压力感受器的传入冲动频率与动脉管壁被动扩张的程度成正比。另外,在同一血压水平,颈动脉窦和主动脉弓压力感受器对脉动性压力刺激比持续性压力刺激更敏感。在一个心动周期内,随着动脉血压的波动,窦神经的传入冲动频率也发生相应的变化。

(2)传入神经和中枢联系 颈动脉窦压力感受器的传入神经纤维组成窦神经。窦神经加入舌咽神经进入延髓孤束核;主动脉弓压力感受器的传入神经组成主动脉神经。主动脉神经并入迷走神经干内,然后进入延髓孤束核,在孤束核替换神经元后传至延髓心血管中枢。

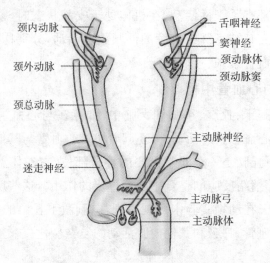

图 4-12 颈动脉窦区和主动脉弓区的压力感受器与化学感受器

压力感受器的传入神经冲动到达孤束核后,可通过延髓内的神经通路抑制延髓头端腹外侧部的血管运动神经元(可能也包括心交感神经元),使交感缩血管紧张(和心交感紧张)性降低;孤束核神经元还与延髓内其他神经核团以及脑干其他部位如脑桥、下丘脑等的一些神经核团发生联系,其效应也是使交感神经的紧张性活动减弱。另外,压力感受器的传入冲动到达孤束核后还与迷走神经背核和疑核发生联系,使心迷走紧张增强。

(3)**反射效应** 中枢紧张性活动的改变经传出神经(心交感神经、交感缩血管神经和心迷走神经)将信息传递到心脏和血管。当动脉血压升高时,该反射的效应是心率减慢,心输出量减少,外周血管阻力减小,血压回降,故又称降压反射。反之,当动脉血压下降时,压力感受性反射活动减弱,出现血压回升效应。

在动物实验中,改变游离的颈动脉窦内的灌注压,可观察到体循环动脉压在一定范围内随窦内压的升高而降低,根据窦内压和动脉血压变化的对应关系,可画出压力感受性反射功能曲线(见图 4-13)。该曲线的中间部分较陡,两端渐趋平坦。这说明当窦内压在正常平均动脉压水平(约 100 mmHg)上下变动时,压力感受性反射最敏感,纠正偏离正常水平的血压的能力最强。动脉血压偏离正常平均动脉压水平愈远,压力感受性反射纠正异常血压的能力愈低。

(4)**压力感受性反射的生理意义** 压力感受性反射是一种负反馈调节,其生理意义在于快速调节动脉血压,使动脉血压保持相对稳定。压力感受性反射主要对急骤变化的血压起缓冲作用,尤其对动脉血压降低时的缓冲作用更为重要,因此,生理学中将动脉压力感受器的传入神经称为缓冲神经。对于长期的、慢性的动脉血压升高,其调节作用不大。在动物实验中可观察到,正常狗在 24 h 内动脉血压的变动范围一般为平均动脉压(约 100 mmHg)上下 10~15 mmHg;而切除两侧缓冲神经的狗,其血压经常出现很大的波动,其变动范围可超过平均动脉压上下各 50 mmHg。但切除缓冲神经的动物,其一天中血压的平均值并不明显高于正常值。慢性高血压患者或实验性高血压动物的动脉血压持续升高,这时压力感受性反射的曲线右移,即对较正常值高的血压水平进行调节,而不能降到正常血压水平,这种现象称压力感受性反射的重调定(resetting)。

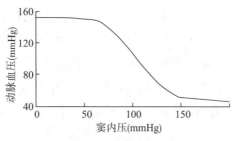

图 4-13 感受性反射功能曲线

2. 颈动脉体和主动脉体化学感受性反射

在颈总动脉分叉处和主动脉弓区域存在一些特殊的感受装置。血液中的某些化学成分在生理或病理情况下发生变化,如 CO_2 浓度过高、缺氧等。这些对化学成分变化敏感的感受装置,分别称为颈动脉体化学感受器和主动脉体化学感受器。化学感受性反射的效应主要是呼吸加深、加快,在动物实验中人为地维持呼吸频率和深度不变,而化学感受器传入冲动对心血管活动的直接效应是心率减慢、心输出量减少、冠状动脉舒张、骨骼肌和内脏血管收缩。由于外周血管阻力增大的作用超过心输出量减少的作用,因此,血压升高。在动物保持自然呼吸的情况下,化学感受器受刺激时引起的呼吸加深、加快可间接地引起心输出量增加,外周血管阻力增大,血压升高。实际上,化学感受器反射在平时对心血管活动的影响不大,只有在低氧、失血、动脉血压过低和酸中毒等情况下才明显地调节心血管活动。

二、体液调节

心血管活动的体液调节是指血液和组织液中一些化学物质对心肌和血管平滑肌的活动产生影响,并起调节作用。

(一)肾素-血管紧张素系统

肾素-血管紧张素系统(renin-angiotensin system,RAS)是人体内重要的体液调节系统。RAS 既存在于循环系统中,也存在于血管壁、心脏、中枢、肾脏和肾上腺等组织中,共同参与对靶器官的调节。在正常情况下,它对心血管系统的正常发育,心血管功能稳态、电解质和体液平衡的维持,以及血压的调节均有重要作用。

传统的观点认为,循环系统中肾素(renin)主要来自肾脏,它是由肾近球细胞合成和分泌的一种酸性蛋白酶,经肾静脉进入血液循环,以启动 RAS 的链式反应。近十几年来随着分子生物学技术的广泛应用,有学者发现,心肌、血管平滑肌、骨骼肌、脑、肾、性腺等多种器官组织中均有肾素及血管紧张素原的基因表达,且这些组织富含血管紧张素转换酶(angiotensin-converting enzyme,ACE)和血管紧张素Ⅱ的受体,从而证实除全身性的 RAS 外,在心血管等器官组织中还存在相对独立的局部 RAS。肾素进入血液循环后,可作用于血浆中由肝脏合成和释放的血管紧张素原,使之水解生成血管紧张素Ⅰ。血管紧张素Ⅰ在流经肺循环时,受肺血管内皮表面的血管紧张素转换酶的降解作用,成为血管紧张素Ⅱ。血管紧张素Ⅱ在血浆和组织中的血管紧张素酶 A 的作用下,再失去一个氨基酸,成为血管紧张素Ⅲ。

对体内多数组织、细胞来说,血管紧张素Ⅰ不具有活性。血管紧张素中最重要的是血管紧张素Ⅱ,它是已知最强的缩血管活性物质之一。血管紧张素Ⅱ可直接使全身微动脉收缩、血压升高,也可使静脉收缩、回心血量增多。血管紧张素Ⅱ可作用于交感缩血管纤维末梢上的接头前血管紧张素受体,使交感神经末梢释放递质增多。血管紧张素Ⅱ还可作用于中枢神经系统内一些神经元的血管紧张素受体,使交感缩血管紧张加强。因此,血管紧张素Ⅱ可以通过中枢和外周机制,使外周血管阻力增大,血压升高。此外,血管紧张素Ⅱ可强烈刺激肾上腺皮质球状带细胞合成和释放醛固酮,后者可促进肾小管对 Na^+ 的重吸收,并使细胞外液量增加。血管紧张素Ⅱ还可引起或增强渴觉,并导致饮水行为。

心脏内局部 RAS 对心脏的主要作用包括正性变力作用、致心肌肥大、调节冠状动脉阻力和抑制心肌细胞增长。血管内局部 RAS 的主要作用包括舒缩血管、影响血管的结构和凝血系统功能。

在正常的生理情况下,循环血中低浓度的血管紧张素Ⅱ可能与交感缩血管紧张的维持有一定关系。在某些情况下,如失血、失水时,肾素-血管紧张素系统的活性加强,对循环功能的调节起重要作用。有些高血压的形成与肾素-血管紧张素系统的异常有关。

(二)肾上腺素和去甲肾上腺素

肾上腺素(epinephrine,E 或 adrenaline)和去甲肾上腺素(norepinephrine,NE 或 noradrenaline,NA)在化学结构上都属于儿茶酚胺。循环血液中的肾上腺素和去甲肾上腺素主要来自肾上腺髓质的分泌。肾上腺素能神经末梢释放的递质去甲肾上腺素也有一小部分进入血液循环。肾上腺髓质释放的儿茶酚胺中,肾上腺素约占80%,去甲肾上腺素约占20%。

肾上腺素可与α肾上腺素能受体和β肾上腺素能受体结合。在心脏中,肾上腺素与β受体结合,使心跳加快、传导加速、心肌收缩力增强,故心输出量增多。在血管中,肾上腺素的作用取决于血管平滑肌上α受体和β受体分布的情况。去甲肾上腺素主要与α肾上腺素能受体结合,也可与心肌的β_1受体结合,但对血管平滑肌的β_2受体作用较弱。静脉注射去甲肾上腺素,可使全身血管广泛收缩,动脉血压升高;血压升高使压力感受性反射活动加强,压力感受性反射对心脏的抑制效应超过去甲肾上腺素对心脏的直接兴奋效应,故心率减慢。基于肾上腺素与去甲肾上腺素的不同作用机理,临床上常用肾上腺素作为强心药,用去甲肾上腺素作为升压药。

(三)血管升压素

血管升压素(vasopressin,VP)是在下丘脑视上核和室旁核的神经元内合成的。这些神经元的轴突行走在下丘脑垂体束中并进入垂体后叶,其末梢释放的血管升压素作为垂体后叶激素进入血液循环。血管升压素作用于肾小管和肾集合管上皮细胞上的V_2受体,促进水的重吸收,故又称为抗利尿激素。血浆中生理剂量的血管升压素只出现抗利尿效应。只有剂量明显高于正常时,才引起血管收缩、血压升高。血管升压素对体内细胞外液的量和渗透压的调节起重要作用。血浆渗透压升高刺激脑内渗透压感受器,可使血管升压素释放增加;在禁水、失水、失血等情况下,心房和肺血管的容量感受器传入冲动减少,也可使血管升压素释放。

(四)血管内皮生成的血管活性物质

多年来,一直以为血管内皮只是衬在心脏和血管腔面的一层单层细胞。在毛细血管处,通过内皮可进行血管内、外的物质交换。近年来已证实,血管内皮细胞可生成并释放多种血管活性物质,引起血管平滑肌舒张或收缩。

1. 血管内皮生成的舒血管物质

血管内皮生成和释放的舒血管物质主要有一氧化氮(nitric oxide,NO)和前列环素(prostacyclin,PGI_2)。

在离体实验中可观察到,将乙酰胆碱作用于内皮完整的血管,可引起血管舒张;若去除血管内皮,乙酰胆碱则产生缩血管效应。这是由于血管内皮细胞可生成并释放一种重要的舒血管物质,该物质早年被命名为内皮依赖性舒张因子(endothelium-derived relaxing factor,EDRF),现在认为EDRF就是NO,其前体是L-精氨酸,它在一氧化氮合酶(nitric oxide synthase,NOS)的作用下生成。NO

可激活血管平滑肌内的可溶性鸟苷酸环化酶（sGC），升高 cGMP 浓度，降低游离 Ca^{2+} 浓度，使血管舒张。许多机械性和化学性刺激都可引起 NO 的生成、释放。血流对血管内皮产生的切应力可引起 NO 释放；P 物质、5-羟色胺、ATP、乙酰胆碱等均可通过激动相应受体促进 NO 的生成、释放；有些缩血管物质，如去甲肾上腺素、血管升压素和血管紧张素Ⅱ等也可引起内皮释放 NO，而后者可反过来减弱这些缩血管物质对血管平滑肌的直接收缩效应。

前列环素可在内皮细胞内由前列环素合成酶催化合成。血管内的搏动性血流对内皮产生的切应力可使内皮释放 PGI_2，引起血管舒张。

2. 血管内皮生成的缩血管物质

血管内皮细胞也可生成多种缩血管物质，称为内皮依赖性缩血管因子（endothelium-derived vasoconstrictor factor，EDCF）。近年来，研究较为深入的是内皮素（endothelin，ET）。ET 是内皮细胞合成和释放的由 21 个氨基酸残基构成的多肽，它具有强烈而持久的缩血管效应和促进细胞增殖与肥大的效应，并参与心血管细胞的凋亡、分化、表型转化等多种病理过程。

三、局部血流调节

体内各器官的血流量一般取决于器官、组织的代谢活动，代谢活动愈强，耗氧量愈多，血流量也就愈多。器官血流量主要通过调节灌注该器官的阻力血管的口径来控制。除了前述的神经调节和体液调节机制外，还有局部组织内的调节机制。

实验证明，若将调节血管活动的外部神经、体液因素都去除，则在一定的血压变动范围内，器官、组织的血流量仍能通过局部的机制得到一定的调节。这种调节机制存在于器官组织或血管本身，故也称自身调节。关于器官、组织血流量的局部调节机制，一般认为主要有以下两类。

（一）代谢性自身调节机制

当组织代谢活动增强时，局部组织相对缺氧，并产生多种代谢产物，如 CO_2、腺苷、H^+ 和 K^+ 等。局部组织中氧分压降低和多种代谢产物积聚，都能使局部的微动脉和毛细血管前括约肌舒张，引起局部的血流量增多，从而向组织提供更多的 O_2，并与增加的组织代谢水平相适应；但局部血流量增多也带走可引起血管舒张的多种代谢产物，又使微动脉和毛细血管前括约肌收缩，如此周而复始。局部组织微循环随 PO_2 下降和多种代谢产物增加而引起的局部舒血管效应，称为代谢性自身调节机制。这种代谢性局部舒血管效应有时相当明显，即使同时发生交感缩血管神经活动加强，该局部组织的血管仍能舒张。

(二) 肌源性自身调节机制

许多血管平滑肌本身经常保持一定的紧张性收缩,称为肌源性活动。当器官的灌注压升高时,血管平滑肌受到牵张刺激,肌源性活动增强,阻力血管收缩,血管口径缩小,器官血流阻力增大,器官血流量并不因灌注压的升高而增加,即器官血流量保持相对稳定;当器官的灌注压突然降低时,则发生相反的变化,即阻力血管舒张,血流量仍保持相对稳定。这种肌源性的自身调节现象,在肾脏中特别明显,但皮肤血管一般不出现这种情况。实验中用罂粟碱、水合氯醛或氰化钠等药物抑制平滑肌的活动后,肌源性自身调节现象将随之消失。

四、动脉血压的长期调节

根据各种神经、体液因素对动脉血压调节的时程,可将动脉血压调节分为短期调节(short-term regulation)和长期调节(long-term regulation)。短期调节是指对短时间内发生的血压变化起即刻调节作用,主要是神经调节,包括各种心血管反射通过调节心肌收缩力和血管外周阻力使动脉血压恢复正常并保持相对稳定,其具体机制已如前述。当血压在较长时间内(数小时、数天、数月或更长)发生变化时,单纯依靠神经调节常不足以将血压调节到正常水平。动脉血压的长期调节主要是通过肾脏调节细胞外液量实现的,因而构成肾-体液控制系统。当体内细胞外液量增多时,循环血量增多,循环血量和血管系统容量之间的相对关系发生改变,使动脉血压升高;而循环血量增多和动脉血压升高又能直接导致肾排水和排钠增加,将过多的体液排出体外,从而使血压恢复到正常水平。当体内细胞外液量或循环血量减少、血压下降时,就会发生相反的调节。

总之,动脉血压的调节是个复杂的过程,有许多机制的参与。每一种机制都在一个方面发挥调节作用,但不能完成全部的、复杂的调节。神经调节一般是快速的、短期内的调节,它主要是通过对阻力血管口径及心脏活动的调节实现的;而长期调节则主要是通过肾对细胞外液量的调节而实现的。

第五节 器官循环

一、冠脉循环

(一) 冠脉循环的解剖特点

心脏的血液供应来自左、右冠状动脉。冠状动脉起自主动脉根部,主干行走

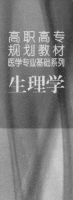

于心脏表面,其小分支则以与心脏表面成直角的方向穿入心肌深层,在心内膜下层分支成网。这种分支方式使冠状动脉血管很容易在心肌收缩时受挤压。心肌毛细血管的分布极为丰富,与心肌纤维平行走行,基本形成1∶1供应。虽然冠状动脉之间有侧支相互吻合,但冠状动脉突然阻塞时,不易很快建立侧支循环,常可导致心肌梗死;如果冠状动脉的阻塞是缓慢形成的,侧支可逐渐扩张,并可建立新的侧支循环,起代偿作用。

(二)冠脉血流的特点

冠脉血流丰富,安静时冠脉流量占心输出量的4%~5%。冠脉血流的多少主要取决于心肌的活动,故左心室每克心肌组织的血流量大于右心室。冠脉血流受心肌节律性收缩的影响较大,由于冠脉的大部分分支都深埋于心肌内,心肌收缩对埋于其内的血管产生压迫,因而影响冠脉血流。在左心室等容收缩期,由于心肌收缩的强烈压迫,因此,左冠状动脉的血流急剧减少,甚至发生倒流。在左心室射血期,主动脉压升高,冠状动脉血压也随之升高,冠脉血流量增加。减慢射血期的冠脉血流量又有所下降。心肌舒张时,其对冠脉血管的压迫解除,故冠脉血流的阻力显著减小,血流量增加。由此可见,影响冠脉血流量的重要因素是动脉舒张压的高低和心舒期的长短。

(三)冠脉血流量的调节

对冠脉血流量进行调节的各种因素中,最重要的是心肌本身的代谢水平。交感和副交感神经也支配冠脉血管平滑肌,但它们的调节作用是次要的。

1. 心肌代谢水平对冠脉血流量的影响

心肌收缩的能量来源几乎是有氧代谢。心肌因连续不断地进行舒缩,故耗氧量较大。即使人体处于安静状态时,动脉血流经心脏后,其中65%~75%氧被心肌摄取。因此,心脏的动脉血和静脉血的含氧量差别很大。

心肌代谢水平与冠脉血流量之间呈正比关系。目前认为,心肌代谢增强引起冠脉血管舒张的原因并非低氧本身,而是某些心肌代谢产物的增加。在各种代谢产物中,腺苷可能起最重要的作用,腺苷具有强烈的舒张小动脉的作用,腺苷生成后几秒钟内即被破坏,因此,不会引起其他器官的血管舒张。

2. 神经调节

冠状动脉受迷走神经和交感神经支配。迷走神经兴奋对冠状动脉的直接作用是引起舒张,但迷走神经兴奋又使心率减慢、心肌代谢率降低,这些因素可抵消迷走神经对冠状动脉的直接舒张作用。心交感神经兴奋可使冠状动脉收缩,但此时心率加快,心肌收缩加强,抵消了交感神经对冠状动脉的直接收缩作用。

3. 激素调节

肾上腺素和去甲肾上腺素可通过增强心肌的代谢活动和耗氧量使冠脉血流量增加;也可直接作用于冠脉血管的α肾上腺素受体和β肾上腺素受体,引起冠脉血管收缩或舒张。

二、肺循环

(一)肺循环的生理特点

肺循环的血流阻力小、血压低。肺部的血容量约为 900 mL,占全身血量的 9%。由于肺组织和肺血管的顺应性大,因此,肺循环的肺血容量变化范围较大,起着储血库的作用。肺循环毛细血管血压的平均值为 7 mmHg,血浆胶体渗透压的平均值为 25 mmHg;肺部组织的组织液静水压和组织液胶体渗透压都很低,因此,有效滤过压为负值。这一负压有利于肺循环毛细血管处的液体重吸收,使肺部组织间隙中的液体量减少及肺泡膜与毛细血管壁紧紧相贴,有利于肺泡和肺循环毛细血管血液之间进行气体交换。这一负压还有助于对肺泡内液体的吸收,使肺泡内保持干燥,因而有利于肺通气。在某些病理情况下,如左心衰竭,由于肺静脉压升高,因而肺循环毛细血管血压也随之升高,当高于血浆胶体渗透压时,就可能有血浆滤出毛细血管而进入肺组织间隙和肺泡内,使肺泡内液体积聚,从而形成肺水肿。

(二)肺循环血流量的调节

1. 肺泡气氧分压的调节

肺泡气的氧分压对肺血管的舒缩活动有明显的影响。肺泡气低氧能使肺部血管收缩,血流阻力增大。肺泡气 CO_2 分压升高时,肺泡气低氧引起的肺部血管收缩更加显著。

2. 神经、体液的调节

神经、体液调节肺血管受交感神经和迷走神经支配。刺激交感神经对肺血管的直接作用是引起收缩,刺激迷走神经可使肺血管舒张。

三、脑循环

(一)脑循环的特点

脑循环的血流量大、耗氧多;脑循环过程中血流量变化小;脑循环的毛细血管内皮细胞相互紧密接触,并有一定的重叠,管壁上没有小孔。另外,毛细血管和神经元之间并不直接接触,而由神经胶质细胞将两者隔开。这一结构特征对物质在血液和脑组织之间的扩散起着屏障作用,称为血-脑屏障(blood-brain barrier)。

(二)脑血流量的调节

1. 脑血管的自身调节

脑血流量主要取决于脑动-静脉的压力差和脑血管的血流阻力。通常平均动脉压为 60~140 mmHg 范围时,可通过脑血管的自身调节保持脑血流量的相对恒定。平均动脉压低于 60 mmHg 以下时,脑血流量显著减少,引起脑功能障碍。

2. CO_2 和 O_2 分压对脑血流量的影响

当血液 CO_2 分压升高或低氧时,脑血管舒张非常明显,脑血流量增加;反之,过度通气使 CO_2 分压降低时,脑血流量减少,可引起头晕等症状。

3. 脑的代谢对脑血流量的影响

脑各部分的血流量与该部分脑组织的代谢活动程度有关。当脑的某一部位活动加强时,该部位的血流量增多。

小 结

1. 心肌细胞依据其动作电位 0 期去极速度分为快、慢反应细胞;根据其动作电位有无 4 期自动去极化,分为自律细胞、非自律细胞。心房肌和心室肌属于快反应非自律细胞,浦肯野细胞属于快反应自律细胞,窦房结属于慢反应自律细胞。

2. 心室肌、心房肌细胞动作电位时程长,动作电位可分为 0、1、2、3、4 五期。0 期去极化主要是 Na^+ 快速内流;1 期是一过性 K^+ 外流;2 期平台期是 Ca^{2+} 缓慢内流和 K^+ 外流;3 期是 K^+ 快速外流完成复极化;4 期通过钠-钾泵和 Na^+-Ca^{2+} 交换活动使细胞内外离子成分恢复。浦肯野纤维的动作电位也分 5 期,0~3 期同心室肌相似,所不同的是 4 期自动去极化。窦房结 P 细胞 0 期去极化是由 Ca^{2+} 内流引起,复极主要为 K^+ 外流,无明显的 1 期、2 期,4 期自动去极化主要由 K^+ 外流呈进行性衰减所致。

3. 心肌具有兴奋性、自律性、传导性和收缩性。心肌兴奋性的特点是有效不应期特别长,相当于整个收缩期和舒张早期,使心肌不发生完全强直性收缩;窦房结是心脏的正常起搏点,主导整个心脏兴奋的节律活动;房室交界是兴奋由心房进入心室的唯一通道,其兴奋传导最慢,形成房-室延搁,保证房室交替兴奋和收缩;心肌是功能上的合胞体,表现为"全或无"式的收缩,易受细胞外 Ca^{2+} 浓度变化的影响。

4. 心脏一次收缩和舒张构成一个机械活动周期,称为心动周期。心室的舒缩活动是泵血的动力。心室舒张时,室内压低于房内压,房室瓣开放,静脉、心房血液被抽吸进入心室,完成充血过程;心室收缩时,室内压升高且超过动脉压,血液冲开动脉瓣而射入动脉,完成射血过程。评价心脏泵血功能的最基本指标是心输出量,等于搏出量与心率的乘积。心输出量随机体代谢需要而增长的能力称为心力储备。机体通过对搏出量和心率的调节来改变心输出量。影响每搏输出量的因素包括前负荷、心肌收缩能力和后负荷。

5. 循环系统有足够的血液充盈量是形成血压的前提条件,心脏射血产生的动力和血流遇到的外周阻力是形成动脉血压的两个基本因素,大动脉的弹性储器作用可缓冲收缩压而维持舒张压。影响动脉血压的主要因素有每搏输出量、心率、外周阻力、大动脉血管壁弹性和循环血量与血管容量的比值。

6. 右心房和胸腔内大静脉的血压称为中心静脉压,其高低取决于心脏射血能力和静脉回心血量之间的相互关系。影响静脉回心血量的因素包括循环系统平均充盈压、心脏收缩力量、体位改变、骨骼肌的挤压作用、呼吸运动。

7. 微循环是微动脉与微静脉之间的血液循环。其血流通路有3条:迂回通路实现血液与组织液之间的物质交换(营养通路);直捷通路是使一部分血液迅速回到心脏;动-静脉短路参与体温调节。

8. 决定组织液生成的有效滤过压=(毛细血管血压+组织液胶体渗透压)-(血浆胶体渗透压+组织液静水压)。影响组织液生成的主要因素有毛细血管血压、血浆胶体渗透压、毛细血管壁的通透性和淋巴回流。

9. 交感与副交感神经系统兴奋对心脏的效应相反,分别表现为正性或负性的变时作用、变力作用和变传导作用。心血管活动最重要的反射性调节是颈动脉窦和主动脉弓压力感受性反射,这种负反馈调节的生理意义主要是维持动脉血压的相对稳定。

10. 调节心血管活动的主要体液因素有肾上腺髓质激素、血管紧张素、血管升压素和血管内皮生成的血管活性物质等。代谢产物、组胺等主要调节局部血管的紧张性。

11. 影响冠脉血流量的重要因素是动脉舒张压的高低和心舒期的长短,心肌代谢水平是调节冠脉血流量的最重要因素。

思考题

1. 名词解释:每搏输出量,心输出量,心指数,射血分数,房-室延搁,心力储备,血压,中心静脉压。
2. 试述心室肌细胞动作电位的特点及其形成机制。
2. 试述评价心脏功能的指标及其生理意义。
3. 试述影响心输出量的因素
4. 试述动脉血压的形成及其影响因素。
5. 心脏及血管受哪些神经支配?各有何生理作用?
6. 试述正常情况下,动脉血压是如何维持相对稳定的。

(范一菲)

第五章 呼 吸

> **学习目标**
> 1.掌握:肺通气和肺换气的原理,氧和二氧化碳的血液运输形式,化学感受性呼吸反射的基本概念。
> 2.熟悉:肺通气和胸廓的弹性阻力,呼吸功,气体交换过程。
> 3.了解:二氧化碳解离曲线及其影响因素,呼吸肌本体感受性反射,呼吸节律形成机制。

呼吸系统由鼻、咽、喉、气管、支气管和肺等结构组成,主要功能是从外界环境中摄取机体新陈代谢所需的 O_2 和排出新陈代谢过程中产生的 CO_2。这种机体与外界环境之间进行气体交换的过程称为呼吸(respiration)。呼吸是机体维持正常代谢和生命活动所必需的基本生理功能之一,包含四个相互衔接又同时进行的基本环节:①肺通气(pulmonary ventilation),肺与外界环境之间的气体交换过程;②肺换气(gas exchange in lungs),肺泡与肺毛细血管血液之间的气体交换过程;③气体(O_2、CO_2)在血液中的运输;④组织换气(gas exchange in tissues),组织毛细血管血液与组织、细胞之间的气体交换过程。其中肺通气和肺换气又称为外呼吸(external respiration),即肺毛细血管血液与外界环境之间的气体交换过程;组织换气又称为内呼吸(internal respiration),而气体在血液中的运输是衔接外呼吸和内呼吸的中间环节(见图 5-1)。

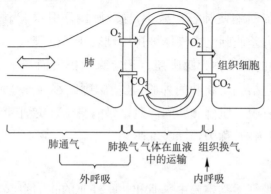

图 5-1 呼吸全过程示意图

第一节 肺通气

肺与外界环境之间的气体交换过程,称为肺通气。实现肺通气的结构包括呼吸道、肺、胸膜腔、膈肌和胸廓等。呼吸道是气体进出肺的通道,能够加温、加湿和清洁吸入的气体并参与防御反射;肺则是肺换气的主要场所;胸膜腔通过连接肺和胸廓而使肺在呼吸过程中可以随胸廓的张缩而张缩;膈肌和胸廓中的胸壁肌肉是产生呼吸运动的动力器官。肺通气是气体进出肺的过程,取决于推动气体流动的动力和阻碍气体流动的阻力间的相互作用,要实现肺通气,动力必须克服阻力。

一、肺通气的动力

气体总是从压力高的地方向压力低的地方流动,因此,气体进出肺,即要实现肺通气,必须在肺泡气与外界大气之间存在一定的压力差。通常情况下,大气压是常数,所以,气体是否能够进出肺主要取决于肺内压的变化。而肺内压的变化由肺的扩张和缩小产生,但肺自身并不具有主动张缩能力,其张缩依赖于呼吸肌收缩、舒张引起胸廓节律性地扩大和缩小。胸廓扩大则肺容积增大,使肺内压下降;胸廓缩小则肺容积减小,使肺内压升高。由此可见,大气与肺泡气之间的压力差是肺通气的直接动力,而呼吸运动则是肺通气的原动力。

(一)呼吸运动

呼吸肌的收缩和舒张引起的胸廓有节律地扩大与缩小,称为呼吸运动,分为吸气运动和呼气运动。胸廓与肺之间存在胸膜腔,其中少量浆液形成的内聚力使肺与胸廓紧密地贴合在一起,胸廓扩大可带动肺扩张,肺容积增大使肺内压下降,当肺内压低于大气压时,形成的压力差推动外界气体进入肺泡,形成吸气运动;反之,当胸廓缩小时肺回缩使肺容积减小,导致肺内压升高,当肺内压超过大气压时,形成的反相压力差使肺泡内气体被排出,形成呼气运动。

参与呼吸运动的肌肉称为呼吸肌。凡使胸廓扩大而产生吸气运动的肌肉称为吸气肌,它主要包括膈肌和肋间外肌;凡使胸廓缩小而产生呼气运动的肌肉称为呼气肌,它主要有腹壁肌群和肋间内肌,另外,胸锁乳突肌和斜角肌等只在用力呼吸时才参与呼吸运动,称为辅助吸气肌。

1. 吸气运动

平静呼吸时,吸气运动主要由膈肌和肋间外肌的收缩引起。膈肌位于胸腔和腹腔之间,呈穹隆状向上隆起,构成胸腔的底部。当膈肌收缩时,穹隆部下降,使胸腔上下径增大;肋间外肌肌纤维起自上一肋骨下缘斜向前下方走行,止于下一肋骨的上缘,当其收缩时,肋骨前端和胸骨上举并使肋弓稍外展,使胸腔前后径和左右径均增大(见图5-2)。平静呼吸时,通过膈肌和肋间外肌收缩共同使胸腔容积增大产生吸气。由于胸腔呈圆锥形,下部的容积比上部的容积大得多,因此,膈肌只要稍有下降,就可以使胸腔和肺的容积显著增大。平静吸气时,膈肌一般下降1~2 cm;深吸气时,可下降7~10 cm。根据测定,在平静呼吸时,因膈肌下降而增加的胸腔容积相当于肺通气总量的4/5,所以,膈肌的舒缩在肺通气中发挥重要作用。

2. 呼气运动

平静呼吸时,呼气运动主要是由膈肌和肋间外肌的舒张引起。膈肌舒张时,腹腔脏器回位使膈肌穹隆上移,胸腔上下径减小。同时,肋间外肌舒张及胸骨和肋骨下降导致胸腔前后径和左右径减小,形成呼气(见图5-2)。

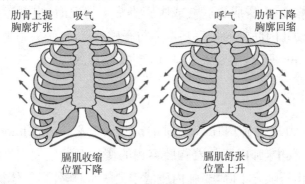

图 5-2　呼吸时膈肌和肋骨的运动

3. 呼吸的类型

根据参与呼吸运动的呼吸肌主次、多少及用力程度的不同,可将呼吸运动分成以下不同形式。

(1)平静呼吸和用力呼吸　根据呼吸深度的不同,呼吸运动可分为平静呼吸和用力呼吸。安静状态下,平稳而均匀的自然呼吸称为平静呼吸(eupnea),呼吸节律为12~18次/分钟。平静呼吸时,吸气主要由膈肌和肋间外肌的收缩引起,因为肌肉收缩需要做功,所以,吸气是主动过程;而呼气则由膈肌和肋间外肌舒张引起,因为肌肉舒张无需做功,所以,呼气是被动过程。当运动或劳动时,机体代谢增强导致呼吸运动加深、加快,称为用力呼吸(forced breathing)或深呼吸(deep breathing)。用力呼吸时,除吸气肌群加强收缩、增大做功外,呼气肌和辅助呼吸肌都参与呼吸过程,所以,吸气和呼气都成为主动过程。总结如下:

1)平静吸气。肋间外肌和膈肌收缩→胸廓扩大→肺扩张→肺内压减小(<大气压)→吸气。

2)平静呼气。肋间外肌和膈肌舒张→胸廓回位→肺缩小→肺内压增大(>大气压)→呼气。

3)用力吸气。肋间外肌和膈肌收缩,辅助吸气肌收缩→胸腔更加扩大→吸气加强。

4)用力呼气。肋间外肌、膈肌和辅助吸气肌舒张,呼气肌收缩→胸腔更加缩小→呼气加强。

在一些病理情况下,患者即使用力呼吸仍然无法满足机体的需求,出现鼻翼扇动等现象,同时胸部出现压迫感,临床上称之为呼吸困难(dyspnea)。

(2)胸式呼吸和腹式呼吸 根据参与呼吸的肌群不同,呼吸运动可分为胸式呼吸(thoracic breathing)和腹式呼吸(abdominal breathing)。胸式呼吸以肋间外肌活动为主,胸壁起伏明显;腹式呼吸以膈肌活动为主,腹壁起落明显。成年人呈腹式和胸式混合式呼吸,只有在胸部或腹部活动受限时才出现单一的胸式或腹式呼吸。例如,妊娠晚期、胃肠道胀气或腹膜炎症等情况时,出现运动受限,常表现为胸式呼吸;婴幼儿因肋骨的排列基本上与脊柱垂直,且倾斜角度小,肋骨的运动不易扩大胸腔容积,所以,主要依靠膈肌舒缩而呈腹式呼吸。

(二)肺内压

肺泡内的压力称为肺内压(alveolar pressure 或 intrapulmonary pressure)。在呼吸运动的过程中,肺内压随着胸腔容积的变化而发生周期性改变。吸气时,肺容积增大,肺内压随之下降,当肺内压低于大气压时,外界气体被吸入肺泡导致肺内气体量逐渐增加,肺内压也随之升高。吸气末,肺内压升高到与大气压相等时,气流便暂停。呼气时,肺容积减小,肺内压随之升高,当肺内压高于大气压时,肺内气体由肺内呼出而导致肺内气体量减少,肺内压随之降低。呼气末,肺内压又降低至与大气压相等,气流再次暂停(见图5-3)。

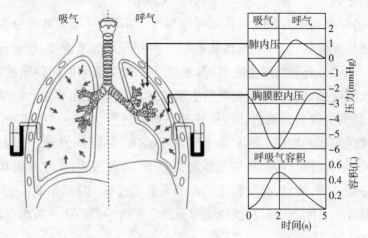

图5-3 呼吸时肺内压、胸膜腔内压与呼吸气量的变化

呼吸过程中,肺内压变化程度与呼吸运动的深浅、缓急和呼吸道是否通畅等因素有关。平静呼吸时,肺内压变化比较小,吸气时肺内压较大气压低 1～2 mmHg;呼气时比大气压高 1～2 mmHg。在用力呼吸或呼吸道不通畅时,肺内压波动幅度增大,如紧闭声门并尽力呼吸时,吸气时肺内压可低于大气压 30～100 mmHg,呼气时可高于大气压 90～140 mmHg。

根据肺内压周期性升降作为肺通气直接动力的原理,在自然呼吸停止时,利用人为的方法改变肺内压,建立肺内压与大气压的压力差以维持肺通气,称为人工呼吸(artificial respiration)。人工呼吸包括正压法和负压法两种,两者的目的都是为了增加肺内外的压力差。

(三)胸膜腔内压

胸膜腔是存在于肺和胸廓之间的一个密闭、潜在的腔隙,由脏层胸膜与壁层胸膜构成,内含少量浆液。浆液分子之间的内聚力使两层胸膜紧紧地贴在一起,不易分开,并参与胸膜腔负压的形成,因而肺可随胸廓的张缩而张缩;另一方面,这一薄层的浆液在脏层胸膜和壁层胸膜之间起润滑作用,可减小呼吸运动时两层胸膜间的摩擦。

胸膜腔内的压力称为胸膜腔内压(pleural pressure 或 intrapleural pressure),简称胸内压。胸膜腔内压可采用直接法和间接法测量。直接法是将与检压计相连的注射针头斜刺入胸膜腔内,可直接测定胸内压,缺点是脏层胸膜或肺有被刺破的危险;间接法是吞下带有薄壁气囊的导管至胸段食管内来测量食管内压,用食管内压的变化来间接反映胸膜腔内压的变化。因食管位于胸腔内,其壁薄而软,呼吸过程中食管内压力的变化在数值上与胸膜腔内压变化基本一致,所以,可用食管内压的变化间接反映胸膜腔内压的改变。由于胸膜腔内的压力通常低于大气压,因此,习惯上称为胸膜腔负压(intrapleural negative pressure)。胸膜腔负压值不是小于零的绝对值,而是相对于大气压而言,即低于正常大气压(760 mmHg)的数值。

胸膜腔负压的形成与胸廓和肺的自然容积不同有关。在人体发育过程中,胸廓的发育比肺的发育快,胸廓的自然容积大于肺的自然容积。由于两层胸膜间的浆液分子间的内聚力使其紧紧地贴在一起,使肺总是处在被牵引而扩张的状态,只是在呼气时被扩张的程度较吸气时小些。同时,肺作为弹性组织,当它被扩张时,总存在回缩倾向。在正常情况下,胸膜腔实际上通过胸膜腔脏层受到两种方向相反力的影响,即促使肺泡扩张的肺内压与促使肺泡缩小的肺回缩力,因此,胸膜腔内承受的实际压力为:

$$胸内压 = 肺内压 - 肺回缩力$$

在吸气末和呼气末,气流停止,肺内压=大气压,上式可改写为:

$$胸内压=大气压-肺回缩力$$

若以大气压为0计,则上式可改写为:

$$胸内压=-肺回缩力$$

由此可见,胸膜腔内压的大小主要取决于肺回缩力,因此,其值也随呼吸运动发生周期性波动。吸气时,肺扩大导致回缩力增大,胸膜腔负压增大;呼气时,肺缩小导致回缩力减小,胸膜腔负压也减小见(图5-3)。呼吸越强,胸腔负压变化也越大。通常在平静呼吸时,吸气末胸膜腔内压为$-10\sim-5$ mmHg;呼气末胸膜腔内压为$-5\sim-3$ mmHg。达到最深吸气时,胸膜腔内压可达-30 mmHg;达到最深呼气时,胸腔内压可减小到约为-1 mmHg。当声门紧闭用力吸气时,胸膜腔内压可降低至-90 mmHg;而当声门紧闭用力呼气时,胸膜腔内压可高于大气压,高达110 mmHg。

胸膜腔负压具有重要的生理意义,它不仅能维持肺的扩张状态,使肺随着胸廓的张缩而张缩,还能加大胸腔内腔静脉和胸导管的跨壁压,促进胸腔大静脉和淋巴液的回流。

知识链接

在外伤导致胸壁破裂或者肺气肿等疾病导致肺破裂时,胸膜腔就会与大气相通,空气由外界或者肺泡进入胸膜腔内,形成气胸。气胸时胸内负压消失,肺塌陷,胸腔大静脉内血液和淋巴回流受阻,严重者危及生命。治疗的关键是要恢复胸膜腔的密闭状态,使胸膜腔内压回到负压。

二、肺通气的阻力

肺通气的阻力是指肺通气过程中所遇到的阻力。肺通气的动力必须克服肺通气的阻力,才能实现肺的通气。通气阻力增大常导致一些肺通气功能障碍的疾病。肺通气的阻力可分为弹性阻力和非弹性阻力两类。弹性阻力包括肺的弹性阻力和胸廓的弹性阻力,非弹性阻力包括气道阻力、惯性阻力和黏滞阻力。平静呼吸时,弹性阻力约占肺通气阻力的70%,非弹性阻力约占30%。弹性阻力在气流停止状态下仍存在,属于静态阻力;而非弹性阻力仅在气体流动时才发生,属于动态阻力。

(一)弹性阻力和顺应性

物体对抗外力作用所引起的变形的力,即回位力,称为弹性阻力(elastic resistance),包括肺的弹性阻力和胸廓的弹性阻力。

1. 肺的弹性阻力

肺在被扩张时产生弹性回缩力,可对抗外力所引起的肺扩张,从而成为吸气的阻力,也是呼气的动力。肺的弹性阻力来自肺组织中弹性纤维受牵拉时产生的回缩力和肺泡表面张力(surface tension)产生的回缩力。其中,肺组织弹性回缩力占肺弹性阻力的 1/3,肺泡表面张力占 2/3。

肺的弹性成分包括肺自身的弹力纤维和胶原纤维等结构。这些纤维结构在肺被扩张时倾向于回缩,肺被扩张的程度越大,牵拉作用越强,肺的回缩力和弹性阻力也就越大。患一些肺部疾病如肺水肿或肺充血时,这些结构的弹性阻力增大,出现肺扩张困难。

肺表面张力源于肺泡内表面的液-气交界面。肺泡内表面覆盖一薄层液体,肺泡作为气体交换的场所则充满气体,因此,形成了肺泡内表面的液-气交界面。由于液体分子之间的引力远远大于气体与液体分子之间的引力,液体表面有尽可能缩小的倾向,因此,形成了肺泡表面张力。肺泡是近似球形的囊泡,使肺泡内表面液体层每一点上的合力方向都朝向肺泡腔,因此,肺泡表面张力有助于肺的回缩。由图 5-4 可见,当肺充入空气时,肺充气和萎陷的压力-容积曲线并不重叠,这一现象称为滞后现象(hysteresis);当肺充入生理盐水时,在较低压力时就开始扩张,只要较小压力就能使肺完全充盈,滞后现象不明显。上述差异的主要原因是用空气充盈时,空气-肺泡液交界面存在肺泡表面张力,它是导致肺回缩的主要力量。

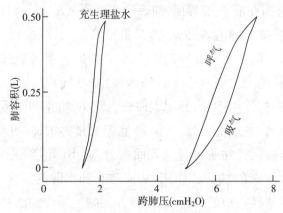

图 5-4 充空气和充生理盐水时肺的压力-容积曲线

根据 Laplace 定律,即 $P = 2T/r$,式中 P 为肺泡内液-气交界面的压强(N/m^2),它能使肺泡回缩;T 为肺泡内液-气交界面的表面张力系数,即单位长度的表面张力(N/m);r 为肺泡半径(m)。若表面张力系数不变,则肺泡的回缩力与肺泡半径成反比,即小肺泡的回缩力大而大肺泡的回缩力小。肺泡约有 3 亿个,大小不等,小肺泡内的气体将流入大肺泡内,引起小肺泡萎陷关闭而大肺泡过度膨胀,使肺泡失去稳定性。此外,表面张力过大会降低肺的顺应性,增加吸气阻力,甚至造成肺水肿。但由于肺泡表面活性物质的存在,因而避免了上述情况的发生(见图5-5)。

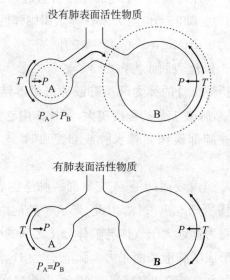

图5-5 肺泡表面张力和肺内压及气流方向示意图

肺表面活性物质是一种主要由肺泡Ⅱ型上皮细胞合成并分泌的含脂质与蛋白质的混合物。脂质约占90%,主要成分为二棕榈酰卵磷脂(dipalmitoyl phosphatidyl choline,DPPC)。其亲水端与肺泡液体相吸,疏水端朝向肺泡内气体,排列成单分子层,分布在液-气交界面,使表面张力降低1/14~1/7。肺表面活性物质的生理意义是:①降低肺泡表面张力,降低吸气阻力,减少吸气做功;②维持肺泡的稳定性。肺表面活性物质在肺泡液-气交界面的密度可随肺泡半径的变小而增大,也随肺泡半径的增大而减小。在肺泡缩小(呼气)时,表面活性物质的密度增大,降低表面张力的作用加强,肺泡表面张力减小,防止肺泡萎陷。而在肺泡扩大(吸气)时,表面活性物质的密度减小,肺泡表面张力增加,可防止肺泡膨胀;③防止肺水肿。肺表面活性物质可降低表面张力,减小肺泡回缩力,减弱对肺毛细血管血浆和肺组织间液的"抽吸"作用,从而防止肺水肿的发生。胎儿在妊娠30周左右才有肺表面活性物质的分泌,故早产儿因缺乏肺表面活性物质而易患新生儿呼吸窘迫综合征。

总之,肺的弹性阻力是吸气的阻力、呼气的动力。肺充血、肺组织纤维化、肺表面活性物质减少使顺应性降低,患者表现为吸气困难。肺气肿时肺的弹性纤维大量被破坏,使得肺的弹性阻力减小、顺应性增大,患者表现为呼气困难。

2. 胸廓的弹性阻力

胸廓的弹性阻力来源于胸廓的弹性成分,胸廓作为一个双向弹性体,其弹性回缩力的方向因胸廓所处的位置而改变。当肺容量约为肺总容量的67%(相当于平静吸气末的肺容量)时,胸廓处于自然位置,无弹性回缩力;当肺容量大于肺总容量的67%(如深吸气时)时,胸廓的弹性回缩力向内,是吸气的阻力;当肺容量小于肺总容量的67%(如平静呼气或深呼气)时,胸廓的弹性回缩力向外,是吸气的动力。胸廓的骨关节异常、畸形、胸膜增厚、肥胖和腹内占位病变等会使胸廓的顺应性减小,但临床上因胸廓弹性阻力增大而使肺通气出现障碍的情况很少见,所以,其临床意义相对比较小。

3. 肺和胸廓的顺应性

由于肺和胸廓的弹性阻力不易测定,因此,通常用顺应性表示肺和胸廓弹性阻力的大小。顺应性(compliance)指弹性体在外力作用下的扩张的难易程度。顺应性与弹性阻力成反比,肺和胸廓的弹性阻力大时顺应性小,不易扩张;肺和胸廓的弹性阻力小时顺应性大,肺和胸廓容易扩张。

肺和胸廓的顺应性,通常用单位压力变化所引起的容积变化来计算,即

$$顺应性 = 容积变化(\Delta V)/压力变化(\Delta P)$$

根据测定,正常人的肺和胸廓顺应性都约为 $0.2\ L/cmH_2O$。肺和胸廓呈串联关系,总弹性阻力为肺弹性阻力和胸廓弹性阻力之和。因弹性阻力在数值上是顺应性的倒数,故可用下式计算平静呼吸时肺和胸廓的总弹性阻力,即

$$\frac{1}{C_{L+chw}} = \frac{1}{C_L} + \frac{1}{C_{chw}} = \frac{1}{0.2} + \frac{1}{0.2}$$

在平静呼吸时,肺和胸廓的总顺应性(C_{L+chw})为 $0.1\ L/cmH_2O$。

(二) 非弹性阻力

非弹性阻力(inelastic resistance)包括惯性阻力、黏滞阻力和气道阻力。惯性阻力是气流在发动、变速、换向时因气流和组织的惯性所产生的阻止肺通气的力,黏滞阻力来自呼吸时组织相对位移所发生的摩擦。在平静呼吸时,因呼吸频率较低、气流速度较慢,故惯性阻力和黏滞阻力都很小。气道阻力(airway resistance)是指气体流经呼吸道时气体分子之间和气体分子与气道壁之间的摩擦力,是非弹性阻力的主要成分,占80%~90%。

$$气道阻力 = 大气压与肺内压之差(cmH_2O)/单位时间气流量(L/s)$$

健康人在进行平静呼吸时,总气道阻力为 $1\sim 3\ cmH_2O\cdot S/L$。鼻腔的阻力最大,主要发生在直径为2 mm细支气管以上的部位(上呼吸道),约占50%,故气管切开术可大大减少气道阻力,改善肺通气功能。

气道阻力受气流速度、气流形式和气道口径等因素的影响:①从气管到呼吸道末端,总横截面积增大,气流速度减慢,气流阻力减小;②层流阻力小,湍流阻力大。气道内的黏液、异物或肿瘤引起湍流,会增大气道阻力;③气道阻力与气管半

径的4次方呈反比。支气管分泌物、水肿、支气管收缩增大气道阻力；副交感神经兴奋减小气管口径，增大气道阻力；交感神经兴奋时，气管口径增大，气道阻力减小；过敏时组织胺及慢反应物质会使支气管收缩，增大气道阻力。

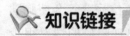

慢性阻塞性肺疾病包括慢性支气管炎、支气管哮喘和肺气肿等，这些疾病的共同点是持久而不可逆性气道阻塞，导致肺通气阻力，尤其是气道阻力增大、肺通气量减少导致呼气性呼吸困难。慢性阻塞性支气管炎的特点是气道黏液腺受到异物反复刺激后，导致黏液分泌过多，引起气道持久性阻塞或者狭窄。肺气肿是终末细支气管远端的气腔（肺泡）异常扩大，伴随肺泡壁的破裂及肺的弹性回缩力降低，进而影响气体的交换速率。

三、肺通气功能的评价

肺通气是呼吸过程中的一个重要环节。肺通气障碍在临床上主要包括两种类型：一是由呼吸肌麻痹、肺和胸廓的弹性改变以及气胸等引起肺扩张受限，导致限制性通气不足（restrictive hypoventilation）；二是由支气管平滑肌痉挛、气管和支气管黏膜腺体分泌过多、气道异物或气道外肿瘤压迫引起气道半径减小或气道阻塞，导致阻塞性通气不足（obstructive hypoventilation）。因此，对患者肺通气功能进行测定既可以明确是否存在肺通气功能障碍及障碍的程度，又能够鉴别肺通气功能降低的类型，从而更加有针对性地进行治疗。

（一）肺容积与肺容量

1. 肺容积

肺容积（pulmonary volume）是指不同状态下肺所能容纳的气体量，包括潮气量、补吸气量、补呼气量和余气量四种互相不重叠的基本肺容积（见图5-6）。

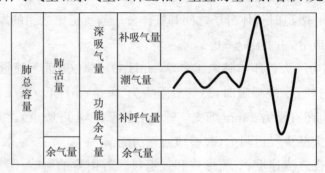

图5-6 肺容量和肺活量图解

(1) 潮气量　潮气量(tidal volume, TV)即每次吸入或呼出的气体量,平静呼吸时为 400～600 mL;运动时潮气量会增大,最大可达肺活量大小。潮气量大小取决于呼吸肌收缩的强度、胸廓和肺的机械特性及机体的代谢水平。

(2) 补吸气量或吸气储备量　平静吸气末,再尽力吸气所能吸入的气体量即为补吸气量(inspiratory reserve volume, IRV),其正常值为 1500～2000 mL。补吸气量反映吸气的储备量,又称吸气储备量。

(3) 补呼气量或呼气储备量　平静呼气末,再尽力呼气所能呼出的气体量即为补呼气量(expiratory reserve volume, ERV),其正常值为 900～1200 mL。补呼气量反映呼气的储备量,又称呼气储备量。

(4) 余气量　最大呼气末尚存留于肺内不能呼出的气体量称为余气量(residual volume, RV),其正常值为 1000～1500 mL。余气量的存在是由在最大呼气末,细支气管特别是呼吸性细支气管关闭所致;胸廓向外的弹性回位力也使肺不可能回缩至其自然容积。余气量的存在可避免肺泡在低肺容积情况下发生塌陷。支气管哮喘和肺气肿患者因呼气困难而使余气量增加。

2. 肺容量

肺容量(pulmonary capacity)是指肺容积中两项或两项以上的联合气体量,包括深吸气量、功能余气量、肺活量和肺总量。

(1) 深吸气量　深吸气量(inspiratory capacity, IC)即平静呼气末做最大吸气时所能吸入的气体量。深吸气量＝潮气量＋补吸气量,它是衡量最大通气潜力的指标之一。呼吸肌、肺组织、胸膜和胸廓等发生病变时,可使深吸气量减少、最大通气潜力降低。

(2) 功能余气量　功能余气量(functional residual capacity, FRC)即平静呼气末尚存留于肺内的气体量。功能余气量＝余气量＋补呼气量,正常值为 2500 mL。肺实质病变患者的功能余气量减小,而肺气肿患者的功能余气量增加。其生理意义是缓冲呼吸过程中肺泡气 PO_2 和 PCO_2 的变化幅度。

(3) 肺活量、用力肺活量和用力呼气量　尽力吸气后,从肺内所能呼出的最大气体量称为肺活量(vital capacity, VC),可反映肺一次通气的最大能力。肺活量＝潮气量＋补吸气量＋补呼气量,男性正常值约为 3000 mL,女性正常值约为 2500 mL。

因测定肺活量不限制呼气时间,所以,肺活量不能准确地反映肺通气功能。用力肺活量(forced vital capacity, FVC)是指一次最大吸气后,尽力尽快呼气所能呼出的最大气体量,其正常值略小于在没有时间限制条件下测得的肺活量。气道阻塞时,FVC 明显减小。用力呼气量(forced expiratory volume, FEV)是指一次最大吸气后,尽力尽快呼气在一定时间内所能呼出的气体量,通常以第 1 s、2 s、3 s

末的 FEV 所占 FVC 的百分数来表示。正常人 FEV_1/FVC、FEV_2/FVC、FEV_3/FVC 分别为 83%、96% 和 99%（见图 5-7），以 FEV_1/FVC 的价值最大，是评定慢性阻塞性肺病严重程度的一个指标。哮喘等阻塞性疾病的患者，其 FEV_1 降低较 FVC 更加明显，因而 FEV_1/FVC 减小，要呼出相当于 FVC 的气体量需要更长的时间（见图 5-7）。

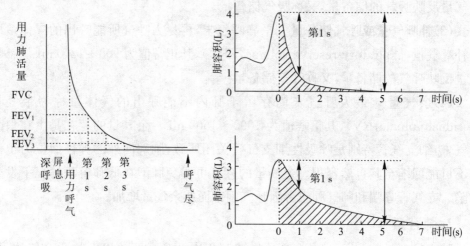

图 5-7　用力肺活量（FVC）和用力呼气量（FEV）示意图

随着年龄的增长，呼吸系统的结构会产生退行性变化，表现为呼吸肌收缩力下降，肺弹性回缩力下降，小气道口径变窄，气流阻力增加导致余气量、功能余气量随年龄增加而增多。补吸气量、补呼气量、肺活量，尤其是用力呼气量都会随年龄增长而降低，说明老年人的肺通气功能随年龄增长而降低。

(4) **肺总量**　肺总量（total lung capacity，TLC）即肺所能容纳的最大气体量。肺总量＝潮气量＋补吸气量＋补呼气量＋余气量＝肺活量＋余气量。男性正常值约为 5000 mL，女性正常值约为 3500 mL。

（二）肺通气量和肺泡通气量

1. 肺通气量

肺通气量（pulmonary ventilation）是指每分钟吸入或呼出的气体总量。

$$肺通气量＝潮气量×呼吸频率$$

正常成年人在平静呼吸时，潮气量为 500 mL，呼吸频率为 12～18 次/分，肺通气量为 6～9 L/min。肺通气量随身材、性别、年龄和活动量的不同而不同。运动或劳动时，机体代谢增强，肺通气量也增大。尽力做深、快呼吸时，每分钟所能吸入或呼出的最大气体量，称为最大随意通气量（maximal voluntary ventilation）。最大随意通气量反映单位时间内充分发挥全部通气能力所能达到的通气量，一般为 150 L，为平静呼吸时肺通气量的 25 倍，它是估计一个人能否进行最大运动量的生理指标之一。肺或胸廓顺应性降低、呼吸肌收缩力减弱或者气道阻力增加等可导致最大随意通气量减小。

最大随意通气量与每分平静通气量之间的差值，占最大随意通气量的百分数，称为通气储量百分比，它反映通气功能的储备能力。正常人的通气储量百分数一般在 93% 以上，若小于 70%，表明通气储备功能不良。

$$通气储量百分比 = \frac{最大随意通气量 - 每分平静通气量}{最大随意通气量}$$

2. 无效腔与肺泡通气量

每次吸入的气体，一部分留在鼻或口与终末细支气管之间的呼吸道内，不参与肺泡与血液之间的气体交换，这部分传导性呼吸道的容积称为解剖无效腔，成年人约 150 mL。因血液在肺内分布不均匀等，进入肺泡的气体不能与血液进行气体交换，即无血流灌注的肺泡的容积，称为肺泡无效腔(alveolar dead space)。正常人的肺泡无效腔很小，平卧时更小，接近于零。解剖无效腔与肺泡无效腔一起合称为生理无效腔(physiological dead space)。正常人平卧时的生理无效腔等于或接近于解剖无效腔。

由于解剖无效腔的存在，每次吸入的新鲜空气不能全部到达肺泡与血液进行气体交换，因此，肺通气量并不能全面地反映气体交换的状况。计算真正的有效气体交换量应以肺泡通气量为准。肺泡通气量(alveolar ventilation)是指每分钟吸入肺泡的新鲜空气量。

$$肺泡通气量 = (潮气量 - 无效腔气量) \times 呼吸频率$$

如果潮气量是 500 mL，解剖无效腔为 150 mL，那么每次吸入肺泡的新鲜空气量为 350 mL。若功能余气量为 2500 mL，则每次呼吸仅使肺泡内的气体更新 1/7 左右。潮气量减少或功能余气量增加均可使肺泡气体的更新率降低，对肺换气不利。潮气量和呼吸频率的变化对肺通气量和肺泡通气量有不同的影响。在潮气量减半而呼吸频率加倍或潮气量加倍而呼吸频率减半的情况下，肺通气依然保持不变，但肺泡通气量却发生了明显的改变。由表 5-1 可见，就肺换气而言，浅而快的呼吸是不利的；深而慢的呼吸虽可增加肺泡通气量，但呼吸做功也会增加。

表 5-1 不同呼吸频率和潮气量时肺通气量和肺泡通气量

呼吸频率 （次/分）	潮气量 （mL）	肺通气量 （mL/min）	肺泡通气量 （mL/min）
16	500	8000	5600
8	1000	8000	6800
32	250	8000	3200

第二节 气体交换

一、气体交换的基本原理

(一)气体的扩散

气体分子不停地进行无定向的运动,当不同区域存在气压差时,气体分子将从气压高处向气压低处进行净转移,这一过程称为气体的扩散。混合气体中的各种气体都按照其各自的分压差由分压高的地方向分压低的地方扩散,直至达到动态平衡。单位时间内气体扩散的容积称为气体扩散速率(diffusion rate,D)。根据 Fick 定律,在气体通过薄层组织时,气体扩散速率与两侧的气体分压差(ΔP)、温度(T)、扩散面积(A)和该气体的扩散系数(S)成正比,而与扩散距离(d)(组织厚度)和分子量(M_W)的平方根成反比,如下所示:

$$气体扩散速率(D) \propto \frac{\Delta P \cdot T \cdot A \cdot S}{d \cdot \sqrt{M_W}}$$

在混合气体的总压力中,某种气体所占有的压力称为该气体的分压(partial pressure)。气体分压=总压力×该气体的容积百分比。例如,O_2 在空气中所占的容积百分比为 21%,因此,空气中的 O_2 分压(PO_2)是空气总压力(760 mmHg)乘以 21%,即为 159 mmHg;同理可以计算出空气中的 CO_2 分压(PCO_2)为 0.3 mmHg。气体的分压差(ΔP)是推动气体扩散的动力。若分压差大,则扩散快。呼吸气体的容积百分比分压见表 5-2。

表 5-2 呼吸气体的容积百分比(%)和分压(mmHg)

	大气容积百分比	分压	吸入气容积百分比	分压	呼出气容积百分比	分压	肺泡气容积百分比	分压
O_2	20.84	21.15 (159.0)	19.67	19.86 (149.3)	15.70	15.96 (120.0)	13.60	13.83 (104.0)
CO_2	0.04	0.04 (0.3)	0.04	0.04 (0.3)	3.60	3.59 (27.0)	5.30	5.32 (40.0)
H_2O	0.50	0.49 (3.7)	6.20	6.25 (47)	6.20	6.25 (47)	6.20	6.25 (47)
N_2	78.62	79.40 (597.0)	74.09	74.93 (563.4)	74.50	75.28 (566.0)	74.90	75.68 (569.0)
合计	100.00	101.08	100.00	101.08	100.00	101.08	100.00	101.08

扩散系数(diffusion coefficient)是溶解度与分子量的平方根之比($S/\sqrt{M_W}$),它取决于气体分子本身的特性。溶解度是单位分压下溶解于单位容积溶液中的

气体量,气体分子量小或溶解度大,扩散速度快。因为 CO_2 在血浆中的溶解度 (51.5)是 O_2(2.14)的 24 倍,CO_2 的分子量(44)略大于 O_2 的分子量(32),所以,CO_2 的扩散系数约为 O_2 的 20 倍。

(二)呼吸气体和人体不同部位气体的分压

呼吸时吸入的气体是空气,其成分中具有生理意义的是 O_2 和 CO_2。空气中各种气体的容积百分比一般不会因为地域不同而存在差异,但气体分压可因总大气压的变动而变化。例如,高原地区大气压较低,各种气体的分压也较低。而吸入的空气经过呼吸道内水蒸气的饱和,其成分已不同于大气,各种气体成分的分压也发生相应的变化;呼出的气体是无效腔内未经气体交换的吸入气和部分肺泡气的混合气体。液体中的气体分压也称为气体的张力。不同组织中的 PO_2 和 PCO_2 不同,在同一组织中,它们还受组织活动水平的影响,表 5-2 表示的是安静状态下血液和组织液中的 PO_2 和 PCO_2。

表 5-2　血液和组织中气体的分压(mmHg)

	动脉血	混合静脉血	组织
PO_2	12.9~13.3 (97~100)	5.32 (40)	4 (30)
PCO_2	5.32 (40)	6.12 (46)	6.65 (50)

二、肺换气

(一)肺换气的过程

混合静脉血流经肺毛细血管时,肺泡气 PO_2(102 mmHg)高,静脉血 PO_2(40 mmHg)低,所以,O_2 从肺泡向血液扩散,CO_2 扩散的方向则正相反,经气体交换后静脉血变成动脉血(见图 5-8)。

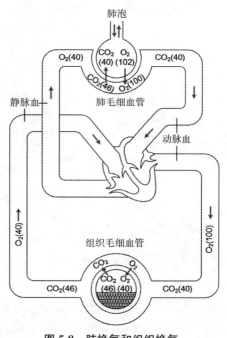

图 5-8　肺换气和组织换气

(二)影响肺换气的因素

1. 呼吸膜的厚度

肺泡与血液进行气体交换需通过呼吸膜。呼吸膜由6层结构组成:含肺表面活性物质的液体层、肺泡上皮细胞、上皮基底膜、肺泡上皮和毛细血管膜之间的间隙(基质层)、毛细血管基膜和毛细血管内皮细胞(见图5-9)。气体扩散速率与呼吸膜的厚度成反比。呼吸膜虽然有6层结构,但很薄,总厚度平均约0.6 μm,有的部位仅有0.2 μm,气体非常容易通过呼吸膜扩散。另外,整个肺的呼吸膜面积非常大(70 m²),而肺的毛细血管总血量却只有60~140 mL,因此,血液层很薄,有利于气体交换。肺毛细血管的直径非常细小,平均只有5 μm,红细胞需要挤过肺毛细血管,因此,红细胞膜通常能够接触到毛细血管壁,O_2、CO_2几乎不需要经过血浆层就可以到达红细胞或进入肺泡,因为扩散距离短,交换速度也快。任何使呼吸膜增厚或气体扩散距离增加的疾病都会影响气体扩散速率,影响肺换气,如肺炎、肺水肿、肺纤维化和尘肺等。运动时,血流速度加快导致气体在肺部的交换时间缩短,这时呼吸膜的厚度或扩散距离的改变就会更加显著地影响肺换气。

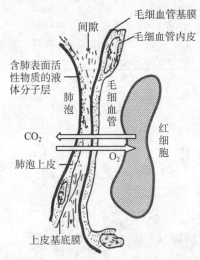

图5-9 呼吸膜结构示意图

2. 呼吸膜的面积

气体扩散速率与扩散面积成正比。正常成年人两肺约有3亿个肺泡,总扩散面积约70 m²,安静状态下,呼吸膜面积约40 m²,由此可见,肺的呼吸膜具有很大的储备面积。运动时,肺毛细血管开放数量和程度增加可增大扩散面积,而肺不张、肺实变、肺气肿、肺毛细血管关闭和阻塞则使扩散面积减小。

3. 通气/血流比值

通气/血流比值(ventilation/perfusion ratio)是指每分肺泡通气量(V_A)和每分肺血流量(Q)的比值,正常人在安静时的 V_A/Q 为 $4.2/5.0=0.84$,此时两者最匹配,肺换气效率最高(见图 5-10B)。当 $V_A/Q<0.84$ 时,意味着通气不足,血流相对过多,混合静脉血得不到充分的气体更新,相当于发生了功能性动-静脉短路。支气管痉挛或阻塞时,肺血流量虽然正常,但是由于出现通气不良而不能充分进行气体交换,因此,换气效率低下(见图 5-10A)。当 $V_A/Q>0.84$ 时,意味着通气过度或肺血流相对不足,部分肺泡气不能与血液进行充分交换,肺泡无效腔增大,气体交换效率也会降低。这种情况多见于部分肺泡血流量减少的情况,例如,部分肺血管栓塞(见图 5-10C)。由此可见,从换气效率的角度来看,V_A/Q 比值为 0.84 时是最佳状态,过高或过低都会使换气效率降低。

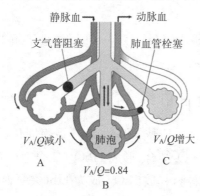

图 5-10 通气/血流比值(V_A)变化示意图

三、组织换气

组织换气的机制和影响因素与肺换气相似,不同之处在于气体的交换发生于液相(血液、组织液和细胞内液)介质之间,而且随细胞内氧化代谢的强度和组织血流量的多少而改变。若血流量不变,组织代谢增强,则组织液中的 PO_2 降低,PCO_2 升高;若组织代谢率不变,血流量增多,则组织液中的 PO_2 升高,PCO_2 降低。

由于组织内 PO_2(可低至 30 mmHg)低于动脉血的 PO_2(可高达 50 mmHg),组织内 PCO_2 高于动脉血中的 PCO_2,因此,O_2 由血液向组织扩散,CO_2 则由组织向血液扩散。经气体交换后,动脉血变成静脉血(见图 5-8)。

第三节 气体在血液中的运输

由肺泡扩散入血液的 O_2 通过血液循环运送到全身组织、细胞。同样,组织、细胞代谢产生的 CO_2 扩散入血液后也通过血液循环运送到肺泡并排出体外。气体运输沟通内呼吸与外呼吸,是实现呼吸功能必不可少的一个重要环节。

O_2 和 CO_2 均以物理溶解和化学结合两种形式进行运输。物理溶解量很少,但它是化学结合或释放的先决条件。气体必须先溶解于血液中才能进行化学结合;结合状态的气体也要先解离成溶解状态才能释放出血液。体内物理溶解与化学结合的气体总是处在动态平衡中(见表5-4)。

表 5-4 血液 O_2 和 CO_2 的含量(mL/L 血液)

	O_2			CO_2		
	物理溶解	化学结合	合计	物理溶解	化学结合	合计
动脉血	3.0	200.0	203.0	25.0	464.0	489.0
静脉血	1.0	152.0	153.0	29.0	500.0	529.0

一、氧的运输

血液中溶解的 O_2 量极少,仅约 1.5% O_2 以物理溶解的形式运输,其余 98.5% 则以化学结合的形式运输。

(一)氧与血红蛋白的结合

血红蛋白与 O_2 的结合反应快、可逆,不需要酶催化,受 PO_2 影响。当血液流经 PO_2 高的肺部时,Hb 与 O_2 结合,形成 HbO_2(氧合血红蛋白)。当血液流经 PO_2 低的组织时,HbO_2 迅速解离,释放出 O_2,成为 Hb(去氧血红蛋白)。

$$Hb + O_2 \underset{PO_2 \downarrow}{\overset{PO_2 \uparrow}{\rightleftharpoons}} HbO_2$$

1 分子 Hb 可结合 4 分子 O_2,成年人 Hb 的分子量为 64458,因此,在 100% O_2 饱和状态下,1 g Hb 可结合的最大 O_2 量为 1.39 mL。由于正常红细胞含有少量不能结合 O_2 的高铁 Hb,因此,1 g Hb 实际结合的 O_2 量约为 1.34 mL。100 mL 血液中 Hb 所能结合的最大 O_2 量,称为 Hb 氧容量,而 100 mL 血液中 Hb 实际结合的 O_2 量,称为 Hb 氧含量。Hb 氧饱和度是指氧含量占氧容量百分比。Hb 氧容量、Hb 氧含量和 Hb 氧饱和度可分别视为血氧容量(oxygen capacity of blood)、血氧含量(oxygen content of blood)和血氧饱和度(oxygen saturation of blood)。HbO_2 呈鲜红色,Hb 呈紫蓝色。当 100 mL 血液中去氧血红蛋白含量超过 5 g 时,皮肤、黏膜呈暗紫色,这种现象称为发绀。发绀提示机体缺氧。但机体 CO 中毒时,CO 与血红蛋白的亲和力比 O_2 大 250 倍,CO 与血红蛋白结合形成一氧化碳血红蛋白(HbCO),机体呈现樱桃红色,虽有缺氧但并不出现发绀。

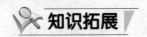
知识拓展

发绀是缺氧的一个显著标志,但有时缺氧的严重程度与发绀程度并不成正比。例如,严重贫血患者虽然存在缺氧症状,但由于 Hb 含量过少,毛细血管床血液中去氧 Hb 含量达不到 50 g/L,因此,不会出现发绀;相反,患有高原性红细胞增多症的患者虽然不存在缺氧症状,但因为 Hb 总量过多,以致毛细血管床血液中去氧 Hb 的含量可高达 50 g/L 以上,所以,出现发绀。

(二)氧解离曲线

氧解离曲线(oxygen dissociation curve)是表示血液 PO_2 与 Hb 氧饱和度关系的曲线,也称为氧合血红蛋白解离曲线(oxyhemoglobin dissociation curve)。曲线呈 S 型,可分为上、中、下三段(见图 5-11)。

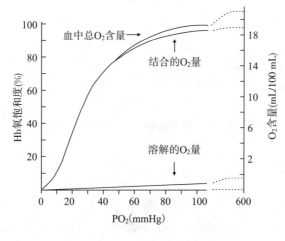

图 5-11 氧解离曲线

氧解离曲线的上段相当于 PO_2 为 60~100 mmHg 时的 Hb 氧饱和度,其特点是比较平坦,表明在此范围内 PO_2 对 Hb 氧饱和度或血氧含量影响不大。只要动脉血 PO_2 不低于 60 mmHg,Hb 氧饱和度仍能维持在 90% 以上,血液仍可携带足够量的 O_2,不致引起明显的低氧血症。

氧解离曲线的中段相当于 PO_2 为 40~60 mmHg 时的 Hb 氧饱和度,其特点是曲线较陡,表明在此范围内 PO_2 稍有下降,Hb 氧饱和度、血氧含量就下降很多,因而能释放出大量的 O_2。

氧解离曲线的下段相当于 PO_2 为 15~40 mmHg 时的 Hb 氧饱和度,其特点是最为陡直,组织活动增强时对氧的利用加速,组织中的 PO_2 可降低到 15 mmHg,促使 HbO_2 进一步解离,满足组织活动增强时对 O_2 的需要。

影响 O_2 运输的因素主要包括血液 pH 和 PCO_2、温度、2,3-二磷酸甘油酸(2,3-DPG)(见图 5-12)。pH 降低或 PCO_2 升高使氧解离曲线右移,Hb 与氧的亲和力降低,有利于 O_2 释放,活动组织从血液中获取更多的 O_2;反之,氧解离曲线左移,有利于血红蛋白在肺组织与 O_2 结合。温度升高使 Hb 对 O_2 的亲和力降低,曲线右移,可解离更多的 O_2 供组织利用;温度下降时则相反。肌肉运动时,肌肉温度升高促使 HbO_2 释放更多的 O_2;低温麻醉时,低温降低组织耗氧量,但 HbO_2 释放 O_2 也显著减少。慢性缺氧、贫血、高山缺氧时,2,3-DPG 生成增多,氧解离曲线右移,有利于释放更多的 O_2 供组织利用;长期储存的血液中 2,3-DPG 生成减少,氧解离曲线左移,O_2 不易解离。

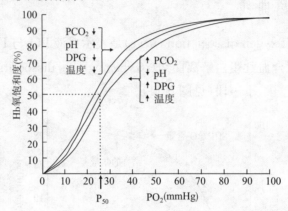

图 5-12 氧解离曲线与主要影响因素

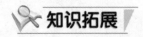

一氧化碳(CO)中毒

CO 与 Hb 结合后,占据 Hb 与 O_2 的结合位点,HbO_2 下降。CO 与 Hb 亲和力是 O_2 的 250 倍,意味着在 PCO 很低的情况下,CO 就可以从 HbO_2 中取代 O_2,并阻断其结合位点。此外,CO 还有一种极为有害的效应,即当 CO 与 Hb 分子中某个血红素亚基结合后,将增加余下 3 个血红素亚基对 O_2 的亲和力,使氧解离曲线左移,妨碍 O_2 的解离。所以,CO 中毒既妨碍 Hb 与 O_2 结合,又妨碍对 O_2 的解离,其危害极大。

二、二氧化碳的运输

血液中的 CO_2 也以物理溶解和化学结合两种形式运输。化学结合的 CO_2 主要是碳酸氢盐和氨基甲酸 Hb。物理溶解的 CO_2 约占总运输量的 5%,化学结合的 CO_2 占 95%。化学结合中以碳酸氢盐形式运输的 CO_2 占 88%,以氨基甲酸血红蛋白形式运输的 CO_2 占 7%。

(一)碳酸氢盐的运输形式

组织细胞的 CO_2 扩散到血浆,溶解于血浆后迅速扩散入红细胞,在碳酸酐酶作用下,CO_2 与 H_2O 结合形成 H_2CO_3,H_2CO_3 又迅速解离成 H^+ 和 HCO_3^-。红细

胞内生成的 HCO_3^- 除了小部分与细胞内的 K^+ 结合成 $KHCO_3$ 外，大部分扩散到血浆中与 Na^+ 结合生成 $NaHCO_3$，与此同时血浆中的 Cl^- 向细胞内转移，使红细胞内外保持电荷平衡，这一现象称为氯转移。红细胞中生成的 HCO_3^- 与血浆中的 Cl^- 互换，可避免 HCO_3^- 在组织细胞内堆积，有利于 CO_2 的运输。红细胞对正离子的通透性极小，在以上反应中，H_2CO_3 解离出的 H^+ 不能伴随 HCO_3^- 外移，而与 HbO_2 结合成 HHb，同时释放 O_2（见图5-13）。由此可见，进入血浆中的 CO_2 最后主要以 $NaHCO_3$ 的形式在血浆中运输。

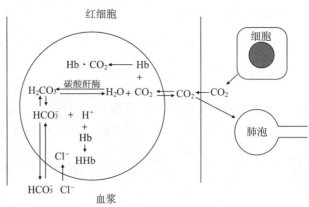

图5-13　CO_2 在血液中的运输示意图

上述反应是完全可逆的，其方向取决于 PCO_2 的高低。在肺部，由于肺泡气 PCO_2 低于静脉血 PCO_2，因此，上述反应向相反的方向进行，以 HCO_3^- 形式运输的 CO_2 逸出，扩散到肺泡被呼出体外。

（二）以氨基甲酰血红蛋白的形式运输

大约7% CO_2 与 Hb 的氨基结合生成氨基甲酰血红蛋白（$HHbNHCOOH$），这一反应无需酶的催化，反应迅速，可逆，如下式所示：

$$HbNHO_2 + H^+ + CO_2 \underset{\text{肺部}}{\overset{\text{组织}}{\rightleftharpoons}} HHbNHCOOH + O_2$$

这一反应的主要调节因素是氧合作用。由于氧合血红蛋白（HbO_2）与 CO_2 的结合能力小于去氧血红蛋白（Hb），因此，在组织，部分 HbO_2 解离、释放 O_2，Hb 增多促进 $HHbNHCOOH$ 的生成，一部分 CO_2 就以 $HHbNHCOOH$ 形式运输到肺部；在肺部，HbO_2 的生成增加促使 $HHbNHCOOH$ 释放 CO_2。另外，溶解在血浆中的 CO_2 也可与血浆蛋白的游离氨基结合，以氨基甲酰血红蛋白的形式进行运输，但其量非常少。

第四节 呼吸运动的调节

呼吸运动是呼吸肌的一种节律性舒缩活动,是整个呼吸过程的基础,其节律起源于呼吸中枢。呼吸运动的深度和频率可因体内外环境的改变而发生相应改变,以适应机体代谢的需求。例如,运动时代谢增强,为机体获得更多的 O_2,排出更多的 CO_2,呼吸运动加深、加快而使肺通气量增大。另外,机体在完成其他某些功能活动(如唱歌、说话、吞咽、咳嗽反射与喷嚏反射等)时,呼吸运动也必须与这些功能活动相协调。

一、呼吸中枢与呼吸节律的形成

在中枢神经系统内产生和调节节律性呼吸运动的神经元群称为呼吸中枢(respiratory center),它分布在大脑皮质、间脑、脑桥、延髓和脊髓等部位。

(一)呼吸中枢

1. 脊髓

支配呼吸肌的运动神经元位于脊髓中,胞体在第 3~5 颈段脊髓前角(支配膈肌)和胸段脊髓前角(支配肋间肌和腹肌)。呼吸肌在相应脊髓前角运动神经元的支配下,发生节律性收缩和舒张,引起呼吸运动。在动物实验中,若在延髓和脊髓间横切,则会导致呼吸运动立即停止。这一现象说明,脊髓的呼吸运动神经元只是联系高位呼吸中枢和呼吸肌的中继站,而不能产生呼吸节律。另外,脊髓在一些呼吸反射活动的初级整合中也可能发挥一定的作用。

2. 延髓呼吸中枢

延髓是调节呼吸活动的基本中枢,它如果受到损伤,呼吸就会停止。延髓呼吸神经元主要集中在背侧和腹侧两组神经核团内,分别称为背侧呼吸组(dorsal respiratory group,DRG)和腹侧呼吸组(ventral respiratory group,VRG),每个区域均含有吸气神经元和呼气神经元,还存在跨时相神经元。背侧呼吸组大多数属于吸气神经元,主要作用是使吸气肌收缩而引起吸气;腹侧呼吸组含有多种类型的呼吸神经元,其主要作用是使呼气肌收缩而引发主动呼气。

3. 脑桥呼吸中枢

脑桥内呼吸神经元主要集中在脑桥前端背外侧部的臂旁内侧核和 Kölliker-Fuse 核,两者合称为 PBKF 核群,它主要为吸气-呼气神经元,与延髓呼吸神经元之间存在广泛的双向联系。在动物实验中观察到,若在中脑和脑桥之间横断脑干,则呼吸节律无明显变化(见图 5-14D);若在延髓和脊髓之间横切,则呼吸运动停止(见图5-14A);若在脑桥上、中部间横切,则动物的呼吸运动变深、变慢(见图5-14C),如果再切断双侧迷走神经,吸气时间将大大延长;若再在脑桥和延髓之间横切,则出现一种不规则的呼吸节律,即喘息样呼吸(见图5-14B)。这些实验现象说明,延髓能够产生一定节律的呼吸运动,而脑桥有调整延髓呼吸神经元活动的结构,通常称为呼吸调整中枢。因此,便形成了三级呼吸中枢学说,即延髓存在喘息中枢并产生最基本的呼吸节律;脑桥下部有长吸中枢,对吸气活动产生易化作用;脑桥上部有呼吸调整中枢,对长吸中枢产生抑制作用,三者共同作用,能够产生并维持正常的呼吸节律。

4. 上位脑

呼吸运动也受上位脑,如大脑皮层、边缘系统和下丘脑等影响,尤其是大脑皮层对呼吸运动的控制作用很强。人在清醒时能随意改变呼吸频率与深度,例如,唱歌、说话、哭笑、吞咽和排便等动作都要与呼吸运动配合。呼吸运动受随意调节系统和非随意调节系统的双重调节,大脑皮层是随意呼吸调节系统,低位脑干则为非随意自主呼吸调节系统。临床上可见随意呼吸和自主呼吸相分离的现象。当低位脑干或者自主呼吸通路受损时,自主节律性呼吸运动会出现异常甚至停止,患者清醒时仍可进行随意呼吸,一旦入睡失去自主意识,呼吸运动就会停止,必须依靠人工呼吸机来维持肺通气;而当相应大脑皮层运动区或皮层脊髓束受损时,患者可进行自主呼吸,但不能完成对呼吸运动的随意调节。

总之,中枢神经系统对呼吸的调控作用是通过各级呼吸神经元群即各级呼吸中枢的共同协调实现的。延髓呼吸神经元能够产生基本的呼吸节律,是呼吸的基本中枢所在的部位;脑桥呼吸调整中枢可使呼吸节律更加完善;而大脑皮层能够随意控制呼吸运动,使呼吸调节更具有适应性。

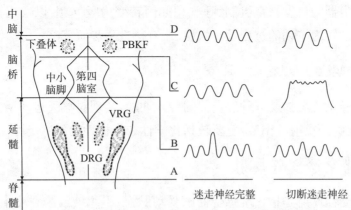

图5-14 脑干内呼吸核团和在不同平面横断脑干后呼吸的变化(脑干背侧面)

(二)呼吸节律的形成

关于呼吸节律形成的假说众多,当前最为流行的是局部神经元回路反馈控制假说(见图5-15)。此假说认为,延髓有一个中枢吸气活动发生器(延髓背侧呼吸组)和由多种呼吸神经元构成的吸气切断机制。中枢吸气活动发生器产生自发兴奋时,其冲动可以沿轴突传出至脊髓吸气运动神经元而引发吸气动作。如图5-15所示,吸气发生器的兴奋可通过三条途径引起吸气切断机制兴奋:①加强脑桥呼吸调整中枢的活动;②增加肺牵张感受器的传入冲动;③直接兴奋吸气的切断机制。吸气切断机制被激活后,以负反馈形式终止中枢吸气活动发生器的活动,从而使吸气转变为呼气。

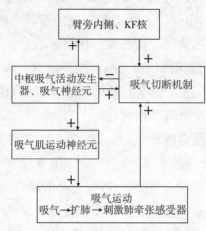

图 5-15 呼吸节律形成假说

这一假说解释了平静呼吸时,吸气相向呼气相转换的可能机制,但关于中枢吸气活动发生器的自发兴奋机制、呼气相如何转变为吸气相,以及用力呼吸时呼气如何由被动转为主动的过程及其机制,还有待进一步研究。

二、呼吸的反射性调节

中枢神经系统可接受各种感受器的传入冲动,实现对呼吸运动反射性的调节过程,称为呼吸的反射性调节,主要包括化学性和机械性两类感受性反射调节。

(一)化学感受性反射

化学感受性反射是指化学感受器感受动脉血、组织液或脑脊液中的 O_2、CO_2 和 H^+ 水平变化对呼吸的反射性调节。

1. 化学感受器

化学感受器(chemoreceptor)是指适宜刺激是 O_2、CO_2 和 H^+ 等化学物质的感受器。根据化学感受器所在部位不用,可分为外周化学感受器和中枢化学感受器。

(1)外周化学感受器 它位于颈动脉体和主动脉体,参与呼吸调节的主要是颈动脉化学感受器,主动脉化学感受器则在循环调节方面较为重要。外周化学感受器的适宜刺激是动脉血 PO_2 降低及 PCO_2 或 H^+ 浓度升高,冲动分别经窦神经(舌咽神经的分支,分布于颈动脉体)和迷走神经(分支分布于主动脉体)传入延髓孤束核,反射性引起呼吸加深、加快。

(2)中枢化学感受器 它位于延髓腹外侧的浅表部位,适宜刺激是脑脊液中 H^+ 浓度的变化。血液中的 CO_2 易通过血脑屏障进入脑脊液,在碳酸酐酶作用下与水反应形成碳酸,碳酸解离出 H^+,使中枢化学感受器细胞外液中的 H^+ 浓度升高,从而刺激中枢化学感受器而引起兴奋。由于血液中的 H^+ 不易透过血脑屏障,因此,血液 pH 的变化对中枢化学感受器的刺激作用较弱,也较缓慢。中枢化学感受器对缺氧刺激不敏感。

2. CO_2、H^+ 和低氧对呼吸的调节

(1)CO_2 对呼吸运动的调节 CO_2 是调节呼吸运动最重要的生理性因素。血液中保持一定浓度的 CO_2 是正常呼吸活动的必要条件,过度通气导致呼吸暂停就是因为 CO_2 排出过多而导致血液中 CO_2 浓度降低。适当地增加吸入气中的 CO_2 浓度,可通过增强呼吸运动而使肺通气量增加。但血液 PCO_2 过高可抑制中枢神经系统包括呼吸中枢活动,从而引起呼吸困难、头昏、头痛,甚至昏迷,出现 CO_2 麻醉的情况。由此可见,在一定范围内,动脉血 PCO_2 升高可使呼吸运动加深、加快,但超过一定限度则起抑制作用。

CO_2 刺激呼吸运动有两条途径:①刺激中枢化学感受器(为主)。CO_2 通过血脑屏障进入脑脊液,在碳酸酐酶作用下与水反应形成碳酸,碳酸解离出 H^+,使脑脊液中 H^+ 浓度升高,刺激中枢化学感受器,从而兴奋呼吸中枢,使呼吸加深、加快;②刺激外周化学感受器。动脉血 PCO_2 升高可兴奋外周化学感受器,冲动经窦神经上传,兴奋呼吸中枢,使呼吸加深、加快。

(2)H^+ 对呼吸运动的调节 当动脉血中 H^+ 浓度升高时(如呼吸性或代谢性酸中毒),呼吸运动加深、加快,肺通气量增加。相反,当动脉血中 H^+ 浓度降低时(如呼吸性或代谢性碱中毒),呼吸运动受到抑制,肺通气量减少。H^+ 对呼吸运动的调节是通过刺激外周化学感受器和中枢化学感受器实现的。H^+ 不易通过血脑屏障,动脉血中 H^+ 主要通过刺激外周化学感受器来调节呼吸,它对中枢化学感受器的刺激作用很弱,而脑脊液中的 H^+ 才是中枢化学感受器最有效的刺激物。

(3)低氧对呼吸运动的调节 当吸入气 PO_2 降低(如初上高原)及肺通气或肺换气功能障碍时,动脉血中 PO_2 降低,导致呼吸运动加深、加快,肺通气量增加;反之,肺通气量减少。通常动脉血 PO_2 下降到 80 mmHg 以下时,肺通气量才会出现明显增加。由此可见,动脉血 PO_2 的变化对正常呼吸运动调节的作用不大,只有当机体严重缺氧时才有重要意义。另外,严重肺心病、肺气肿的患者因肺换气功能发生障碍,导致慢性缺氧和 CO_2 潴留,长时间的 CO_2 潴留会使中枢化学感受器对 CO_2 的刺激作用出现适应,但外周化学感受器对低氧的适应很慢,在这种情况下,低氧对外周化学感受器的刺激成为驱动呼吸运动的主要刺激因素。此时,如果给患者吸入纯氧,就可能由于解除了低氧的刺激作用而引起呼吸抑制,因此,应该采取低浓度持续给氧。

低氧对呼吸运动的刺激完全是通过外周化学感受器实现的。切断动物外周化学感受器的传入神经后,急性低氧对呼吸运动的刺激效应就会完全消失。但低氧对呼吸中枢有直接抑制作用。当轻中度缺氧时,低氧对外周化学感受器的兴奋作用可对抗对呼吸中枢的直接抑制作用,表现为呼吸运动加深、加快。严重缺氧时,缺氧对呼吸中枢的直接抑制作用大大加强,引起呼吸中枢的抑制。

综上所述,当血液 PCO_2 升高、PO_2 降低、H^+ 浓度升高时,分别有兴奋呼吸的作用,尤其是 PCO_2 升高的兴奋作用最为显著。但在整体情况下,不会出现单一因素发挥作用,往往是三种因素同时存在,其结果对呼吸的刺激作用来说既可能因为相互总合而加大,也可能因为相互抵消而减弱。例如,当血液中 PCO_2 增高时,血液中 H^+ 浓度也会增高,两者共同作用的结果是使兴奋呼吸的作用增强;而当血液中 H^+ 浓度增加时,呼吸增强导致肺通气量增大,CO_2 排出增多,血中 PCO_2 下降,从而抵消部分 H^+ 兴奋呼吸的作用;血液中 PO_2 下降时,因肺通气量的增加使 CO_2 排出过多,结果导致血液中 PCO_2 和 H^+ 浓度降低,使低氧对呼吸的兴奋作用大大减弱。所以,临床上必须对各种化学因素引起的呼吸变化作出全面分析,找出主要矛盾并予以处理,才能获得良好的治疗效果。

(二)机械感受性反射

1. 肺牵张反射

由肺扩张或萎陷引起的吸气抑制或兴奋的反射称为肺牵张反射(pulmonary stretch reflex),又称为黑-伯反射(Hering-Breuer reflex),包括肺扩张反射和肺萎陷反射两种。

(1)肺扩张反射 肺扩张反射(pulmonary inflation reflex)是肺扩张时抑制吸气活动的反射。牵张感受器位于从气管到细支气管的平滑肌中,牵张感受器的传入神经是迷走神经中的有髓神经纤维。当呼吸道由肺扩张牵拉而随之扩张时,牵张感受器兴奋,冲动经迷走神经传入延髓,经延髓和脑桥呼吸中枢的作用,促使吸气转换为呼气。肺扩张反射的意义在于加速吸气向呼气转换,从而使呼吸频率加快。一些病理情况如肺水肿、肺充血和肺炎等,由于肺顺应性降低导致肺不宜扩张,吸气时对牵张感受器的刺激作用增强而使传入冲动增加,因此,导致这一反射活动增强并使呼吸变浅、变快。

(2) **肺萎陷反射** 肺萎陷反射(pulmonary deflation reflex)是肺萎陷时增强吸气活动或促进呼气转换为吸气的反射。该反射在较大程度的肺萎陷时才出现,对防止呼气过度和肺不张有一定意义,在平静呼吸调节中的意义不大。

2. 呼吸肌的本体感受性反射

呼吸肌的本体感受性反射是呼吸肌本体感受器传入的冲动引起的对呼吸运动的反射活动,其感受器是肌梭。当肌肉受牵张刺激时,肌梭兴奋,冲动经背根传入脊髓中枢,反射性地引起受牵张的肌肉收缩。呼吸肌通过本体感受性反射使呼吸增强,但在平静呼吸时,这一反射活动并不明显。运动或呼吸阻力增大时,肌梭受到较强的刺激,可反射性地引起呼吸肌收缩加强。呼吸肌本体感受性反射的意义是随着呼吸肌负荷的增加而相应地加强呼吸运动,这在克服气道阻力上发挥重要作用。

(三)防御性呼吸反射

当呼吸道黏膜受刺激时,可引起一系列对人体有保护作用的呼吸反射,称为防御性呼吸反射,它主要包括咳嗽反射和喷嚏反射等。咳嗽反射是常见的重要防御反射,感受器位于喉、气管和支气管的黏膜中,能够接受机械刺激或化学刺激,兴奋经迷走神经传入延髓,引起一系列协调且有序的反射效应。咳嗽时先深吸气,继之声门关闭,随后呼吸肌强烈收缩导致肺内压升高,然后声门突然打开,气体快速由肺内冲出,同时将肺及呼吸道内异物或分泌物排出。正常的咳嗽反射对呼吸道具有清洁作用,但是剧烈或频繁的咳嗽对人体不利。喷嚏反射是由鼻黏膜受到刺激而引起的,传入神经为三叉神经,其动作与咳嗽反射相似,不同的是腭垂下降,舌压向软腭,使得肺内气体从鼻腔冲出,可清除鼻腔中的异物。

小 结

1. 呼吸是机体与外界环境之间进行气体交换的过程,包括肺通气、肺换气、气体在血液中的运输和组织换气四个阶段。

2. 肺与外界环境之间进行气体交换的过程称为肺通气,实现肺通气的直接动力是肺内压与大气压之间的压力差,原始动力是呼吸运动。

3. 胸膜腔是一个密闭的腔隙,其压力总是低于大气压,因此,称为胸膜腔负压。胸膜腔负压主要是由肺回缩压决定的,并随呼吸过程的变化而变化,吸气时,肺扩张,回缩压增大,胸膜腔负压也增大;呼气时,肺缩小,回缩压减小,胸膜腔负压也减小。胸膜腔负压存在的生理意义是防止肺萎陷,增加静脉血和淋巴液的回流。

4. 肺通气的阻力包括弹性阻力和非弹性阻力,其中弹性阻力的1/3来自于肺弹性纤维的弹性回缩力;2/3来自于肺泡表面液体层所形成的表面张力。

5. 评价肺通气功能的指标包括肺容积(潮气量、补吸气量、补呼气量和余气量)和肺容量(深吸气量、功能余气量、肺活量和用力呼气量)。

6. 无效腔是指从鼻到肺泡之间无气体交换功能的管腔,它包括解剖无效腔和肺泡无效腔两部分。

7. 影响肺换气的因素包括呼吸膜的厚度、呼吸膜的面积和通气/血流比值。

8. 气体在血液中的运输主要有物理溶解和化学结合两种形式。氧主要与血红蛋白结合,而二氧化碳主要以碳酸氢盐的形式进行运输。

9. 延髓是调节呼吸活动的基本中枢;脑桥是呼吸调节中枢;呼吸运动还受大脑皮层、边缘系统和下丘脑等上位脑的影响。

10. 呼吸的反射性调节包括化学感受性和机械感受性呼吸反射,其中,氧分压降低、二氧化碳分压升高和氢离子浓度升高可使呼吸运动加深、加快。

思考题

1. 名词解释:肺活量,用力呼气量,肺通气量,肺泡通气量,通气/血流比值。
2. 试述胸膜腔内负压的形成及其生理意义。
3. 试述肺弹性阻力的来源及肺表面活性物质的生理作用。
4. 试述肺换气的主要影响因素。
5. 试分析氧离曲线的特点和生理意义。
6. 试述动脉血二氧化碳分压、氧分压和氢离子浓度变化对呼吸运动的影响。

(杜 鹃)

第六章 消化与吸收

> **学习目标**
> 1. 掌握：消化与吸收的概念，消化道的神经支配，胃肠激素的概念，胃液的成分及作用，胃液分泌的途径及特点，刺激胃液分泌的内源性物质和抑制胃液分泌的物质，胃的运动形式，胃的排空，胰液成分及作用，胰液分泌的调节，小肠的运动，三大营养物质吸收的方式及途径。
> 2. 熟悉：胆汁的成分及作用，小肠液的成分及作用，小肠运动的调节。
> 3. 了解：口腔内消化，大肠内消化，排便反射。

人类吃的食物营养丰富，主要含有淀粉、蛋白质、脂肪、水、维生素和无机盐六大类营养物质。在这六大类营养物质中，水、维生素和无机盐可以被机体直接吸收，而淀粉、蛋白质和脂肪等大分子物质必须被消化成小分子物质后才能被吸收。机体对食物的消化和吸收是通过消化系统来实现的，消化和吸收为机体的新陈代谢提供足够的营养物质和能量。

淀粉、蛋白质和脂肪这些大分子物质在消化道内被加工成可吸收的小分子物质的过程称为消化（digestion），可分为机械性消化（mechanical digestion）和化学性消化（chemical digestion）两个过程。机械性消化是指通过消化道平滑肌的收缩和舒张将食物磨碎，并使其与消化液充分混合，同时，把食物不断向消化道远端推送的过程。化学性消化是指通过消化酶的作用，将食物中的大分子物质分解为小分子物质的过程。这两个过程是同时进行且密切配合的。

消化后的小分子物质以及水、无机盐和维生素通过消化道黏膜，进入血液和淋巴循环的过程，称为吸收（absorption）。未被消化的食物残渣形成粪便而被排出体外。

消化和吸收是两个相辅相成、紧密联系的过程。消化系统除了具有消化和吸收的功能外，还具有强大的内分泌功能和免疫功能。

第一节 概 述

一、消化道平滑肌的生理特性

在整个消化道中，除口腔、咽、食道上端和肛门外括约肌为骨骼肌外，其余部分肌肉均由平滑肌构成。消化道平滑肌具有节律性、兴奋性、传导性和收缩性，但同时又具有其自身的特点。

(一)消化道平滑肌的一般生理特性

1. 自动节律性

消化道平滑肌在无外来刺激情况下能够自动产生节律性的收缩，但其节律性远不如心肌规则。

2. 伸展性

消化道平滑肌具有很强的伸展性。例如，在进食时，胃能够进行容受性舒张，使其能容纳几倍于原初容积的食物且不发生明显的压力变化，这一特性具有重要的生理意义。

3. 兴奋性低

消化道平滑肌的兴奋性比骨骼肌的兴奋性低，收缩缓慢。

4. 紧张性收缩

消化道平滑肌经常处于持续微弱的收缩状态，称为紧张性收缩。这种紧张性有利于消化道维持一定的位置和形状，并使消化道管腔内保持一定的基础压力。消化道平滑肌的各种运动都是在紧张性收缩的基础上进行的。

5. 对某些理化刺激敏感

消化道平滑肌对电刺激、针刺和切割刺激不敏感，但对缺血、牵张、化学和温度刺激特别敏感。

(二)消化道平滑肌的电生理特性

消化道平滑肌的电活动比较复杂，主要有三种电活动形式，即静息电位、慢波电位和动作电位。

1. 静息电位

消化道平滑肌细胞的静息电位为 $-60 \sim -50$ mV，主是由 K^+ 外流形成，Na^+、Ca^{2+}、Cl^- 以及生电性钠泵的活动也参与静息电位的形成。消化道平滑肌细胞的静息电位不太稳定,且有较大波动。

2. 慢波电位

消化道平滑肌细胞在静息电位的基础上能自发产生一种缓慢的有一定节律的自动去极化,称为慢波(slow wave),波幅为 5~15 mV,持续时间约数秒。由于慢波控制着肌肉收缩的频率,因此,又称为基本电节律(basal electric rhythm, BER)。在消化道的不同部位,BER 不同:胃约为 3 次/分,十二指肠为 11~12 次/分,回肠末端为 8~9 次/分。

慢波是肌源性的,一般认为慢波起源于环行肌和纵行肌之间的 Cajal 细胞。Cajal 细胞是一种兼有成纤维细胞和平滑肌细胞特性的间质细胞,它与两层平滑肌细胞均形成紧密的缝隙连接,Cajal 细胞产生慢波后可将慢波以电紧张形式扩布到纵行肌和环行肌,引起平滑肌自动去极化,从而产生节律性电活动。目前,人们把 Cajal 细胞看作胃肠运动的起搏细胞。以往认为,慢波本身不能引起肌肉收缩,在慢波基础上产生的动作电位才能引起肌肉收缩。现在认为,平滑肌细胞存在两个临界膜电位,即机械阈和电阈,慢波去极化不到机械阈不能引起肌肉收缩;慢波去极化超过机械阈可引起肌细胞收缩,且肌肉收缩幅度与慢波幅度成正比,此时并无动作电位的产生;当慢波去极化达到电阈时,则引起动作电位的产生,收缩幅度会进一步加强,产生的动作电位数目越多,肌肉收缩幅度越大(见图 6-1)。

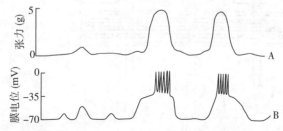

A. 消化道平滑肌收缩曲线;B. 消化道平滑肌细胞的慢波电位和动作电位

图 6-1 慢波、动作电位及肌肉收缩关系

关于慢波产生的离子基础,目前尚不十分清楚,这可能与细胞膜上的钠泵活动的周期性减弱或停止有关。当钠泵活动暂时受到抑制时,静息电位便发生去极化;当钠泵活动恢复时,膜电位又回到原来水平。钠泵活动受哇巴因抑制后,消化道平滑肌的慢波随即消失。

3. 动作电位

消化道平滑肌的动作电位是在慢波的基础上发生的,动作电位上升支由 Ca^{2+} 内流形成,下降支由 K^+ 外流形成。动作电位时程较长(10~20 ms),幅值较低。动作电位触发肌肉的收缩,在慢波上出现动作电位的数目越多,肌肉收缩的幅度越大(见图 6-1)。

慢波有时能引起肌肉收缩,但其幅度很低,且较少出现,因此,根据以上内容将慢波、动作电位和平滑肌收缩的关系简要归纳为:平滑肌在慢波的基础上产生动作电位,动作电位触发平滑肌收缩;收缩的张力与动作电位的数目呈正相关。因此,慢波是平滑肌收缩的起步电位,是收缩节律的控制波,它决定肌肉收缩的方向、节律和速度。

二、消化器官的神经支配及其作用

神经系统对消化系统功能的调节非常复杂。除口腔、咽部、食道上段肌肉及肛门外括约肌为骨骼肌受躯体运动神经支配外,其余部分均接受外来神经系统和内在神经系统的共同支配,这两个系统相互协调、相互配合,共同调节消化系统的功能(见图6-2)。

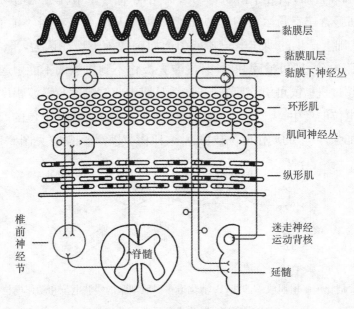

图6-2 消化系统的神经支配

(一)外来神经系统

外来神经系统是指支配内脏的自主神经系统,包括交感神经和副交感神经。消化器官受交感神经和副交感神经的双重支配。

1. 交感神经

从脊髓第5胸段至第2腰段侧角发出,经过腹腔神经节、肠系膜神经节或腹下神经节更换神经元后,节后神经纤维分布到内在神经元或直接支配胃肠平滑肌、血管平滑肌和胃肠道腺体。交感神经兴奋时,其节后神经末梢释放去甲肾上腺素,引起胃肠道运动的减弱和腺体分泌的减少,也可抑制由迷走神经或内在神经丛所引起的反射活动,例如,扩张小肠引起的肠蠕动反射可被交感神经所抑制。但引起消化道括约肌如胆总管括约肌、回盲括约肌和肛门内括约肌收缩,这一机制尚不清楚。

2. 副交感神经

支配消化道的副交感神经有迷走神经和盆神经。迷走神经发自延髓的迷走神经背核,支配食管下段、胃、小肠、结肠右 2/3 以及肝、胆囊和胰腺。盆神经起自脊髓骶段,支配远端结肠和直肠。绝大多数节前纤维进入消化道后,在内在神经系统换元,发出节后纤维支配腺细胞、上皮细胞和平滑肌细胞。当副交感神经兴奋时,节后神经末梢释放乙酰胆碱,引起胃肠运动增强和腺体分泌增加,但引起消化道括约肌舒张。副交感神经对内在神经元也有兴奋作用;还有少部分副交感神经节后纤维是非胆碱能、非肾上腺素能纤维,其末梢递质可能是肽类物质,如血管活性肠肽(VIP)、P 物质、脑啡肽或生长抑素等,这可能与平滑肌、血管等的舒张活动有关。

(二)内在神经系统

存在于食管中段至肛门的管壁内的两种神经丛组成消化管的内在神经系统。一种是位于黏膜下的黏膜下神经丛(submucosal plexus),另一种是位于环行肌与纵行肌之间的肌间神经丛(myenteric plexus)。它们由大量神经元组成,包括感觉神经元、运动神经元和中间神经元。通过纤维联系,使胃肠壁内的各种感受器和效应器形成复杂的神经网络,有人将其比喻为"肠脑",可独立完成局部反射活动。整体上,内在神经系统的活动又接受交感神经和副交感神经的调节。

三、消化道的分泌功能

消化道的分泌功能是通过消化腺来实现的。消化腺存在于消化道的不同部位,包括唾液腺、胃腺、肠腺、胰腺和肝等,每日分泌的消化液总量为 6~8 L,主要由水、酶、黏液以及各种电解质组成。

消化液的主要功能有:①稀释食物,使消化道内容物的渗透压与血浆渗透压相等;②为各种消化酶提供适宜的 pH 环境;③分解食物中的营养物质,使之成为可被吸收的小分子物质;④保护消化道黏膜,防止发生物理性和化学性损伤。

四、消化道的内分泌功能

消化道黏膜层内存在大量的内分泌细胞,由内分泌细胞分泌的激素统称为胃肠激素(gastrointestinal hormone),胃肠激素在化学结构上都是由氨基酸残基组成的肽类,相对分子质量大多在 5000 以内。

从胃到大肠的黏膜内,存在着40多种内分泌细胞(见表6-1),它们散在分布于胃肠黏膜层内,可分为开放型细胞和闭合型细胞。开放型细胞顶端有微绒毛伸入胃肠腔,可直接感受胃肠腔内食物成分和pH刺激而分泌激素;闭合型细胞无微绒毛,不直接接触胃肠腔,不能直接感受胃肠腔内食物成分和pH刺激,而是通过神经兴奋或局部化学物质的刺激而分泌激素。大多数内分泌细胞属于开放型细胞,少数属于闭合型细胞,无论是开放型细胞还是闭合型细胞,其分泌颗粒均位于基底部,激素分泌后进入组织液或血液。由于胃肠黏膜的面积大,所含的内分泌细胞数量巨大,其总数远远超过体内所有内分泌腺所含内分泌细胞的数量,因此,消化道不仅是消化器官,还是体内最大、最复杂的内分泌器官。

表6-1 消化道内分泌细胞的名称、分泌产物和分布部位

细胞名称	分泌产物	分布部位
A 细胞	胰高血糖素	胰岛
B 细胞	胰岛素	胰岛
D 细胞	生长抑素	胰岛、胃、小肠、结肠
G 细胞	促胃液素	胃窦、十二指肠
I 细胞	缩胆囊素	小肠上部
K 细胞	抑胃肽	小肠上部
Mo 细胞	胃动素	小肠
N 细胞	神经降压素	回肠
PP 细胞	胰多肽	胰岛、胰腺外分泌部、胃、小肠、大肠
S 细胞	促胰液素	小肠上部

G细胞分泌的促胃液素(gastrin)、S细胞分泌的促胰液素(secretin)和I细胞分泌的缩胆囊素(cholecystokinin,CCK)等对消化器官功能的影响都很大。

胃肠激素对胃肠道的运动和消化腺的分泌有着重要的调节作用,其作用体现在以下三个方面:

①调节消化道运动和消化腺的分泌。例如,促胃液素能促进胃液和胃蛋白酶的分泌、胃肠运动和胃肠上皮细胞生长;促胰液素能促进胰液和胆汁分泌并抑制胃酸分泌和胃肠运动;缩胆囊素能促进胆囊收缩及胆汁和胰液分泌。

②调节其他激素的释放。例如,抑胃肽有很强的刺激胰岛素分泌的作用;生长抑素可抑制促胃液素,从而引起胃液分泌减少。

③营养作用。有些胃肠激素具有刺激消化管组织的代谢和促进生长的作用,这种作用称为营养作用。例如,促胃液素能促进胃泌酸部位黏膜和十二指肠黏膜的生长,促进十二指肠黏膜DNA、RNA和蛋白质的合成。在临床上,切除胃窦的患者由于血清促胃液素水平下降,因而会导致胃黏膜萎缩;相反,患有胃泌素瘤的患者由于血清促胃液素水平很高,因而会伴有胃黏膜增生肥厚。

近年来研究发现,许多在胃肠道发现的肽类物质也存在于中枢神经系统内,

而原来认为只存在于中枢神经系统的神经肽也在胃肠道中被发现。这些双重分布的肽类物质统称为脑-肠肽(brain-gut peptide)。目前已知的脑-肠肽有促胃液素、神经降压素、生长抑素、缩胆囊素和P物质等。脑-肠肽概念的提出,揭示了神经系统和消化系统之间存在着密切的联系。

第二节 口腔内消化

当食物进入口腔时,就开始了消化的第一步,食物在口腔内停留的时间为15~20 s,通过咀嚼作用将食物变成食团,使唾液与食物充分接触,此时食物中的淀粉可被分解为麦芽糖。

一、唾液及其作用

人的口腔内有三对较大的唾液腺,分别为腮腺、颌下腺和舌下腺,还有许多散在的小唾液腺,其导管均开口于口腔黏膜,由这些唾液腺分泌的液体统称为唾液(saliva 或 salivary juice)。

(一)唾液的性质和成分

唾液是无色、无味、近于中性的低渗或等渗液体,pH值为6.6~7.1。正常人的唾液分泌量为每日1.0~1.5 L,其中水分占99%,还有少量的有机物、无机物和一些气体分子。有机物主要为唾液淀粉酶、溶菌酶、黏蛋白、免疫球蛋白(IgA、IgG、IgM)及激肽释放酶等;无机物有 Na^+、K^+、Cl^-、HCO_3^-、Ca^{2+} 和一些气体分子等,这些离子的浓度可随分泌速度的变化而变化。

(二)唾液的作用

唾液的生理作用包括:①湿润口腔和溶解食物,以利于咀嚼、吞咽和引起味觉;②消化作用。唾液淀粉酶可将食物中的淀粉初步分解为麦芽糖,食物进入胃后,唾液淀粉酶还能起作用,直至食团内 pH 降到 4.5 以下;③清洁和保护口腔。有害物质进入口腔,可引起唾液的大量分泌,从而中和、冲淡和清除这些有害物质,溶菌酶还有杀菌作用;④排泄作用。有些有害物质如铅、汞等可随着唾液分泌而排出体外,例如,铅中毒患者的牙龈上会出现蓝色线,汞中毒患者的牙龈上会出现棕色线,有些毒性很强的微生物如狂犬病毒、疱疹病毒和脊髓灰质炎病毒等也可从唾液排出,因此,要注意这些疾病可通过唾液传播;⑤其他作用。唾液中的激肽释放酶参与激肽的合成,能使局部血管舒张,唾液中的免疫球蛋白可直接对抗细菌,防止龋齿的生成。

(三)唾液分泌的调节

唾液的分泌完全是通过神经调节来完成的,包括非条件反射和条件反射。引起唾液分泌的感受器为口腔黏膜、舌以及咽部黏膜的机械性、化学性和温热性感受器,冲动经第Ⅴ、Ⅶ、Ⅸ、Ⅹ对脑神经传入至延髓的上涎核和下涎核,高位中枢在下丘脑、大脑皮质等处,传出冲动经第Ⅶ、Ⅸ对脑神经的副交感神经(为主)和交感神经到达唾液腺,引起唾液分泌。副交感神经兴奋引起唾液分泌的特点是量多、黏蛋白较少;交感神经兴奋引起唾液分泌的特点是量少、黏蛋白较多。食物对口腔、舌和咽部黏膜的机械性、化学性和温热性刺激引起的唾液分泌为非条件反射,食物的形状、颜色、气味以及对食物语言的描述引起的唾液分泌为条件反射,如"望梅止渴"等。

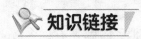

知识链接

望梅止渴

某年夏天,曹操率领部队去讨伐张绣,天气出奇地热,骄阳似火,部队在山道上行走。到了中午时分,士兵们走得越来越慢,衣服都湿透了,嗓子渴得冒烟,有几个体弱的士兵竟晕倒在路边。

曹操看行军的速度越来越慢,担心贻误战机,心里很是着急。他叫来向导,悄悄问他:"这附近可有水源?"向导摇摇头说:"泉水在山谷的另一边,要绕道过去还有很远的路程。"曹操想了一下说:"不行,时间来不及。"他看了看前面的树林,沉思了一会儿,对向导说:"你什么也别说,我来想办法。"只见他一夹马肚子,快速赶到队伍前面,用马鞭指着前方说:"士兵们,我知道前面有一大片梅林,那里的梅子又大又好吃,我们快点赶路,绕过这个山丘就到梅林了!"士兵们一听,仿佛已经把梅子吃到嘴里,精神大振,步伐加快了许多。

二、咀嚼

咀嚼(mastication)是由咀嚼肌群按一定顺序收缩并配合牙齿的咬切研磨而完成的节律性随意运动。咀嚼的主要作用是切割、磨碎、湿润食物,使食物与唾液充分混合,形成食团利于吞咽;使食物与唾液淀粉酶充分接触,初步消化淀粉;反射性地引起胃、胰腺、肝脏和胆囊等消化器官的运动或消化腺的分泌活动,提前为食物进一步的消化做好准备,这是机体的一种前馈控制。

三、吞咽

吞咽(swallowing 或 deglutition)是指食团由口腔经咽和食管进入胃内的过

程。这一过程是一系列高度协调的反射活动,根据食团经过的解剖部位不同,可将吞咽动作分为三个时期:口腔期、咽期和食管期。

(一)口腔期

口腔期是指食团由口腔进入咽的时期,是大脑皮层控制的随意运动,主要通过舌肌的运动主动将食团由舌背推向软腭而至咽部。

(二)咽期

咽期是指食团由咽进入食管上端的时期,由食团刺激软腭和咽部的感受器引起。冲动沿传入神经传入延髓和脑桥下端网状结构的吞咽中枢,通过传出神经引起一系列反射活动,包括软腭上举、咽后壁向前突出、声带内收、喉头升高并向前紧贴会厌,以封闭咽与鼻腔和咽与气管的通道,防止食物进入鼻腔或气管,同时食管上括约肌舒张,使咽与食管的通道开放,以利于食团由咽部进入食管。

(三)食管期

食管期是指食团从食管上端经贲门进入胃的时期,由食管蠕动来完成。蠕动是指消化道平滑肌普遍存在的一种运动形式,由平滑肌的顺序舒缩引起,从而产生一种向前推进的力量,使食团进入胃中。

正常情况下,食管内的食团只能由食管进入胃中,而不会由胃反流入食管内,这主要与食管下端与胃贲门处的一段 3~5 cm 的高压区有关,此处的压力比胃内压高 5~10 mmHg,起到阻止反流的作用,类似于括约肌的作用,因此,又将这一部位称为食管下括约肌。食管下括约肌受迷走神经支配,吞咽时食物刺激食管壁反射性地引起迷走神经释放抑制性递质 VIP 和 NO,引起食管下括约肌舒张;食团通过食管进入胃后,迷走神经释放乙酰胆碱(ACh),引起食管下括约肌收缩。食管下括约肌还受肌间神经丛的支配,当食管下 2/3 部的肌间神经丛受损时,食管下括约肌不能松弛,导致食管推送食团入胃受阻,从而出现食物吞咽困难、胸骨下疼痛、反流等症状,称为食管失弛缓症。此外,食管下括约肌还受体液因素的调节,食物入胃后能引起促胃液素和胃动素等胃肠激素释放,使食管下括约肌收缩,而促胰液素和缩胆囊素等激素则使其舒张。妊娠、咖啡因、酒精和吸烟等可使其张力下降。

第三节 胃内消化

食物通过吞咽运动进入胃内,开始了胃内的消化过程。胃是消化道中最膨大的部分,具有暂时储存食物和初步消化食物的功能。成年人的胃容量为 1～2 L。食物入胃后,经过胃的机械性和化学性消化,食团被研磨、被胃液水解消化成食糜(chyme),并通过胃的蠕动将食糜逐次少量地通过幽门推入十二指肠。

一、胃的化学性消化

(一)胃液的分泌

胃的化学性消化是通过胃黏膜中的外分泌腺分泌的胃液来实现的。胃黏膜中有三种外分泌腺,即贲门腺(位于胃与食管连接处宽 1～4 cm 的环状区,分泌碱性黏液)、泌酸腺(位于胃底的大部和胃体的全部,占全胃黏膜的 2/3,由壁细胞、主细胞和黏液颈细胞构成,分别分泌盐酸和内因子、胃蛋白酶原和黏液)和幽门腺(位于幽门部,分泌碱性黏液)。胃黏膜中还有多种内分泌细胞,如 G 细胞、D 细胞和肠嗜铬样细胞等,它们通过分泌胃肠激素来调节消化腺的分泌和消化道的运动。

(二)胃液的性质、成分和作用

纯净的胃液(gastric juice)是无色的酸性液体,pH 值为 0.9～1.5,正常成人每日分泌量为 1.5～2.5 L,其主要成分有盐酸、胃蛋白酶原、黏液和内因子,其余为水、HCO_3^-、Na^+ 和 K^+ 等无机物。

1. 盐酸

胃液中的盐酸又称为胃酸(gastric acid),由泌酸腺的壁细胞分泌。胃酸有游离酸和结合酸两种存在形式,以游离酸为主,两者在胃液中的总浓度称为胃液总酸度。空腹 6 h 后,正常成人在无任何食物刺激的情况下,也有少量的胃酸分泌,称为基础胃酸分泌,为 0～5 mmol/h。在食物或某些药物刺激下,胃酸的分泌量可高达 25 mmol/h,称为最大胃酸分泌量。胃酸的分泌量与壁细胞的数量和功能状态有密切的关系。

胃酸分泌是主动过程。胃液中的 H^+ 浓度为 150～170 mmol/L,比血浆 H^+ 浓度高 3×10^6 倍,因此,壁细胞分泌 H^+ 是逆巨大的浓度梯度进行的主动转运过程。H^+ 的分泌是借助壁细胞顶端分泌小管膜上的质子泵(H^+-K^+-ATP 酶)实现的。壁细胞上的质子泵可被选择性抑制剂奥美拉唑(omeprazole)所阻断,该药在临床上已被用来治疗消化性溃疡。

> **知识拓展**
>
> 胃酸分泌的最后步骤是胃壁细胞内质子泵驱动细胞内 H^+ 与小管内 K^+ 交换,质子泵抑制剂(proton pump inhibitor,PPI)即 H^+-K^+-ATP 酶抑制剂,阻断

了胃酸分泌的最后通道,其抑酸作用强、特异性高、持续时间长久。PPI 是目前治疗消化性溃疡最先进的一类药物,它通过高效快速地抑制胃酸分泌和清除幽门螺旋杆菌而达到快速治愈溃疡的目的。与以往临床应用的抑制胃酸药物——H_2 受体拮抗剂相比较,PPI 作用位点不同且有着不同的特点,即夜间的抑酸作用好、起效快,抑酸作用强且时间长,服用方便,所以,能抑制基础胃酸的分泌及组胺、乙酰胆碱、胃泌素和食物刺激引起的酸分泌。临床常用的 PPI 主要有奥美拉唑、泮托拉唑(pantoprazole)和雷贝拉唑(rabeprazole)等。

胃内的盐酸具有如下多种生理作用:①激活胃蛋白酶原,并为胃蛋白酶提供适宜的酸性环境;②使食物中的蛋白质变性而利于水解;③杀死随食物进入胃内的细菌;④盐酸随食糜排入十二指肠后,可促进促胰液素和缩胆囊素的分泌,从而促进胰液、胆汁和小肠液的分泌;⑤盐酸造成的酸性环境有助于小肠对铁和钙的吸收。

正常人的盐酸分泌通过负反馈的调节保持着稳态,若盐酸分泌过少,则常引起腹胀或腹泻等消化不良症状;若盐酸分泌过多,则对胃和十二指肠黏膜具有侵蚀作用,常诱发溃疡。

2. 胃蛋白酶原

胃蛋白酶原(pepsinogen)以无活性的酶原形式储存在胃泌酸腺的主细胞内并由其分泌。当胃蛋白酶原分泌入胃腔后,在盐酸的作用下转变为有活性的胃蛋白酶,已激活的胃蛋白酶也可以正反馈的形式激活胃蛋白酶原。激活后的胃蛋白酶就可将食糜中的蛋白质水解成䏡和胨以及少量的多肽和氨基酸。

胃蛋白酶作用的最适 pH 值为 2.0~3.5,随着 pH 值升高,酶的活性将逐步降低,当 pH 值超过 5.0 时,酶将发生不可逆的变性而完全失活。

3. 内因子

内因子(intrinsic factor)是一种由壁细胞分泌的糖蛋白,具有保护维生素 B_{12} 并促进其吸收的作用。内因子有两个活性部位,一个活性部位与进入胃内的维生素 B_{12} 结合形成复合物,保护维生素 B_{12} 免遭肠内水解酶的破坏;当内因子-维生素 B_{12} 复合物运行至回肠后,内因子的另一活性部位与回肠黏膜细胞膜的相应受体结合,从而促进维生素 B_{12} 在回肠的吸收。若人体内缺乏内因子,则可引起维生素 B_{12} 的吸收障碍,进而影响红细胞的生成而引起巨幼红细胞性贫血。胃酸缺乏或患有萎缩性胃炎的患者可因内因子的减少而患贫血。

4. 黏液

胃液中大量的黏液是由胃黏膜表面的上皮细胞、泌酸腺的黏液颈细胞、贲门腺和幽门腺的黏液细胞共同分泌的,主要成分为糖蛋白。黏液具有较强的黏滞性和形成凝胶的特性,分泌后覆盖在胃黏膜表面形成一层厚约 0.5 mm 的凝胶保护层,与胃黏膜内的非泌酸细胞分泌的 HCO_3^- 共同构成黏液-碳酸氢盐屏障(mucus-bicarbonate barrier),起到润滑并减少粗糙食物对胃黏膜的机械性损伤的作用,同时,有效地保护胃黏膜免遭胃酸和胃蛋白酶的侵蚀(见图 6-3)。

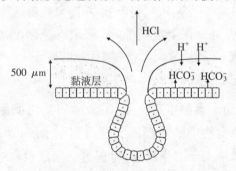

图 6-3 胃黏液-碳酸氢盐屏障

黏液的黏滞度高,为水的 30～260 倍,当胃液中的 H^+ 向胃黏膜上皮细胞扩散时,速度显著减慢,同时还不断地与非泌酸细胞分泌的 HCO_3^- 相遇而发生中和反应,这样在黏液层中就逐渐形成了一个 pH 梯度,即在胃腔侧呈酸性,pH 值约为 2.0;在胃黏膜上皮细胞层,pH 值已达到 7.0,这样的 pH 梯度既可避免 H^+ 对胃黏膜的直接侵蚀,又能有效地防止胃蛋白酶对胃黏膜的消化,因为此时接触到胃黏膜上皮细胞层的胃蛋白酶已失活。

(三)胃的自身保护作用

胃黏膜处在人体最强的酸性环境中而不会被侵蚀和消化,除了和黏液-碳酸氢盐屏障的保护作用有关外,还与胃黏膜上皮细胞的顶端膜和相邻细胞间的紧密连接构成的胃黏膜屏障,以及胃壁细胞的直接细胞保护作用和适应性细胞保护作用有关。胃黏膜屏障能防止 H^+ 由胃腔向胃黏膜逆向扩散。胃壁细胞的直接细胞保护作用是指胃黏膜壁细胞和肌层细胞能合成和释放高浓度的前列腺素(如 PGE_2 和 PGI_2)和表皮生长因子(epidermal growth factor,EGF),它们抑制胃酸和胃蛋白酶原的分泌,促进黏液和碳酸氢盐的分泌,并使胃黏膜的微血管扩张、血流量增加,这有助于胃黏膜的修复并维持其完整性。适应性细胞保护作用是指胃黏膜经常在弱刺激(食物、胃酸、胃蛋白酶原及倒流的胆汁等)作用下,持续释放少量前列腺素和生长抑素等来减轻胃黏膜的损伤。以上四个方面的保护构成了胃黏膜的一套比较完善的自身防御机制。胃黏膜在损伤因素和保护机制之间保持着稳态,一旦损伤性因素加重,如胃黏膜受到幽门螺旋杆菌侵袭、高浓度的酒精刺激、长期服用阿司匹林和其他非类固醇类抗炎药物后,胃黏膜可能会糜烂出血,从而导致胃溃疡。

(四)消化期胃液分泌的调节

进食可刺激胃液大量分泌,称为消化期的胃液分泌。根据食物刺激消化道部位的不同,可将消化期胃液的分泌分为头期胃液分泌、胃期胃液分泌和肠期胃液分泌三个时期(见图 6-4)。

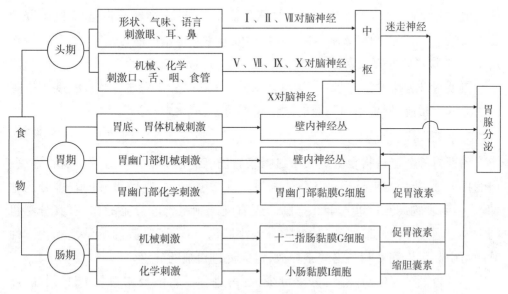

图 6-4 消化期胃液分泌的调节

1. 头期胃液分泌

进食时,食物的颜色、形状、气味、声音以及咀嚼和吞咽动作均可刺激眼、耳、鼻、口腔和咽等处的感受器,反射性地引起胃液分泌,称为头期胃液分泌。

引起头期胃液分泌的机制包括非条件反射和条件反射。非条件反射是指食物直接刺激口腔、舌和咽等部位的机械性和化学性感受器而引起的反射,反射中枢位于延髓、下丘脑、边缘叶和大脑皮层,传出神经为迷走神经。条件反射是指食物的颜色、形状、气味和声音等刺激视觉、嗅觉、听觉感受器而引起的反射,反射中枢同上述的非条件反射。传出神经同样是迷走神经,当迷走神经兴奋时,末梢释放乙酰胆碱,直接作用于胃腺促进胃液的分泌;同时,迷走神经末梢释放促胃液素释放肽(gastrin-releasing peptide,GRP),作用于胃窦黏膜的 G 细胞使其释放促胃液素,进而引起胃液分泌。一般情况下,迷走神经刺激以直接作用为主。

头期胃液分泌的特点是:分泌量较大,占进食后总分泌量的 30%;分泌时间长;酸度高,胃蛋白酶原的含量尤其高;分泌量受食欲和情绪的影响大。

2. 胃期胃液分泌

食物入胃后继续引起胃液的分泌称为胃期胃液分泌。若将食糜、肉的提取液、蛋白胨液等通过瘘管直接注入胃内,也可促进胃液的大量分泌,主要作用途径有:①食物直接扩张胃,刺激胃底和胃体感受器,冲动沿迷走神经中的传入纤维传至中枢,再通过迷走神经的传出纤维到达胃腺引起胃液分泌,这一反射称为迷走-迷走反射(vagovagal reflex);②食物扩张胃也能引起壁内神经丛短反射,直接引起胃液分泌或通过作用于胃窦 G 细胞释放促胃液素,间接引起胃液分泌;③食物的机械扩张刺激作用于胃窦幽门部的感受器,通过壁内神经丛促进 G 细胞释放促胃液素,引起胃液分泌;④食物中的化学成分主要是蛋白质分解产物,它直接作用于 G 细胞释放促胃液素,引起胃液分泌。

胃期胃液分泌的特点是:分泌量大,占进食后总分泌量的 60%;酸度和胃蛋白酶原的含量高,但胃蛋白酶原的含量较头期少,消化力较头期弱。

3. 肠期胃液分泌

肠期胃液分泌是指食糜进入十二指肠后仍能继续引起胃液分泌。若将食糜、肉的提取液、蛋白胨液等通过瘘管直接注入十二指肠内,则使胃液的轻度分泌增加,这说明食物离开胃进入十二指肠后还有继续刺激胃液分泌的作用;其分泌机制主要是通过体液调节实现的,食物进入小肠后,对小肠黏膜的机械性和化学性刺激可引起促胃液素和肠泌酸素释放,进而促进胃液的分泌。

肠期胃液分泌的特点是:分泌量少,约占进食后胃液分泌总量的 10%;酸度低,胃蛋白酶原的含量也较少,这主要是由于食物进入小肠后产生了更多的抑制胃液分泌的因素。

(五)调节胃液分泌的神经、体液因素

1. 促进胃液分泌的主要因素

(1)迷走神经 迷走神经节后纤维末梢释放 ACh,作用于胃黏膜泌酸腺中的壁细胞,引起胃酸分泌;作用于胃黏膜泌酸区的肠嗜铬样(ECL)细胞,引起组胺释放,进而引起壁细胞分泌胃酸。节后纤维末梢还能释放 GRP,作用于幽门部的 G 细胞,引起促胃液素的释放,进而引起壁细胞分泌胃酸。上述 Ach 的作用是通过 M 受体实现的,可被阿托品所阻断;而 GRP 对 G 细胞的作用不被阿托品阻断。

(2)促胃液素 促胃液素是由胃窦和十二指肠黏膜中的 G 细胞分泌的一种胃肠激素。促胃液素由 G 细胞分泌后进入血液循环,再被运送到靶细胞发挥作用。促胃液素可强烈刺激壁细胞分泌胃酸;也可作用于 ECL 细胞,引起组胺释放,再引起壁细胞分泌胃酸,这一作用较直接刺激壁细胞引起胃酸分泌更为重要;还可直接作用于主细胞,引起胃蛋白酶原的分泌。

(3)组胺 组胺具有极强的促胃酸分泌的作用。组胺由胃黏膜 ECL 细胞分泌,释放后通过旁分泌的方式作用于邻近的壁细胞,与壁细胞上的 H_2 受体结合,

引起壁细胞分泌胃酸。H_2受体阻断剂甲氰咪呱及其类似物可阻断组胺与H_2受体的结合,从而抑制胃酸的分泌,因此,在临床上被用于消化性溃疡的治疗。

此外,Ca^{2+}、低血糖、咖啡因和酒精等也能刺激胃酸分泌。

生长抑素(somatostatin,SS)由胃和小肠黏膜内的D细胞分泌,通过直接抑制壁细胞分泌或间接抑制促胃液素和组胺的分泌,抑制胃酸的分泌。

2. 抑制胃液分泌的主要因素

(1)盐酸 食物入胃后可通过多种途径刺激盐酸分泌,但盐酸分泌过多可通过负反馈抑制盐酸的自身分泌。当胃窦内pH值降为1.2～1.5时,盐酸可直接抑制胃窦黏膜中的G细胞,减少促胃液素的释放;盐酸还引起胃窦黏膜内D细胞释放生长抑素,后者间接地抑制促胃液素和胃液的分泌。当十二指肠内的pH值降到2.5以下时,盐酸可刺激小肠黏膜释放促胰液素,后者对促胃液素引起的胃酸分泌有明显的抑制作用;还可通过刺激十二指肠球部黏膜释放球抑胃素,进而抑制胃酸的分泌。

由此可见,盐酸分泌的稳态是通过负反馈机制来调节的,它对防止胃酸过度分泌和保护胃肠黏膜具有重要的生理意义。

(2)脂肪 进入十二指肠的脂肪及其消化产物可通过刺激小肠黏膜释放"肠抑胃素",抑制胃液分泌。由于至今未能提纯出该激素,因此,目前倾向于认为它可能不是一个独立的激素,而是几种激素的混合物(如抑胃肽、神经降压素等)。

(3)高张溶液 十二指肠内的高张溶液可激活小肠内的渗透压感受器,通过肠-胃反射抑制胃酸分泌,以及通过刺激小肠黏膜释放一种或几种抑制性激素抑制胃液分泌。

二、胃的机械性消化

胃的机械性消化是通过胃的运动来实现的。胃底和胃体的上1/3部分被称为头区,其运动较弱,主要是容纳和贮存食物;胃体的下2/3部分和胃窦被称为尾区,其运动较明显,主要通过蠕动对食物进行研磨,使之与胃液充分混合,形成食糜,并将食糜逐步排入十二指肠。

(一)胃运动的主要形式

1. 容受性舒张

当咀嚼和吞咽时,食物对口、咽和食道等处感受器的刺激通过迷走神经反射性地引起胃底和胃体的平滑肌舒张,这种活动称为胃的容受性舒张(receptive relaxation)。该活动能使胃腔容量由空腹时的50 mL增加到进食后的1.0～1.5 L,接受大量食物的涌入并保持胃内压的相对稳定。在这一反射过程中,迷走神经的传出通路是抑制性纤维,末梢释放的不是 ACh,可能是某种肽类物质或 NO。

2. 紧张性收缩

胃平滑肌经常处于持续、微弱的收缩状态,称为紧张性收缩(tonic contraction),其生理意义是使胃保持一定的形状和位置,并维持一定的胃内压,有助于胃液渗入食物中而有利于化学性消化及食糜向十二指肠推送。紧张性收缩是胃的其他运动形式的基础。临床上,紧张性收缩状态减弱或消失时,可引起胃下垂或胃扩张。

3. 蠕动

胃的蠕动起始于胃体中部并向幽门方向逐步推进。空腹时胃基本不蠕动,食物入胃约 5 min 后便能引起明显的蠕动。胃的蠕动从胃体的中部开始,有节律地向幽门方向推进,每分钟约发生 3 次,而一个蠕动波约需 1 min 到达幽门,因此,胃的蠕动往往是一波未平,一波又起。蠕动波开始时较弱,在传播途径中逐步加强,速度也明显加快,一直传播到幽门,一次蠕动能将 1~2 mL 食糜排入十二指肠,通常将这种作用称为幽门泵作用。并不是每一个蠕动波都能到达幽门,有些蠕动波到胃窦后即自行消失。如果蠕动波超越胃内容物先到达胃窦终末时,胃窦终末部的有力收缩会使大部分胃内容物反向推回胃体,这样的作用更有利于食物和胃液的充分混合,同时,更利于研磨固体食物。因此,胃的蠕动的生理意义是研磨固体食物成食糜;促进食物与胃液的充分混合;促进食糜逐步向幽门方向推送,并以一定的速度排入十二指肠。在健康人的腹壁表面,一般见不到因胃的蠕动而引起的腹壁的波动,但在消瘦或幽门梗阻患者的上腹部,可以见到胃的蠕动波。

(二)胃排空及控制

1. 胃排空

食糜由胃排入十二指肠的过程称为胃排空(gastric emptying)。胃排空的动力来自胃内压和十二指肠内压之差。一般食物入胃后 5 min 就会有少量食糜排入十二指肠。胃排空的速度与食物的物理性状和化学组成有关。稀的、流体的食物比稠的、固体的食物排空快;颗粒小的食物比颗粒大的食物排空快;等渗液体比非等渗液体排空快。在三种营养物质中,糖类的排空速度最快,蛋白质次之,脂肪类食物最慢。混合食物由胃排空通常需要 4~6 h。

2. 胃排空的影响因素

(1)胃内容物促进胃排空 胃内容物对胃壁的扩张刺激,通过壁内神经丛短反射或迷走-迷走长反射增强胃的运动,促进胃的排空;胃内容物对胃壁的扩张刺激和某些化学成分的刺激可引起胃窦黏膜 G 细胞释放促胃液素,加强胃的运动,又能使幽门括约肌收缩,其总效应是延缓胃排空。

(2) **胃内容物进入十二指肠后抑制胃排空**　食糜排入十二指肠后,食糜中的盐酸、脂肪、高渗及扩张刺激可兴奋十二指肠壁上的相应感受器,反射性地抑制胃的运动,使胃排空减慢,此反射称为肠-胃反射(entero-gastric reflex),其传出冲动可通过迷走神经和壁内神经丛完成。肠-胃反射对胃酸的刺激特别敏感,当 pH 值降为 3.5～4.0 时,即可反射性地抑制幽门泵的活动,从而阻止酸性食糜继续排入十二指肠。当过量的食糜,特别是酸或脂肪由胃进入十二指肠后,可引起小肠黏膜释放促胰液素、缩胆囊素和抑胃肽等激素,从而抑制胃的运动,延缓胃排空,这些激素又被称为肠抑胃素。

随着胃酸在肠内被碳酸氢盐所中和,食物的消化产物被小肠所吸收,肠内抑制胃运动的因素被逐渐解除,而促进胃运动的因素开始占优势,胃的运动又逐渐加强,胃排空再次开始。由此可见,胃排空是间断的,处在排空—暂停—再排空的反复过程中,直至胃内容物完全排空。

3. 胃运动的调节

(1) **神经调节**　胃的运动同时受交感神经和迷走神经的影响,当迷走神经兴奋时,节后神经纤维末梢释放 ACh,可增强胃的运动;当交感神经兴奋时,节后神经纤维末梢释放 NE,可使胃的运动减弱,在正常情况下,以迷走神经的作用为主。食物对胃壁的机械性和化学性刺激,可通过壁内神经丛的局部反射使平滑肌紧张性收缩增强,进而加快蠕动波的传播速度。

(2) **体液调节**　许多胃肠激素在调节胃的运动中具有重要作用。例如,促胃液素和胃动素可使胃的运动加强,而缩胆囊素、促胰液素和抑胃肽等肠抑胃素则抑制胃的运动。

第四节　小肠内消化

小肠内消化是整个消化过程中最重要的阶段,食糜在小肠内停留的时间最长,一般为 3～8 h。在这里,食糜受到胰腺外分泌部分泌的胰液、肝脏代谢产生的胆汁和小肠腺分泌的小肠液三种消化液的化学性消化以及小肠运动的机械性消化。

一、胰液的分泌

胰液由胰腺外分泌部的腺泡细胞和导管上皮细胞所分泌,是人体最重要的消化液。

(一)胰液的性质、成分和作用

胰液是无色、无味的碱性液体,pH 值为 7.8~8.4,渗透压与血浆渗透压相等。正常成人每日分泌胰液量为 1~2 L。胰液中除含有腺泡上皮细胞分泌的多种消化酶外,还含有由导管上皮细胞分泌的碳酸氢盐和水。

1. 碳酸氢盐

HCO_3^- 的主要作用是中和进入十二指肠内的盐酸,保护肠黏膜免受盐酸的侵蚀;所形成的碱性环境为小肠内的多种消化酶活动提供最适宜的 pH 环境。

2. 胰淀粉酶

胰淀粉酶以活性形式分泌,它是一种 α 淀粉酶,能将淀粉、糖原和大部分碳水化合物(纤维素除外)水解成双糖和少量的三糖。胰淀粉酶水解淀粉的效率很高,与淀粉接触 10 min,即可将淀粉完全水解,胰淀粉酶发挥作用的最适 pH 值为 6.7~7.0。

3. 胰脂肪酶

胰脂肪酶在胆盐和辅脂酶的帮助下,可将甘油三酯分解为甘油、甘油一酯和脂肪酸。胰脂肪酶作用的最适 pH 值为 7.5~8.5。胰液中还有胆固醇酯酶和磷脂酶 A_2,它们分别水解胆固醇和卵磷脂。

4. 胰蛋白酶和糜蛋白酶

胰液中主要的蛋白质水解酶是胰蛋白酶和糜蛋白酶,它们由胰腺腺泡细胞分泌。胰蛋白酶最初是以无活性的酶原形式分泌的,入肠腔后,被小肠液中的肠激酶激活,胰蛋白酶原变为具有活性的胰蛋白酶;激活的胰蛋白酶本身也能使胰蛋白酶原活化(形成正反馈),并激活糜蛋白酶原。胰蛋白酶的作用和糜蛋白酶相似,都能使蛋白质水解为胨和脒,当两种酶同时作用时,可消化蛋白质为小分子多肽和氨基酸。

正常情况下,胰腺还分泌少量的胰蛋白酶抑制物,抑制少量活化的胰蛋白酶对自身的消化作用,从而保护胰腺。但是在胰导管梗阻或暴饮暴食等因素导致胰液分泌急剧增加、胰管内压升高、胰腺腺泡破裂、胰蛋白酶原释放到组织间隙而被组织液激活时,由于其浓度低、量少,常抵消不了胰酶的活化,因而发生胰腺组织的自身消化,引起胰腺的炎症和坏死,发生急性胰腺炎。

正常胰液中除了以上几种主要消化酶外,还有核糖核酸酶和脱氧核糖核酸酶,它们也以酶原的形式分泌,后被胰蛋白酶激活,活化后能将相应的核酸水解为单核苷酸。

由于胰液中含有水解三种主要营养物质的消化酶,因此,胰液是所有消化液中消化力最强、消化功能最全面的一种消化液。当胰腺分泌发生障碍时,即使其他消化腺的分泌都正常,食物中的脂肪和蛋白质也不能完全消化,从而影响其吸收,但糖类的消化和吸收一般不受影响。

(二)胰液分泌的调节

消化期胰液的分泌受神经因素和体液因素的双重调节,且以体液调节为主(见图 6-5)。

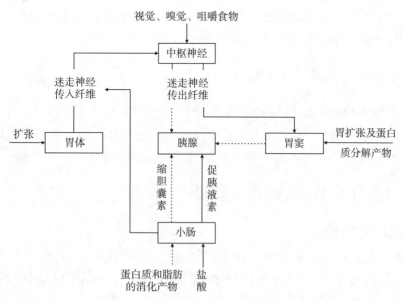

实线箭头表示促进胰液中 H_2O 和 HCO_3^- 的分泌;虚线箭头表示促进胰液中酶的分泌

图 6-5 胰液分泌的调节

1. 神经调节

食物的性状、气味对感觉器官的刺激及食物对口腔、食管、胃和小肠的刺激都可通过神经反射引起胰液分泌。反射的传出神经主要是迷走神经。迷走神经可通过其末梢释放乙酰胆碱直接作用于胰腺,也可通过引起促胃液素的释放,间接引起胰腺分泌。迷走神经主要作用于胰腺腺泡上皮细胞,其兴奋引起胰液分泌的特点是水分和碳酸氢盐含量少,而酶的含量却很丰富。

2. 体液调节

调节胰液分泌的体液因素主要有促胰液素和缩胆囊素(也称促胰酶素)。

(1)促胰液素 促胰液素是由小肠上段黏膜内的 S 细胞分泌的一种肽类激素,它主要作用于胰腺小导管的上皮细胞,促进水分和碳酸氢盐的大量分泌,而酶的含量并不高。食糜进入小肠后,可刺激小肠黏膜释放促胰液素,其中,盐酸是引起促胰液素释放的最强的刺激物,其次是蛋白质分解产物和脂肪酸,糖类对促胰液素的分泌几乎没有作用。迷走神经的兴奋不引起促胰液素的释放,切除小肠的外来神经后,盐酸在小肠内仍能引起胰液分泌,说明促胰液素的释放不依赖于外来神经。促胰液素还能促进胆汁分泌,抑制胃酸分泌和促胃液素的释放。

(2)缩胆囊素 缩胆囊素由小肠黏膜内的Ⅰ细胞释放的一种肽类激素,其主要作用是促进胆囊强烈收缩,增加胆汁的排出,还能促进胰腺腺泡细胞分泌胰酶,对胰腺腺泡有营养作用。体内能促进缩胆囊素释放的因素由强到弱依次为蛋白质分解产物、脂肪酸、盐酸和脂肪,而糖类没有刺激作用。

影响胰液分泌的体液因素还有胃窦G细胞分泌的促胃液素和小肠分泌的血管活性肠肽等,其作用与缩胆囊素和促胰液素相似。

二、胆汁的分泌和排出

胆汁(bile)由肝细胞不断生成,成人每日分泌量为0.8～1.0 L,称为肝胆汁,非消化期生成的胆汁大部分流入胆囊储存,成为胆囊胆汁,因其被高度浓缩,故只有40～70 mL。消化期间,胆汁可由肝脏或胆囊经胆总管排至十二指肠。

(一)胆汁的性质、成分及作用

1. 胆汁的性质

胆汁味苦有色。肝胆汁呈金黄色,透明清亮,偏碱性(pH值约7.4),成年人每天分泌量约为1 L。胆囊胆汁因被浓缩而颜色变深,并因HCO_3^-被吸收而呈弱酸性,pH值约为6.8。

2. 胆汁的成分

胆汁的成分很复杂,除水和无机盐(Na^+、K^+、Cl^-和HCO_3^-等)外,还有胆盐、胆固醇、卵磷脂、脂肪酸、黏蛋白和胆色素等有机成分,但不含消化酶。与消化吸收有关的是胆盐,它是由肝细胞分泌的胆汁酸和甘氨酸或牛磺酸结合而形成的胆汁酸的钠盐或钾盐。正常情况下,胆汁中的胆盐(或胆汁酸)、卵磷脂和胆固醇三者保持适当比例,使胆固醇呈溶解状态,当胆固醇分泌过多或胆盐和卵磷脂减少时,胆固醇可沉积而形成结石。

3. 胆汁的作用

胆汁对脂肪的消化和吸收具有重要意义,特别是其中的胆盐,其作用主要有以下几种。

(1)乳化脂肪 胆汁中的胆盐、胆固醇和卵磷脂等可作为乳化剂,降低脂肪的表面张力,使脂肪乳化成微滴,从而增加胰脂肪酶与脂肪的接触面积,有利于脂肪的消化。

(2)促进脂肪的吸收 胆盐达到一定浓度后,可聚合成微胶粒,脂肪酸、甘油一酯和胆固醇等包裹在微胶粒中,形成水溶性复合物,就容易通过小肠黏膜表面的不流动的水层,从而有利于脂肪消化产物的吸收。

(3)促进脂溶性维生素的吸收 能促进脂溶性维生素 A、维生素 D、维生素 E、维生素 K 的吸收。

(二)胆汁分泌与排放的调节

食物是引起胆汁分泌和排放的自然刺激物,其中,蛋白质食物刺激作用最强,脂肪和混合性食物作用次之,而糖类食物作用最弱。胆汁的分泌与排放均受神经因素和体液因素的调节。

1. 神经调节

进食动作或食物对胃和小肠的刺激都可通过神经反射引起胆汁分泌的轻度增加和胆囊的轻度收缩,该反射活动的传出神经为迷走神经,若切断该神经或使用阿托品后,胆汁分泌活动会消失。迷走神经还可通过促胃液素的分泌,间接引起肝胆汁分泌和胆囊收缩。

2. 体液调节

参与体液调节的物质主要有缩胆囊素、促胰液素、促胃液素和胆盐。

(1)缩胆囊素 肠道内蛋白质和脂肪的分解产物均能有效地刺激小肠黏膜 I 细胞分泌缩胆囊素(cholecystokinin,CCK),CCK 通过血液循环到达胆管、胆囊和 Oddi 括约肌并与其上的 CCK 受体结合,引起胆囊平滑肌收缩而 Oddi 括约肌舒张,从而促进胆囊胆汁排入十二指肠。

(2)促胃液素 促胃液素的作用与缩胆囊素类似,有较弱的促进肝胆汁分泌和胆囊收缩的作用。

(3)促胰液素 促胰液素的主要作用是促进胰液分泌,同时也能促进肝胆汁分泌。促胰液素作用于胆管系统,主要引起胆汁中水和 HCO_3^- 分泌增加,而胆盐分泌增加不明显。

(4)胆盐 胆盐由肝细胞分泌,经过胆总管排入十二指肠后,其中大部分在回肠末端重吸收入血,经门静脉运送到肝脏再合成胆汁,而后重新分泌入肠,这一过程称为胆盐的肠-肝循环(enterohepatic circulation of bile salt)(见图 6-6)。每循环 1 次,胆盐损失约 5%,每次进食后可进行 2~3 次胆盐的肠-肝循环。胆盐对肝细胞分泌胆汁具有很强的促进作用,在临床上常被用作利胆剂。

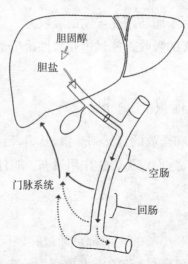

实线表示来自肝脏的胆盐；虚线表示由细菌作用产生的胆盐

图 6-6　胆盐的肠-肝循环

三、小肠液的分泌

小肠内有十二指肠腺和小肠腺两种腺体。十二指肠腺分泌的液体呈碱性，pH 值为 8.2~9.3，其内含有大量黏蛋白，黏稠度较高，主要作用是中和进入十二指肠的胃酸，保护十二指肠黏膜不被胃酸侵蚀，并在黏膜表面形成一道抵抗机械损伤的屏障。小肠腺主要分泌小肠液，成人每日分泌量为 1~3 L，波动较大。

（一）小肠液的性质、成分及作用

小肠液是一种弱碱性液体，pH 值约为 7.6，渗透压与血浆渗透压相近。小肠液中除含有大量水分外，还有 Na^+、K^+、Ca^{2+}、HCO_3^-、Cl^- 等无机物及黏蛋白、肠激酶和 IgA 等。一般认为，小肠腺分泌到肠腔内的消化酶只有肠激酶一种。

小肠液的主要作用：①润滑并保护十二指肠黏膜免受胃酸的侵蚀；②激活胰蛋白酶原，从而有利于蛋白质的消化；③稀释消化产物，使其渗透压降低，有利于营养物质的吸收。

小肠上皮细胞的纹状缘上还含有多种消化酶，如肽酶、麦芽糖酶和蔗糖酶等。当营养物质被吸收入小肠上皮细胞后，可对消化不完全的多肽和双糖继续进行消化，如二肽、三肽被分解成氨基酸，麦芽糖和蔗糖被水解成单糖，从而完成对食物的最后消化。

（二）小肠液的分泌的调节

小肠液的分泌主要受局部反射的调节。食糜对肠黏膜的机械性和化学性刺激通过壁内神经丛的局部反射，引起小肠液的分泌，其中以食物的扩张刺激最强，

肠内食糜量越多,小肠液分泌就越多。另外,其他体液因素如促胃液素、促胰液素和缩胆囊素等,也有刺激小肠液分泌的作用。

四、小肠的运动

小肠通过肠壁内的纵形肌和环形肌的舒缩活动来完成对食糜的机械性消化,同时,还利于消化产物的吸收以及食糜从小肠上段向下段推进。

(一)小肠运动的形式

1. 紧张性收缩

小肠平滑肌的紧张性收缩是小肠分节运动和蠕动有效进行的基础。当小肠平滑肌的紧张性增强时,食糜在肠腔内的混合和推送速度加快;而当小肠平滑肌的紧张性降低时,肠内容物的混合与运送速度减慢。

2. 分节运动

分节运动(segmental motility)是小肠特有的运动形式,是以小肠环行肌收缩和舒张为主的节律性运动。在有食糜存在的肠管,环行肌以一定的间隔交替收缩,把食糜分割成许多节段;随后,原收缩处舒张,原舒张处收缩,又形成新的节段,如此反复进行,使食糜合了又分、分了又合、来回搅拌。小肠的分节运动还存在频率梯度,由近及远,频率逐渐减慢(如十二指肠的分节运动频率为11次/分,回肠末端为8次/分)。分节运动的生理意义在于使食糜与消化液充分混合,有利于化学性消化;增加小肠黏膜与食糜的充分接触,利于吸收;挤压肠壁,促进血液和淋巴液的回流,有助于吸收;分节运动的频率梯度,对食糜有较弱的推送作用(见图6-7)。

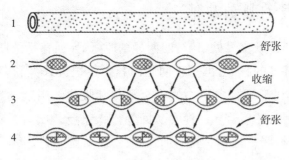

图6-7 小肠的分节运动

3. 蠕动

蠕动是由纵行肌和环行肌共同参与的向前推进的波形运动,它起始于小肠的任何部位并向远端传播,推进速度为0.5～2.0 cm/s,近端的蠕动速度大于远端,一般行进数厘米后自行消失。蠕动的意义在于使经过分节运动作用后的食糜向前推送到新的肠段,开始新的分节运动。正常情况下,食糜在小肠内的推进速度平均为 1 cm/min,从幽门到回盲瓣需 3～5 h。另外,小肠还有一种推进速度很快(2～25 cm/s)、传播距离较远的蠕动,称为蠕动冲(peristaltic rush),它可将食糜从小肠的始端一直推送至回肠末端,甚至推送到结肠。蠕动冲由吞咽动作或食糜对十二指肠的刺激引起,有时候也会由特别强烈的刺激引起,如使用泻药等。

肠运动时可产生声音,称为肠鸣音。肠蠕动亢进时,肠鸣音增强;肠麻痹时,肠鸣音减弱或消失。

(二)小肠运动的调节

1. 壁内神经丛的作用

壁内神经丛对小肠的运动起主要调节作用。当小肠内容物的机械性和化学性刺激作用于肠壁感受器时,通过局部反射可引起平滑肌的蠕动加强。切断小肠的外来神经,小肠的蠕动仍可进行,这说明蠕动是通过局部反射实现的。

2. 外来神经的作用

一般情况下,副交感神经的兴奋能加强小肠运动,而交感神经兴奋则抑制小肠运动。这种作用还与肠肌当时的状态有关,当肠肌的紧张性升高时,无论是副交感神经还是交感神经的兴奋,都能使肠运动减弱;反之,则增强。

3. 体液调节

促胃液素、缩胆囊素、胰岛素和 5-羟色胺等可增强小肠运动,而促胰液素和胰高血糖素则抑制小肠运动。上述因素可直接作用于小肠平滑肌或通过壁内神经起作用。

(三)回盲括约肌的功能

在回肠末端与盲肠交界处,环行肌明显增厚,称为回盲括约肌。通常情况下,回盲括约肌保持轻度的收缩,可防止回肠内容物过快进入大肠,延长食糜在小肠内的停留时间,有利于小肠内容物的完全消化和吸收。当蠕动波到达回肠末端时,回盲括约肌舒张,约有 4 mL 食糜从回肠排入结肠。回盲括约肌还受反馈调节。当盲肠扩张时,回盲括约肌收缩加强,回肠蠕动受抑制,可延缓回肠内食糜的排空。从盲肠到回盲括约肌及回肠的反射性调节,是由肠壁内神经丛和自主神经系统共同介导的。此外,回盲括约肌还具有活瓣样作用,可阻止大肠内容物向回肠倒流,这将保护小肠免遭细菌过度繁殖、生长所产生的有害作用。

第五节 大肠内消化

食糜经过小肠后,营养物质已被消化吸收完全,因此,大肠没有重要的消化功能,其主要功能在于:①吸收水分和无机盐,参与机体水、电解质平衡的调节;②吸收结肠内微生物合成的维生素B复合物和维生素K;③完成对食物残渣的加工,形成并暂时贮存粪便,并将其排出体外。

一、大肠液及肠内细菌的作用

(一)大肠液的作用

大肠液是由大肠黏膜表面的柱状上皮细胞和杯状细胞分泌的碱性液体,pH值为8.3～8.4,主要成分有黏液和碳酸氢盐,主要作用是保护肠黏膜和润滑粪便。

(二)大肠液内细菌的作用

大肠内的细菌种类繁多,主要有大肠杆菌和葡萄球菌等。细菌主要来自食物和空气,由于大肠内的酸度和温度适宜细菌的活动和繁殖,因而细菌数量多,据估计,粪便中的细菌占粪便固体重量的20%～30%。大肠内细菌能分解食物残渣。细菌产生的酶分解糖和脂肪的过程称为发酵,能产生乳酸、乙酸和CO_2等;细菌分解蛋白质的过程称为为腐败,能产生氨、硫化氢、组胺和吲哚等。大肠内细菌还能利用食物残渣合成维生素B复合物和维生素K,吸收后为人体所利用。若长期使用肠道抗菌药物,则肠道内细菌被抑制,可引起维生素B和维生素K的缺乏。

二、大肠的运动和排便

大肠运动更少而缓慢,对刺激的反应也较迟缓,这些特点有利于大肠暂时贮存粪便。

(一)大肠的运动形式

1. 袋状往返运动

空腹时,由环行肌的不规则收缩引起的运动,称为袋状往返运动,该运动使结肠形成许多袋状的节段,从而使结肠袋中的内容物向前后两个方向做短距离的位移,但并不向前推进。这种运动有利于内容物的充分混合,有利于内容物与肠黏膜密切接触,促进水的吸收。

2. 分节或多袋推进运动

这是一个结肠袋或一段结肠收缩,是将内容物缓慢推进到下一肠段的运动,常见于进食后。

3. 蠕动

与小肠的蠕动相似,大肠的蠕动是由一些稳定地向前推进的舒缩波组成,其传播的距离短,速度慢。大肠还有一种传播距离远、速度快的蠕动,称为集团蠕动(mass peristalsis),常见于进食后,每天发生3~4次,通常起始于横结肠,可将一部分大肠内容物推送至降结肠或乙状结肠。

(二)排便反射

食物残渣在大肠内停留的时间一般在10 h以上,期间大部分水和无机盐等被吸收,逐渐浓缩形成粪便。粪便中除食物残渣外,还有大量的细菌、脱落的肠上皮细胞和代谢的终产物等。

正常人的直肠中通常没有粪便。当粪便被肠蠕动推入直肠后,刺激直肠壁内的机械感受器,冲动沿盆神经和腹下神经传入脊髓腰骶段的初级排便中枢,同时上传至大脑皮层引起便意。如果条件允许,即可发生排便反射(defecation reflex)。此时,传出冲动经盆神经引起降结肠、乙状结肠和直肠收缩,肛门内括约肌舒张;同时,阴部神经的传出冲动减少,引起肛门外括约肌舒张,从而使粪便排出体外。排便时,腹肌和膈肌也发生收缩,使腹内压升高,因而可促进粪便的排出。

若条件不允许,则大脑皮层发出抑制性冲动,暂时抑制排便反射,因此,人们可以用意识来加强或抑制排便。若经常对便意予以抑制,则可使直肠壁对粪便压力刺激失去正常的敏感性,粪便在大肠内停留时间过久,水分吸收过多而变得干硬且不易排出,久之会产生便秘。

经常便秘可引起痔疮和肛裂等疾病,因此,应该养成定时排便的良好习惯,避免便秘的发生。临床上,炎症可使直肠壁内压力感受器的敏感性增高,直肠内只要有少量粪便即可引起便意和排便反射,并有便后不尽的感觉,称为"里急后重";如排便反射的反射弧受损,大便不能排出,称为大便潴留;如初级排便中枢和高级中枢的联系发生障碍,使大脑皮质失去对排便反射的控制,称为大便失禁。

第六节 吸 收

一、吸收的部位及途径

(一) 吸收的部位

消化道的不同部位吸收能力不同,这主要取决于消化道各部位的组织结构、食物被消化的程度和食物停留的时间。口腔黏膜吸收物质能力有限,但有些药物(如硝酸甘油等)可以在舌下含服而被吸收;食管基本没有吸收能力;胃能吸收少量的水、乙醇及某些药物;大肠能吸收水和无机盐;而小肠是营养物质吸收的主要部位,糖类、脂肪、蛋白质的消化产物大部分都在小肠被吸收。

小肠之所以成为吸收的主要部位,是因为小肠具备以下四个有利条件:①吸收面积大,这是因为小肠总长度长(4~5 m),小肠黏膜有大量环形皱襞,皱襞上还有大量的绒毛,绒毛上柱状上皮细胞的顶端又有许多微绒毛,从而使小肠的吸收面积为200~250 m²(见图6-8);②小肠绒毛内有丰富的毛细血管和毛细淋巴管,绒毛节律性地伸缩和摆动可促进血液和淋巴液的回流;③食物在小肠内已被分解成可被吸收的小分子物质;④食物在小肠内停留的时间长,为3~8 h,营养物质有足够的时间被吸收。

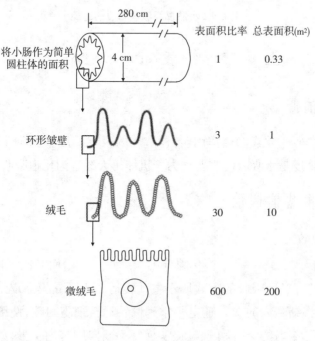

图 6-8 小肠黏膜表面积

(二)吸收的途径

小肠内的水、电解质和食物的水解产物通过两条途径进入血液或淋巴:一是跨细胞途径,通过绒毛上皮细胞的顶端膜进入细胞内,再通过细胞的基底侧膜进入血液或淋巴;二是细胞旁途径,通过小肠上皮细胞间的紧密连接,进入细胞间隙,再进入血液或淋巴(见图6-9)。

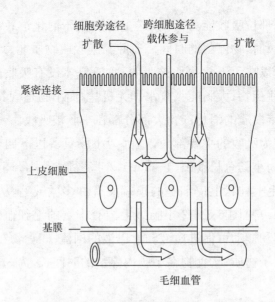

图6-9 小肠黏膜吸收物质的途径

二、小肠内主要营养物质的吸收

(一)水的吸收

水的被动吸收主要靠渗透作用,各种溶质的吸收(特别是NaCl的主动吸收)所产生的渗透压梯度是水吸收的主要动力。机体每天经过消化道吸收的水约为8 L。

(二)无机盐的吸收

1. 钠的吸收

成人每天摄入Na^+ 5～8 g,消化腺分泌Na^+ 20～30 g,而肠道每日吸收Na^+ 25～35 g。小肠黏膜对Na^+吸收的方式属于主动转运。小肠黏膜上皮细胞的基底侧膜上的钠泵不断将细胞内的Na^+逆电化学梯度转运至细胞间隙,使细胞内Na^+浓度降低,因此,肠腔液内的Na^+可顺电化学梯度不断向细胞内扩散。同时,Na^+的主动转运为Cl^-、水、葡萄糖和氨基酸等物质的继发吸收提供了动力。

2. 钾的吸收

小肠中大部分 K^+ 的吸收属于被动转运,这是由于水被吸收后,K^+ 被浓缩,因此,K^+ 顺着浓度差被吸收入血液。少部分 K^+ 的吸收在远端结肠上皮细胞顶端膜 H^+-K^+-ATP 酶的作用下以主动转运方式进行。

3. 铁的吸收

铁吸收的主要部位在十二指肠和空肠。铁的吸收是一个主动过程,上皮细胞对肠腔中铁的摄取和向血浆中的转运过程均需要消耗能量。

铁的吸收量与人体对铁的需求量有关。正常情况下,成人每日从食物中吸收约 1 mg 铁;而急性失血患者、孕妇、儿童等由于铁的缺失或对铁的需求量增加,铁的吸收也相应增加。铁主要以 Fe^{2+} 的形式被吸收。食物中的铁绝大部分是 Fe^{3+},维生素 C 能将 Fe^{3+} 还原为 Fe^{2+} 而促进铁的吸收。胃酸有利于铁的溶解,故胃酸对铁的吸收有促进作用。

4. 钙的吸收

食物中的钙必须变成离子状态的 Ca^{2+} 后才能被吸收,小肠各段都有被动吸收 Ca^{2+} 的能力,主动吸收 Ca^{2+} 的部位主要在十二指肠。肠道内的 Ca^{2+} 通过跨细胞途径和细胞旁途径进入血液。Ca^{2+} 与小肠黏膜上皮细胞微绒毛上的钙结合蛋白结合而进入细胞内。进入细胞内的钙,再由位于细胞基底侧膜上的钙泵和 Na^+-Ca^{2+} 交换体的活动主动转运入血。钙的吸收在整个肠道中均会发生,它是以细胞旁途径为浓度依赖性的被动扩散过程。

食物中的钙只有小部分被吸收,大部分随粪便排出体外。影响钙吸收的因素有很多,进入小肠的胃酸可使钙呈离子化状态,有助于钙的吸收;维生素 D 能促进小肠对钙的吸收;脂肪分解产物能使钙形成水溶性复合物,因此,脂类食物能促进钙的吸收。

(三)三大营养物质的吸收

1. 糖的吸收

食物中的糖类必须水解为单糖后才能被小肠吸收,吸收的主要部位在十二指肠和空肠。不同单糖的吸收的速度不同,半乳糖和葡萄糖吸收最快,果糖次之,甘露糖最慢。

葡萄糖通过跨细胞途径吸收入血,其能量间接来自钠泵,属于继发性主动转运。小肠上皮细胞的基底侧膜上存在钠泵,钠泵的活动造成细胞内低 Na^+ 状态,肠腔中的 Na^+ 顺浓度梯度进入上皮细胞内,同时将肠腔内的葡萄糖逆浓度梯度通过上皮细胞纹状缘上的 Na^+-葡萄糖同向转运体转移入细胞内,细胞内的葡萄糖再通过基底侧膜上的葡萄糖载体，顺浓度梯度扩散入血液。

2. 蛋白质的吸收

食物中的蛋白质必须水解为氨基酸和寡肽（三肽和二肽）后才能被小肠吸收，吸收过程类似于葡萄糖的吸收，属于继发性主动转运，所不同的是，小肠上皮细胞纹状缘膜上的转运体种类更多，基底侧膜上的载体也更多，从而可将不同种类的氨基酸转运入血。二肽和三肽进入细胞后，还需在肽酶的作用下水解成氨基酸后，再通过基底侧膜上的氨基酸载体顺浓度梯度扩散入血液。

3. 脂类的吸收

食物中的脂肪在肠腔内基本被完全水解，甘油三酯的消化产物包括甘油、甘油一酯和脂肪酸，它们经小肠黏膜上皮细胞转运入血液和淋巴，以淋巴途径吸收为主。

小肠黏膜上皮细胞表面有一层不流动的水层，脂肪酸、甘油一酯和胆固醇只有与胆盐形成水溶性的混合微胶粒，才能通过不流动的水层到达微绒毛的顶端膜，脂类消化产物从混合微胶粒中释放出来，通过单纯扩散进入细胞内，胆盐则返回肠腔后在回肠被吸收。进入细胞内的长链脂肪酸和甘油一酯在上皮细胞内再重新合成甘油三酯，并与细胞内的载脂蛋白结合形成乳糜微粒，转运入淋巴液（见图6-10）；进入细胞内的中、短链脂肪酸（碳原子数少于10～12）的脂溶性高，可以直接扩散进入血液。人类饮食中的动、植物油多以长链脂肪酸为主，因此，脂肪的吸收多以淋巴途径为主。

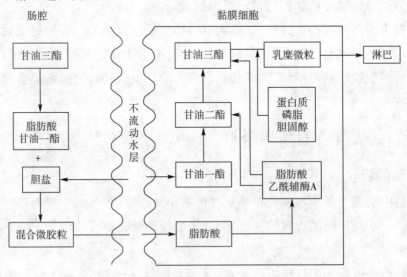

图6-10 小肠黏膜对脂肪的消化和吸收

小 结

1. 食物在消化道内被分解为小分子物质的过程称为消化,可分为机械性消化和化学性消化两种形式。消化后的小分子物质及水、无机盐和维生素通过消化道黏膜进入血液和淋巴循环的过程,称为吸收。

2. 消化道平滑肌的生物电活动包括静息电位、慢波和动作电位,其中,慢波是平滑肌的起步电位,控制着平滑肌收缩的节律。

3. 消化道接受内在神经系统和自主神经双重支配,自主神经中的副交感神经兴奋促进消化和吸收,而交感神经则相反。

4. 消化道是体内最大的内分泌器官,可分泌多种胃肠激素,如促胃液素、促胰液素、缩胆囊素和抑胃肽等。胃肠激素的作用主要有调节消化腺的分泌和消化道的运动,调节其他激素释放及营养作用。

5. 胃液的主要成分包括盐酸、胃蛋白酶原、黏液和 HCO_3^-、内因子。盐酸的主要作用是杀菌,激活胃蛋白酶原,引起促胰液素的释放及促进小肠对钙和铁的吸收;胃蛋白酶原激活后成为胃蛋白酶,可分解蛋白质;黏液和 HCO_3^- 形成黏液-HCO_3^- 屏障,从而保护胃黏膜;内因子促进维生素 B_{12} 的吸收。

6. 消化期胃液分泌可分为头期、胃期和肠期,其中,头期胃液分泌的特点是量大、酸度及胃蛋白酶原的含量高。乙酰胆碱、促胃液素和组胺促进胃液分泌,盐酸、脂肪和高张溶液抑制胃酸分泌。

7. 容受性舒张是胃特有的运动形式,有利于胃容纳食物。食糜由胃排入十二指肠的过程称为胃排空,胃排空的动力是胃与十二指肠之间的压力差。在三种主要食物中,糖类排空最快,蛋白质次之,脂肪类排空最慢。胃内因素(胃内食物量和促胃液素)促进胃排空,十二指肠内因素(酸、脂肪、渗透压及机械扩张等)抑制胃排空。

8. 胰液是最重要的消化液,含有胰淀粉酶、胰脂肪酶、胰蛋白酶和糜蛋白酶等,可消化三大营养物质。胰液分泌受神经和体液双重调节,以体液调节为主(促胰液素和缩胆囊素)。

9. 胆汁中无消化酶,其主要成分是胆盐,胆盐可促进脂肪的消化和吸收及脂溶性维生素的吸收,经肠-肝循环返回的胆盐有利胆作用。

10. 分节运动是小肠特有的运动形式,可促进食物的消化和吸收。

11. 小肠是吸收的主要部位，维生素 B_{12} 和胆盐特异性地在回肠被吸收。糖的吸收形式主要是单糖，蛋白质的吸收形式主要是氨基酸，它们均属于继发性主动转运，经血液途径被吸收；脂肪的吸收途径以淋巴途径为主。

思考题

1. 名词解释：胃肠激素，胃容受性舒张，胃排空，分节运动，胆盐的肠-肝循环。
2. 简述胃肠激素的生理作用。
3. 简述胃液的主要成分与作用。
4. 简述胰液的主要成分与作用。
5. 为什么小肠是营养物质的主要吸收部位？

（胡金兰）

第七章　能量代谢与体温

> **学习目标**
> 1. 掌握：食物热价，氧热价，呼吸商，影响能量代谢的因素，基础代谢和基础代谢率，体温的概念和正常值。
> 2. 熟悉：机体的产热和散热过程。
> 3. 了解：体温调节机制。

第一节　能量代谢

人体需要原料来构筑和更新自身,更需要能量来驱动各项生命活动。生命活动的最基本特征是新陈代谢,新陈代谢包括物质代谢和能量代谢,即通过物质代谢来构筑、更新自身的组织,通过能量代谢来驱动各种生命活动。能量代谢与物质代谢是紧密相连的,物质在合成代谢过程中需要获取能量,而物质在氧化分解过程中伴有能量的释放。通常,我们把伴随物质代谢过程中发生的能量的贮存、释放、转移和利用称为能量代谢(energy metabolism)。

一、人体能量的来源和去路

(一)人体能量的来源

人体基本活动所需要的能量都来源于机体的代谢过程,主要是由食物中的糖、脂肪和蛋白质的代谢产生的。所以,食物中的糖、脂肪和蛋白质是人体能量的根本来源。

1. 糖

人体所需能量的70%来源于糖类物质的代谢。糖又称碳水化合物,是自然界中广泛存在的一类有机化合物。饮食中的糖类主要来源于植物中的淀粉和纤维素以及动物细胞中的糖原。人体内糖的主要形式是葡萄糖及糖原。葡萄糖是糖在血液中的运输形式,经血液运输到各组织细胞进行合成代谢和分解代谢,在机体糖代谢中占据主要地位;糖原是葡萄糖的多聚体,包括肝糖原和肌糖原等,是

179

糖在体内的储存形式。

体内的糖代谢主要是葡萄糖代谢。因供氧情况的不同，糖代谢的途径也有所不同。在机体供氧充足的情况下，葡萄糖完全氧化并释放出较多的能量，这是糖的有氧氧化。1 mol 葡萄糖完全氧化所释放的能量可合成 38 mol 三磷酸腺苷（ATP）。在机体供氧不足时，葡萄糖分解形成乳酸，释放的能量很少，这是糖的无氧酵解。1 mol 葡萄糖经这个途径释放的能量只能合成 2 mol ATP。一般情况下，绝大多数组织细胞有足够的氧供应，能够通过糖的有氧氧化获得能量。糖酵解虽然只能释放少量能量，但在人体处于缺氧状态时极为重要，因为这是人体的能源物质唯一不需氧的供能途径。

2. 脂肪

脂肪（fat）不仅是人体内重要的供能物质，还是能源物质储存的主要形式。人体内的脂肪一部分来源于食物中的脂肪，一部分由体内的糖和氨基酸转化而来。食物中的脂肪在肠胃中消化，吸收后大部分再转变为脂肪。机体的糖类不能大量储备，只是形成一定量的糖原（包括肝糖原和肌糖原），蛋白质也不储存，当糖类和蛋白质的摄取超量时，都会转化成脂肪。三大类有机物是可以相互转化的。但是脂肪的合成很容易，分解相对就要难一些，所以，现代生活水平较高的状态易造成机体肥胖。

正常情况下，机体脂肪的氧化分解可以供给机体 30% 的能量。在短期饥饿时，脂肪成为机体主要的供能物质。

3. 蛋白质

蛋白质（protein）的基本组成单位是氨基酸。不论是食物中分解产生的氨基酸，还是由机体自身蛋白质分解产生的氨基酸，都主要用于重新合成蛋白质，作为细胞的成分以实现组织的自我更新，或用于合成酶、激素等生物活性物质。只有在某些特殊情况下，如长期不能进食或体力极度消耗时，机体才会依靠氨基酸供能，以维持基本的生理功能。

（二）人体能量的去路

食物中的糖、脂肪和蛋白质在体内代谢所释放的能量中，大于 50% 的能量直接以热能的形式释放，用于维持机体的体温，其余部分的能量以 ATP 等高能化合物的形式贮存在机体内，供机体完成各种生理功能活动。ATP 存在于机体所有的细胞内，是人体重要的储能物质和直接的供能物质。ATP 的结构简式：A—P～P～P，A 代表腺苷，P 代表磷酸基团，～代表高能磷酸键，—代表普通化学键。ATP 分子中的高能磷酸键中贮存着大量的能量，所以，ATP 被称为高能化合物。这种高能化合物在水解时，高能磷酸键断裂，释放出大量的能量。这种高能化合物在形成时,即高能磷酸键形成时,需吸收大量的能量。对人体来说,ADP 转化成 ATP 时所需要的能量来自细胞内呼吸作用中分解有机物释放的能量。ATP 分解时释放的能量用于细胞分裂、主动转运、肌肉收缩等生命活动。

除 ATP 外,机体内还有其他含高能磷酸键的化合物,如磷酸肌酸(CP),它是高能磷酸基的暂时贮存形式。当机体的物质氧化释放的能量过剩时,ATP 将高能磷酸键转移给肌酸,通过合成磷酸肌酸将能量贮存起来。磷酸肌酸主要存在于肌肉和脑组织中。由于肌肉细胞的磷酸肌酸含量是其 ATP 含量的 3~4 倍,因此,前者可贮存供短期活动用的、足够的磷酸基团。当一些 ATP 用于肌肉收缩时,就会产生 ADP。这时,通过肌酸激酶的作用,磷酸肌酸很快供给 ADP 磷酸(Pi),从而恢复正常的 ATP 高水平(见图 7-1)。

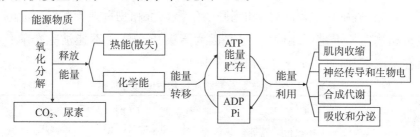

图 7-1 体内能量的释放、转移、贮存和利用

二、能量代谢的测定

(一)能量代谢的测定原理

机体的能量代谢遵循能量守恒定律,即在整个能量转化过程中,既不增加,也不减少。机体所利用的蕴藏于食物中的化学能与最终转化成的热能和所做的外功,按能量来折算是完全相等的。因此,测定机体在一定时间内所消耗的食物,或者测定机体所产生的热量与所做的外功,均可测算出整个机体的能量代谢率,即单位时间内所消耗的能量。

(二)测定方法

1. 直接测热法

直接测热法的原理是将受试者置于特殊的检测环境中,收集一定时间内受试者在安静状态下散发的总热量,计算其能量代谢率。此方法测量精确并且受试者可以自由活动,被认为是金标准,但由于设备复杂、造价昂贵以及操作烦琐,因此,很少使用。

2. 间接测热法

根据化学反应中反应物的量与产物之间呈一定的比例关系,即定比定律进行测量。例如,氧化1 mol葡萄糖需要6 mol O_2,同时,产生6 mol CO_2和6 mol H_2O,并且释放一定的能量。下面的反应式表明了这种定比关系:

$$C_6H_{12}O_6 + 6O_2 = 6CO_2 + 6H_2O + \Delta H$$

同一种化学反应不论经过什么样的中间步骤,也不管反应条件差别多大,这种定比关系是不变的,人体内营养物质的氧化供能反应也是如此。根据定比定律,通过测定单位时间内的耗氧量,即可推算出机体在单位时间内的产热量。为了计算能量代谢率,需了解几个相关的概念。

(1)食物的热价 1 g某种食物氧化(或在体外燃烧)时所释放的能量称为该食物的热价(thermal equivalent of food)。食物的热价有生物热价和物理热价之分,分别指食物在体内氧化和在体外燃烧时释放的能量。三种主要营养物质的热价见表7-1。从表中可以看出,糖和脂肪的生物热价和物理热价相等,但蛋白质的生物热价和物理热价是不相同的,这是因为蛋白质在体内不能被完全氧化,有一部分存在于尿素、肌酐等分子中的能量从尿中排泄。

表7-1 三种主要营养物质氧化时的几种数据

营养物质	产热量(kJ/g)			耗氧量(L/g)	CO_2产量(L/g)	氧热价(kJ/L)	呼吸商
	物理热价	生物热价	营养学热价				
糖	17.15	17.15	16.74	0.83	0.83	20.66	1.00
蛋白质	23.43	17.99	16.74	0.95	0.76	18.93	0.80
脂肪	39.75	39.75	37.66	2.03	1.43	19.58	0.71

(2)食物的氧热价 通常把某种食物氧化时消耗1 L氧所产生的能量称为该食物的氧热价。氧热价反映了物质氧化时耗氧量和产热量之间的关系。氧热价在能量代谢的测算方面有着重要的意义,将这个概念应用于整个机体,即可根据机体在一定时间内的氧耗量计算出能量代谢率。

(3)呼吸商 机体依靠呼吸功能从外界环境中摄取氧,以满足生理活动的需要,同时将CO_2呼出体外。一定时间内机体呼出的CO_2量与吸入的O_2量的比值,称为呼吸商(respiratory quotient, RQ),即

$$RQ = \frac{CO_2 产量(摩尔数或体积数)}{O_2 消耗量(摩尔数或体积数)}$$

无论体内还是体外,各种营养物质的O_2消耗量与CO_2产量都取决于该种物质的化学组成。糖的呼吸商为1.0,脂肪和蛋白质的呼吸商分别为0.71和0.8。呼吸商能反映机体内各种营养物质氧化分解的比例,因此,可以根据呼吸商的数值来推测机体利用能量的主要来源。如果某人的呼吸商接近于1,说明此人在该段时间内利用的能量主要来自糖的氧化。糖尿病患者因葡萄糖的利用发生障碍,机体主要依靠脂肪代谢供能,因此,呼吸商偏低,接近于0.7;在长期饥饿的情况下,人体的能量主要来自自身蛋白质的分解,呼吸商接近于0.8。正常人进食混

合食物时,呼吸商一般在 0.85 左右。

一般情况下,体内能量主要来自糖和脂肪的氧化,蛋白质的代谢可忽略不计。为了计算方便,可根据糖和脂肪按不同比例混合氧化时所产生的 CO_2 量以及 O_2 的消耗量计算出相应的呼吸商。这样计算出的呼吸商称为非蛋白呼吸商,不同比例的糖、脂肪混合物的非蛋白呼吸商和氧的热价见表 7-2。

表 7-2　非蛋白呼吸商与氧的热价

非蛋白呼吸商	百分比(%)		氧的热价	
	糖	脂肪	(kJ/L)	(kcal/L)
0.707	0.00	100.0	19.620	4.686
0.71	1.10	98.9	19.637	4.690
0.72	4.76	95.2	19.687	4.702
0.73	8.40	91.6	19.738	4.714
0.74	12.0	88.0	19.792	4.727
0.75	15.6	84.4	19.842	4.739
0.76	19.2	80.8	19.892	4.751
0.77	22.8	77.2	19.947	4.764
0.78	26.3	73.7	19.997	4.776
0.79	29.9	70.1	20.047	4.788
0.80	33.4	66.6	20.102	4.801
0.81	36.9	63.1	20.152	4.813
0.82	40.3	59.7	20.202	4.825
0.83	43.8	56.2	20.257	4.838
0.84	47.2	52.8	20.307	4.850
0.85	50.7	49.3	20.357	4.862
0.86	54.1	45.9	20.412	4.875
0.87	57.5	42.5	20.462	4.887
0.88	60.8	39.2	20.512	4.899
0.89	64.2	35.8	20.562	4.911
0.90	67.5	32.5	20.617	4.924
0.91	70.8	29.2	20.667	4.936
0.92	74.1	25.9	20.717	4.948
0.93	77.4	22.6	20.772	4.961
0.94	80.7	19.3	20.822	4.973
0.95	84.0	16.0	20.872	4.985
0.96	87.2	12.8	20.927	4.998
0.97	90.4	9.58	20.977	5.010
0.98	93.6	6.37	21.027	5.022
0.99	96.8	3.18	21.082	5.035
1.00	100.0	0.0	21.132	5.047

三、影响能量代谢的主要因素

影响能量代谢的主要因素有肌肉活动、精神活动、食物的特殊动力作用以及环境温度等。

(一)肌肉活动

肌肉活动对能量代谢的影响最为显著。机体的任何轻微活动都可提高能量代谢率。如表 7-3 所示,人在运动或劳动时产热量显著增加,机体产热量的增加同肌肉活动的强度呈正比关系。运动或劳动时产热量最多可达安静时的 20 倍,而且肌肉活动停止后,能量代谢还将维持在较高水平,一段时间后才逐渐恢复。肌肉活动的强度通常用单位时间内机体的产热量来表示,也就是说,可以把能量代谢率作为评估肌肉活动强度的指标。

表 7-3 劳动或运动时的能量代谢率

肌肉活动形式	平均产热量 [$kJ/(m^2 \cdot min)$]	肌肉活动形式	平均产热量 [$kJ/(m^2 \cdot min)$]
静卧休息	2.73	扫地	11.36
开会	3.40	打排球	17.50
擦窗	8.30	打篮球	24.22
洗衣物	9.89	踢足球	24.96

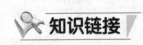知识链接

有氧运动和无氧运动的区别

有氧运动和无氧运动并不是根据运动项目来划分的,而是按照运动时肌肉收缩的能量是来自于有氧代谢还是无氧代谢进行区分的。

有氧运动是指人体在氧气供应充分的情况下进行的体育锻炼,即在运动过程中,人体吸入的氧气与需求相等,从而达到生理上的平衡状态。简单来说,有氧运动是指强度低且富韵律性的运动,其运动时间较长(约 15 min 或以上),运动强度在中等或中等以上(心率为最快时的 75%~85%)。这种锻炼,氧气能充分燃烧(即氧化)体内的糖分,还可消耗体内的脂肪,增强和改善心肺功能,预防骨质疏松,调节心理和精神状态,是健身的主要运动方式。有氧运动的项目有长跑、骑单车、健身舞、爬山、各种球类运动和太极拳等。

无氧运动是指肌肉在"缺氧"的状态下高速剧烈的运动。当我们从事的运动非常剧烈或者急速爆发时,如举重、百米冲刺和摔跤等,此时机体在瞬间需要大量的能量,而在正常情况下,有氧代谢不能满足身体此时的需求,于是,糖就进行无氧代谢,以迅速产生大量的能量。这种状态下的运动就是无氧运动。无氧运动大部分是负荷强度高、瞬间性强的运动,所以,很难持续较长时间,而且疲劳消除的时间也慢;并且在运动过程中会形成大量的乳酸,需要 48~72 h 才能恢复。无氧运动的形式表现为短跑、肌肉器械训练和举重等项目。

通常情况下,安排无氧运动指的是力量练习,即增肌训练,这样具有增加肌

肉含量,提高机体抵抗力、免疫力等作用。练习 1 h 以后,再进行 30～40 min 的有氧运动。有氧运动有助于减脂,增强心肺功能,对机体的健康有至关重要的作用。长期坚持有氧和无氧相结合的运动,会让机体更加健康。

(二) 精神活动

据测定,在安静状态下,每 100 g 脑组织的耗氧量为 3.5 mL/min(氧化的葡萄糖量为 4.5 mg/min),此值将近安静时肌肉组织耗氧量的 20 倍。睡眠及精神活动活跃时,脑中葡萄糖的代谢率几乎没有差异。由此可见,在精神活动时,中枢神经系统本身的代谢率即使有所增加,其程度也是可以忽略的。

人在平静地思考问题时,能量代谢受到的影响并不大,产热量增加一般不超过 4%。但在精神处于紧张状态如烦恼、恐惧或情绪激动时,由于随之出现的无意识的肌紧张以及刺激代谢的激素(如甲状腺激素等)释放增多等,因而产热量显著增加。因此,在测定基础代谢率时,必须排除受试者精神紧张的影响。

(三) 食物的特殊动力作用

人在进食后,虽仍保持安静状态,但能量代谢率较进食前有所提高,进食 1 h 左右开始增加,进食 3 h 时达到最高,延续 7～8 h。这种食物使机体产生"额外"热量的作用,称为食物的特殊动力作用(specific dynamic action of food)。若进食蛋白质,则额外增加的产热量可达 30%,混合食物增加 10% 左右。这种作用的机理至今不明,可能与肝脏处理氨基酸或合成糖原等过程有关。

(四) 环境温度

人(裸体或只着薄衣)处于安静状态时的能量代谢,以环境温度在 20～30 ℃ 时最为稳定。当环境温度低于 20 ℃ 时,代谢率开始增加;在 10 ℃ 以下时,代谢率则显著增加。环境温度低时,代谢率的增加主要是由于寒冷刺激反射性地引起寒战以及肌肉紧张度的增强。在 20～30 ℃ 时,代谢率较为稳定,主要是因为肌肉保持松弛。当环境温度超过 30 ℃ 时,代谢率又会逐渐增加,这可能是因为体内化学过程的反应速度加快,发汗功能旺盛以及呼吸、循环功能增强等。

四、基础代谢和基础代谢率

机体的能量代谢受到多种因素的干扰,为了排除以上各种因素对能量代谢测定的影响,提出了基础代谢的概念。基础代谢(basal metabolism)是指基础状态下的能量代谢。所谓基础状态,是指满足以下条件的一种状态:人体处于清晨、清醒、静卧、空腹、肌肉放松、环境温度适宜、无紧张的状态。在这种状态下,体内能

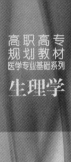

量的消耗只用于维持基本的生命活动,能量代谢比较稳定,所以,把这种状态下单位时间内的能量代谢称为基础代谢率(basal metabolism rate,BMR)。应当指出,BMR比一般安静时的代谢率要低,但并不是最低的,因为熟睡时的代谢率更低(比安静时低8%~10%,但做梦时增高)。

如前所述,一般用单位体表面积来衡量能量代谢率。对人体的体表面积的测定,可用下面的Stevenson公式进行测算:

体表面积$(m^2)=0.0061×$身高$(cm)+0.0128×$体重$(kg)-0.1529$

除BMR外,肺活量、心输出量、主动脉和气管的横截面积、肾小球滤过率等,也都与体表面积呈一定的比例关系。

通常采用简略法来测定和计算BMR。采用此方法时,一般将非蛋白呼吸商设定为0.82,其相对应的氧热价为20.19 kJ/L,因此,只需测出一定时间内的耗氧量和体表面积,即可进行BMR的计算。举例如下:

某受试者,男性,20岁,在基础状态下,1 h的耗氧量为15 L,测得其体表面积为1.5 m^2,故其BMR为:20.19 kJ/L×15 L÷1.5 m^2=201.9 kJ/(m^2·h)。20岁男子的正常BMR为157.8 kJ/(m^2·h),所以,此受试者的BMR值比正常值高44.1 kJ/(m^2·h)。一般用超出正常值的百分数表示,即44.1÷157.8×100%=28%。临床上,通常用+28%来表示。

实际测得的结果表明,BMR随着性别、年龄等不同而有生理变动。当其他情况相同时,男性的BMR值平均比女性的高,儿童比成人高;年龄越大,BMR值越低。但是,对于同一个体的BMR,只要测定时的条件完全符合前述要求,则在不同时日重复测定的结果是很接近的,这表明正常人的BMR值是相当稳定的。

关于我国正常BMR的水平,男女各年龄组的平均值见7-4。

表7-4 我国各年龄组正常的BMR平均值[kJ/(m^2·h)]

性别	年龄(岁)						
	11~15	16~17	18~19	20~30	31~40	41~50	51以上
男性	195.5	193.4	166.2	157.8	158.6	154.0	149.0
女性	172.5	181.7	154.0	146.5	146.9	142.4	138.6

一般来说,BMR的实际测定数值和上述正常平均值比较,如果相差为10%~15%,无论较高或较低,都不认为是病理性的。当相差超过20%时,才有可能是病理性变化。在各种疾病中,甲状腺功能的改变总是伴有BMR的异常。甲状腺功能低下时,BMR比正常值低20%~40%;甲状腺功能亢进时,BMR比正常值高25%~80%。因此,BMR的测定是临床诊断甲状腺疾病的重要辅助方法。其他如肾上腺皮质和脑垂体的功能低下时,BMR亦会降低。

当人体发热时,BMR将升高。一般来说,体温每升高1 ℃,BMR将升高13%

左右。糖尿病、红细胞增多症、白血病以及伴有呼吸困难的心脏病等疾病,也伴有 BMR 升高。当机体处于病理性饥饿时,BMR 将降低。其他如肾上腺功能低下、肾病综合征以及垂体性肥胖症等疾病,也常伴有 BMR 降低。

第二节 体温及其调节

一、体温

人体内部的温度称为体温。三大营养物质在氧化过程中释放能量,其中 50% 左右的能量变为体热以维持体温,并以热能的形式不断散发于体外。正常人的体温是相对恒定的,它通过下丘脑体温调节中枢的调节作用使产热和散热保持动态平衡。在正常生理状态下,当体温升高时,机体通过减少产热和增加散热来维持体温相对恒定;反之,当体温下降时,通过增加产热而减少散热使体温维持在正常水平。保持恒定的体温,是保证新陈代谢和生命活动正常进行的必要条件。正常的体温既是新陈代谢的结果,又是人体正常新陈代谢和生命活动的重要基础条件。

机体的温度分为体表温度和体核温度。体表温度是指机体外周组织即机体表层,包括皮肤、皮下组织和肌肉等的温度,又称表层温度;体表温度的波动幅度大,易受环境等外在因素的影响。体核温度就是平时所说的体温,指机体深部包括心、肺、脑和腹部器官的平均温度,又称深部温度;体核温度比体表温度高,且变化幅度小,比较稳定。

二、人的正常体温及其生理变动

(一)人体的正常体温

人体内不同组织器官的能量代谢率不一样,使得各器官的温度略有差异,体温是深部体温的平均温度。肝的温度为 38 ℃左右,是全身中最高的,而肾、胰腺、十二指肠等器官的温度较低。但血液循环使不同组织器官之间的热量得到迅速交换,使体内各部分的温度趋于一致,一般不超过 0.5 ℃。通常血液的温度可以看成人体的平均深部温度。由于人体的深部温度不易测量,因此,临床上通常用口腔、腋窝或直肠的温度来代表体温。

直肠温度的正常值为 36.9~37.9 ℃,较接近机体的深部温度,但测量时要将温度计插入直肠 6 cm 以上,所测得的值才会接近深部温度。

口腔温度的正常值为 36.7~37.7 ℃。口腔的舌下方是临床上最常用的测温部位,其优点是所测得的温度值比较准确且测量方便。但对于不能配合的患者,如哭闹的小儿以及烦躁的患者等,则不适宜测口腔温度。

腋窝温度的正常值为 36.0~37.4 ℃。腋窝处是皮肤表面的一部分,其温度较低,并不能代表深部体温。只有让被测者将上臂紧贴胸廓,使腋窝紧闭形成人工体腔,机体内部的热量才能逐渐传导至腋窝,腋窝的温度才逐渐升高至接近于机体深部温度,这时测得的温度才能代表深部温度。因此,测定腋窝温度的时间至少需要持续 5 min 左右,而且在测温时还应保持腋窝处干燥。

(二)体温的生理性变动

人的体温是相对稳定的,但在生理情况下,体温可随昼夜、年龄和性别等因素有所变化,变化幅度一般不超过 1 ℃。

1. 昼夜变化

正常成年人的体温按昼夜变化呈周期性波动,清晨 2~6 时体温最低,午后 1~6 时体温最高。体温的这种昼夜周期性波动称为昼夜节律(circadian rhythm)或日节律。大量的研究结果表明,体温的日节律同肌肉活动状态以及耗氧量等没有因果关系,而是由一种内在的生物节律所决定的。

2. 性别影响

成年女子的体温平均比男子高 0.3 ℃,而且基础体温(指基础状态下的体温)随月经周期发生规律性变化。在月经周期中,从月经期到排卵日之前体温较低,排卵日最低,排卵后体温立即上升,并且维持在较高水平,直到下次月经期前(见图 7-2)。排卵后的体温升高可能与孕激素及其代谢产物有关。临床上通过测定女性月经周期中基础体温的变化,有助于了解有无排卵及排卵的日期。

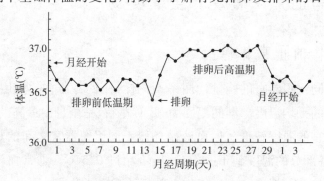

图 7-2 女性月经周期中基础体温的变化曲线

3. 年龄影响

体温的高低与体内能量代谢有关,不同年龄人的能量代谢不同,体温也不同。一般来说,儿童的体温比成年人高;老年人的体温偏低,有些老年人在发热时体温不升高,对外界环境温度变化的适应能力较差;新生儿尤其是早产儿的体温调节中枢发育还不成熟,其调节体温的能力差,易受环境温度变化的影响。如果给婴儿洗澡时不注意保温,其体温可降 2~4 ℃。因而在护理工作中,应该注意老年人和新生儿的体温特点,保持病房内适宜的温度。

4. 肌肉活动与精神活动

肌肉活动和精神活动增强时,能量代谢增加,从而造成体温升高。因此,在测量体温时,要让受试者安静休息一段时间后再进行测量。测量小儿体温时,要尽量避免其哭闹不安,以避免因肌肉活动增强和精神紧张导致体温升高。此外,情绪激动、精神紧张和进食等均可对体温产生影响,在测定体温时应该考虑到这些情况。许多麻醉药可抑制体温调节中枢或影响其传入途径的活动,因为此类药物能扩张皮肤血管,增加体热散失,所以,对于麻醉手术的患者,在术中和术后都应注意体温护理。

三、机体的产热和散热

(一)产热

1. 产热过程

在安静状态下,主要的产热器官是内脏器官,约占全身产热量的 56%,其中以肝组织产热量最大,肝血液的温度比主动脉血液的温度高 0.6 ℃左右。劳动或运动时,骨骼肌是主要的产热器官,其产热量可达到人体产热量的 90%,骨骼肌产生热量的潜力很大;剧烈运动时,人体产热量比安静时提高 40 多倍。战栗是骨骼肌发生的不随意的节律性收缩,它基本不做功,但能最大程度地产生热量。寒冷刺激能使人体发生战栗,同时,还能促进甲状腺激素分泌增加和交感神经系统-肾上腺髓质活动增强,分泌大量的髓质激素,增强组织细胞对糖、脂肪的氧化分解,提高组织的基础代谢率,增加人体产热量,从而使代谢性产热增加。几种组织、器官的产热量比较见表 7-5。

表 7-5 几种组织、器官的产热量比较

组织器官	重量(占体重的百分比)	产热量(占机体总热量的百分比)	
		安静状态	运动或劳动
脑	2.5	16	3
内脏	34	56	22
骨骼肌	40	18	73
其他	23.5	10	2

2. 产热活动的调节

(1)体液调节 甲状腺激素是调节产热活动的最重要的体液因素。若机体暴露于寒冷环境中,则甲状腺的活动明显增强,并分泌大量的甲状腺激素,使代谢率增加20%～30%。甲状腺激素作用的特点是作用缓慢,但持续时间长;肾上腺素、去甲肾上腺素和生长激素等也可刺激产热,其特点是作用迅速,但维持时间短。

(2)神经调节　寒冷刺激可兴奋机体的交感神经系统,交感神经兴奋又进一步引起肾上腺髓质活动增强,导致肾上腺素和去甲肾上腺素等激素释放增多,使产热增加。上述寒冷对甲状腺激素释放的影响也是通过神经系统实现的,即寒冷刺激使下丘脑释放促甲状腺激素释放激素(thyrotropin-releasing hormone,TRH),后者再刺激腺垂体释放促甲状腺激素(thyroid stimulating hormone TSH),从而加强甲状腺的活动。

(二)散　热

皮肤是人体主要的散热器官。当环境温度低于人的表层体温时,大部分体热可以通过皮肤的辐射、传导和对流等方式向外界发散,一小部分体热随呼气、排尿和排粪等排泄物排出体外。当环境温度接近或高于表层体温时,蒸发散热便成为机体唯一的散热方式。

1.散热方式

(1)辐射散热　辐射散热是人体以发射红外线的形式将体热传给外界的一种散热形式。人体在21℃的环境中和不着衣的情况下,约有60%的热量是通过辐射方式发散的。辐射散热量的多少主要取决于皮肤与周围环境的温度差,当皮肤温度高于环境温度时,温度差值越大,散热量就越多;反之,当外界环境温度超过皮肤温度时,皮肤会吸收热射线热量,使体温升高(如在高温环境下作业)。其次,辐射散热取决于机体的有效散热面积,有效散热面积越大,散热量也就越多。由于四肢的面积较大,因而在辐射散热中起着重要的作用。

(2)传导散热　传导散热是机体的热量直接传给与机体接触的温度较低物体的一种散热方式。机体深部的热量以传导方式传到体表,再由皮肤直接传给同它接触的物体,如衣物等。棉毛织物、木材、脂肪的导热性能差,传导散热量少。肥胖者的皮下脂肪较多,人体深部的热量不易向外散发,因此,炎热天气特别容易出汗。水的比热大,导热性能较好,因此,临床上可利用冰帽、冰袋等给高热的患者降温。

(3)对流散热　对流散热是通过气体流动进行热量交换的一种散热方式。人体周围总是围绕着一薄层同皮肤接触的空气,人体的热量可传给这一层空气,若这一层空气的温度升高至皮肤温度水平,则人体不能继续通过这种方式散热。但由于与皮肤接触的空气被加热后就上升,并将体热带走,而未被加热的空气又与皮肤表面接触,因而这种现象称为对流。所以,体热总是先传导给空气,然后通过对流将热量带走。通过对流所散失的热量的多少,受风速影响极大。风速越大,散热量也越多;相反,风速越小,散热量也越少。衣服覆盖在皮肤表层,棉毛纤维间的空气不易流动,这样就能减少对流散热量,起到保温作用。增加衣着,使织物滞留的空气层增厚,可增强保温效果。潮湿的衣服由于水的导热性好,便失去保温的作用,因而增加机体散热。

(4)蒸发散热　蒸发散热是机体通过体表水分的蒸发而散失体热的一种形式。据测定,在正常体温条件下,蒸发1 g水可使机体散发2.43 kJ热量。对高热不退的患者使用乙醇擦浴,就是利用蒸发散热来达到降温的目的。因此,体表水分的蒸发是一种有效的散热途径。蒸发散热分为不感蒸发和发汗两种形式。

1)不感蒸发。人即使处在低温环境中,皮肤和呼吸道也会不断有水分渗出而被蒸发掉,这种水分蒸发称为不感蒸发,其中皮肤的水分蒸发又称不显汗。它与汗腺分泌无关,不易被人觉察。环境温度在30 ℃以下时,不感蒸发比较恒定,每天蒸发量可达1 L,其中,皮肤蒸发量为0.6~0.8 L,呼吸道蒸发量为0.2~0.4 L。不感蒸发受体温影响较大,体温上升1 ℃时,蒸发量增加15%;在肌肉活动或发热状态下,不显汗可增加;婴儿不感蒸发的速度较快,体温升高时较容易发生脱水。不感蒸发是一种很有效的散热途径,有些动物在高温下不能分泌汗液,而必须通过热喘呼吸来增加散热。临床上给患者补液时,应该注意补充不感蒸发所丢失的液体量。

2)发汗。发汗是指汗腺主动分泌汗液的过程。汗液蒸发可以带走身体的热量。发汗是可以意识到的,故又称可感蒸发。人在安静状态下,当环境温度达30 ℃左右时便开始发汗。如果空气湿度高且衣着较多时,气温达25 ℃便可引起发汗。人在进行劳动或运动时,气温虽在20 ℃以下,但也容易发汗,而且发汗量往往较多。发汗速度受环境温度和湿度的影响。环境温度越高,发汗速度越快。人若在高温环境中停留时间过久,发汗速度可因汗腺疲劳而明显减慢。环境中湿度高时,汗液不易蒸发,体热也就不易散失,结果会反射性地引起大量出汗。

汗液中水分占99%,固体成分不到1%。在固体成分中,大部分为NaCl,也有少量KCl以及尿素、乳酸等。汗液中的NaCl浓度一般低于血浆中的NaCl浓度。大量出汗时,由于水分的丢失比盐多,因此,容易发生高渗性脱水。但当发汗速度较快时,由于汗腺管不能充分吸收NaCl,使汗液中的NaCl浓度升高,机体丢失大量水分的同时,也丢失大量NaCl,因此,应注意在补充水分的同时补充食盐,以免引起水和电解质平衡紊乱,甚至导致神经系统和骨骼肌组织的兴奋性改变而发生热痉挛。

发汗是一种反射活动。人体受到温热环境刺激或剧烈运动使体温升高情况下,反射性引起全身小汗腺分泌汗液的过程称为温热性发汗,其发汗中枢在下丘脑,支配汗腺的交感神经纤维末梢释放递质为乙酰胆碱,它能引起汗腺分泌;温热性发汗主要参与体温调节。另外,精神紧张或情绪激动时,常出现手掌、足底、前额等局部汗腺的分泌,称为精神性发汗,其在体温调节中的作用不大,其中枢可能在大脑皮层运动区。

2. 散热反应的调节

机体通过辐射、传导和对流等散热方式所散失热量的多少,取决于皮肤和环境之间的温度差,而皮肤温度的高低取决于皮肤的血流量。机体可以通过改变皮肤血管的舒缩状态来调节体热的散失量。皮肤血液循环的特点是具有丰富的血管网、大量的静脉丛及动-静脉吻合支,这些结构特点决定了皮肤血流量可以在很大范围内变动。机体的体温调节机构正是通过交感神经控制皮肤血管的口径,调节皮肤血流量,从而使散热量能符合当时条件下体热平衡的要求。

在炎热的环境中,交感神经紧张活动降低,皮肤小动脉舒张,动-静脉吻合支开放,皮肤血流量大大增加。据推算,全身皮肤的血流量最多可达到心输出量的12%。皮肤血流量增多时,较多的体热从机体深部被带到机体表层,使皮肤温度升高,故散热量增加,同时汗腺的活动也增强,因为皮肤血流量的增加也给汗腺分泌提供了必要的原料;此外,四肢的皮下浅表静脉也有一定的散热作用。总之,在炎热环境中,机体的代谢率并不降低,可通过增加皮肤血流量和发汗量来增加散热量,减少热储,从而维持体热平衡。

在寒冷环境中,交感神经的紧张活动增强,皮肤血管收缩,皮肤血流量剧减,因此,散热量大大减少。人体处于适宜的环境温度(20~30 ℃),或当产热量没有大幅度变化时,机体既不发汗,也无寒战,仅仅通过调节皮肤血管的口径就可精细地控制皮肤温度,从而增加或减少散热量,维持体热平衡。

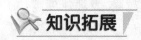

中　暑

平时所说的中暑是指因高温引起的人体体温调节功能失调,体内热量过度积蓄,从而使神经器官受损。当人体处于温度升高(>32 ℃)、湿度较大(>60%)和无风的环境中,因长时间工作或强体力劳动,又无充分防暑降温措施时,容易中暑,又称为热射病。中暑的原因有很多,如:①环境温度过高时,人的脑膜充血,大脑皮层缺血而引起中暑;②人体产热增加,如从事重体力劳动、发热、甲状腺功能亢进和应用某些药物(苯丙胺)等;③散热障碍,如湿度较大、过度肥胖或穿透气不良的衣服等;④汗腺功能障碍,见于系统硬化病、皮肤烧伤后瘢痕形成或先天性汗腺缺乏症等患者。所以,当机体处于高温天气中,又没有充分的降温措施时,一旦出现大汗淋漓、神志恍惚,提示机体内的温度过高。若高温下出现昏迷的现象,则应立即将昏迷人员转移至通风阴凉处,用冷水反复擦拭皮肤,随后持续监测体温变化;若高温持续应马上送往医院进行治疗,千万不要以为是普通中暑而小视,耽误治疗时间。

四、体温调节

体温调节有自主性体温调节和行为性体温调节两种基本方式。自主性体温调节是指在体温调节中枢的控制下,通过增减皮肤的血流量、发汗、战栗和改变代谢水平等生理调节反应,以维持产热和散热的动态平衡,使体温保持在一个相对稳定的水平。行为性体温调节是指机体(包括变温动物)在不同环境中采取的姿势和发生的行为,特别是人为了保温或降温而采取的措施,如增减衣物、人工改善气候条件等。行为性体温调节是以自主性体温调节为基础的,而且两者不能截然分开。自主性体温调节是由体温自身调节系统来完成的。下丘脑的体温调节中枢是控制系统,它发出的传出信息控制产热器官如肝脏、骨骼肌,以及散热机构如皮肤、汗腺等受控系统的活动,使受控对象——体温维持在一个相对稳定的水平。而体温总是会因内外环境,如肌肉活动、代谢率、气温、湿度和风速等因素的变化而受到干扰。这些干扰通过温度检测器,即皮肤及机体深部温度感受器,将干扰信息反馈至体温调节中枢。经过中枢的整合,再调整受控系统的活动,建立起当时条件下的体热平衡(见图 7-3),从而使体温保持相对稳定。

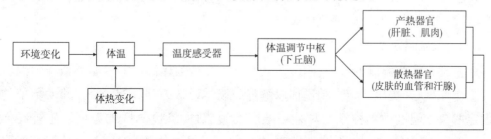

图 7-3 体温自主性调节示意图

1. 温度感受器

根据感受器存在的部位不同,可将温度感受器分为外周温度感受器和中枢温度感受器;根据感受温度的性质,温度感受器又可分为冷感受器和热感受器。

(1)外周温度感受器 外周温度感受器是存在于皮肤、黏膜和内脏中的对温度敏感的游离的神经末梢,包括热感受器和冷感受器。当局部温度升高时,热感受器兴奋;反之,温度降低时,冷感受器兴奋。这两种感受器分别对一定范围的温度敏感。例如,大鼠阴囊的冷感受器在 28 ℃时发放冲动的频率最高,而热感受器在 43 ℃时发放冲动的频率最高。当温度偏离这两个数值时,两种感受器发放冲动的频率都将减少。此外,皮肤的温度感受器对温度的变化速率更为敏感。

(2) 中枢温度感受器 中枢温度感受器是存在于中枢神经系统内的对温度变化敏感的神经元。脊髓、脑干网状结构及下丘脑等处都含有这样的温度敏感神经元。其中,有些神经元在局部组织温度升高时冲动发放的频率增加,称为热敏神经元;另一些神经元在局部组织温度降低时冲动发放的频率增加,称为冷敏神经元。

动物实验研究表明,脑干网状结构和下丘脑的弓状核中以冷敏神经元居多,而在视前区-下丘脑前部(preoptic-anterior hypothalamus area,PO/AH)中,热敏神经元比较多见。实验证明,当局部脑组织温度变化0.1 ℃时,这两种神经元的放电频率就会发生变化,并且不出现适应现象。

2. 体温调节中枢

虽然从脊髓到大脑皮层的整个中枢神经系统中都存在参与体温调节的神经元,但对多种恒温动物进行横断脑干的实验证明,只要保持下丘脑及其以下的神经结构完整,动物虽然在行为方面可能出现障碍,但仍具有维持体温相对恒定的能力。这说明体温调节的重要中枢位于下丘脑。

视前区-下丘脑前部中的某些温度敏感神经元除能感受局部脑温的变化外,还能对下丘脑以外的部位,如中脑、延髓、脊髓以及皮肤、内脏等处的温度变化产生反应。也就是说,来自中枢和外周的温度信息可能会聚于这类神经元。此外,这类神经元能直接与致热原或5-羟色胺、去甲肾上腺素以及许多种肽类物质等发生反应,引起相应的体温调节反应。

3. 体温调定点学说

正常人体体温能够维持在37 ℃左右。现在认为体温调节机制类似于恒温器的工作原理,并提出调定点学说加以解释。该学说认为,调定点(set point)数值的设定取决于温度敏感神经元对某一温度的敏感性。PO/AH的温度敏感神经元对温度的感受有一定的兴奋阈值,正常人为37 ℃左右,这个温度就是体温相对稳定的调定点。正常人体体温调节的过程是:当体温高于调定点37 ℃时,热敏神经元活动增强,增加散热;当体温低于37 ℃时,冷敏神经元活动增强,增加产热,最终使体温维持在37 ℃左右。

调定点学说较好地解释了发热现象。由病菌感染所引起的发热,是由致热原作用于温度敏感神经元,使其对温度的敏感性降低,兴奋阈值升高,调定点上移所致。例如,致热原使调定点由正常体温37 ℃上移到39 ℃时,在体温未达到39 ℃时,冷敏神经元兴奋,人体加强产热,抑制散热,表现出畏寒、战栗等症状,直至体温达到39 ℃时,产热与散热过程才开始恢复平衡,最终使体温稳定在39 ℃左右。由上可见,发热时体温调节功能仍然正常,只是调定点上移,体温被维持在比正常体温高的水平。

4. 行为性体温调节

行为性体温调节是指机体通过有意识的、适应性的行为活动来保持体温的相对稳定。例如，人在不同的环境中，可通过增减衣着、使用空调等改善环境温度。寒冷时，人在发生肌肉寒战的同时，还会采取拱肩缩背的姿势及踏步或跑步等御寒行为。动物表现为在寒冷环境中具有日光趋向性行为，而在炎热环境中躲在树荫下或钻进洞穴中。

机体通过各种体温调节使体温在复杂多变的环境中维持相对稳定的状态。

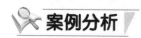

案例：患者，女性，53岁。行阑尾切除术后三天出现头痛，自述疲乏无力、怕冷，抬头或坐起时头痛加重，平卧后减轻或消失。病人意识清醒，T:37.8 ℃，P:88次/分，R:20次/分，BP:132/80 mmHg。查体：瞳孔等大等圆。脑电图检查未发现异常。

分析：该患者目前的诊断为术后体温过高。诊断依据：①疲乏无力、怕冷、头痛；②T:37.8 ℃，查体：瞳孔等大等圆，脑电图检查未发现异常。

体温过高又称发热，是由于致热源作用于体温调节中枢或体温调节中枢功能障碍等原因，使机体产热增加、散热减少，因而体温超过正常范围。发热是临床常见的症状，对人体的影响是两方面的。一方面，一定限度内的发热是人体抵抗疾病的生理性防御反应，此时，白细胞增多，抗体生成活跃，肝脏的解毒功能增强，物质代谢速度加快，能使患者的抵抗力有所提高；这些变化有利于消灭致病因素，使人体恢复健康，因此，在很多急性病中，体温升高往往表示人体有良好的反应能力。另一方面，体温过高和长期发热会使患者的一些生理功能紊乱，例如，神经系统的功能障碍可使患者出现烦躁、谵语、幻觉，甚至抽搐，这种情况在小儿身上更常见。已经证明，体温超过41 ℃，体温调节中枢就会丧失调节体温的能力；体温达到43 ℃，只要几小时患者就会因体温过高而死亡。循环系统的功能障碍可引起心跳加快，一般情况下，成年人体温每升高1 ℃，心率每分钟增加10次，儿童可增加15次。此外，还要消耗大量的物质和能量。因此，遇到患者发高热，应该立即请医生诊断、治疗。

导致机体发热的原因大致分为两类：感染性发热和非感染性发热。感染性发热主要由各种病原体感染引起，且较为常见；非感染性发热由除病原体以外的其他各种物质引起，如外科吸收热、变态反应性发热、中枢神经系统受损引起的发热等。

小 结

1. 能量代谢是指伴随物质代谢过程中发生的能量的贮存、释放、转移和利用。生命活动所需的能量主要来自摄入体内的食物中的糖、脂肪和蛋白质等所蕴藏的化学能,这些能量除供肌肉收缩做功外,其余都转化为热能。因此,只需测定机体在单位时间内总产热量和所做外功,就可测定机体的能量代谢率。

2. 食物的热价、氧热价和呼吸商是测定能量代谢的重要依据。

3. 影响能量代谢的主要因素有肌肉活动、精神因素、食物的特殊动力效应和环境温度等。

4. 在基础状态下的能量代谢率称为基础代谢率;人体在单位时间内的基础代谢称为基础代谢率,它可以辅助诊断甲状腺等疾病。

5. 机体深部的平均温度称为体温。维持体温相对稳定是机体进行正常新陈代谢和生命活动的必要条件。体温的相对稳定主要是在体温调节中枢的控制下产热与散热过程动态平衡的结果。安静和运动时主要的产热器官分别是内脏器官(主要是肝)和骨骼肌。皮肤是主要的散热器官,常温时主要通过辐射、传导和对流散热,高温时蒸发散热是最主要的散热方式。机体主要通过调节皮肤血流量和发汗来调控散热。

6. 外周温度感受器和中枢温度感受器感受到的温度信息经体温调节中枢下丘脑及其以下中枢部位多层次整合后,通过神经调节途径和体液调节途径对产热和散热进行调控,在体温调定点水平保持体温的相对稳定。

思考题

1. 名词解释:食物的热价,食物的氧热价,呼吸商,基础代谢率,体温。
2. 影响能量代谢的因素。
3. 常用的体温测量部位及正常值。
4. 根据散热原理,如何降低高热患者的体温?

(程 莉)

第八章　尿液的生成与排出

> **学习目标**
> 1. 掌握：尿生成的过程及其影响因素，肾脏泌尿功能的调节及其在水、电解质平衡中的作用。
> 2. 熟悉：肾脏排泄功能在机体内环境相对恒定中的意义，水利尿，渗透性利尿。
> 3. 了解：排泄概念与途径，皮质肾单位与近髓肾单位结构及功能特点。

机体将代谢终产物和进入人体内的异物（包括药物）及过剩物质经血液循环由排泄器官排出体外的过程称为排泄（exception）。人体的排泄途经有呼吸道、消化器官、皮肤和肾脏，其中，肾脏通过生成尿液排泄的物质种类和数量是最多的，因此，肾脏是人体最重要的排泄器官。肾脏的功能主要有：①排泄功能；②调节体液量和渗透压；③维持水、电解质平衡和酸碱平衡；④合成和释放肾素、促红细胞生成素等。

第一节　概　述

一、肾的功能解剖

尿液在肾单位和集合管生成后，经集合管在肾乳头处开口进入肾小盏，再进入肾大盏和肾盂，最后经输尿管进入膀胱。在排尿时，膀胱内的尿液经尿道排出体外。

（一）肾单位和集合管

肾单位（nephron）是肾的基本结构和功能单位，它与集合管共同完成尿的生成过程。人的两肾约有 200 万个肾单位，每个肾单位包括一个肾小体和与之相连接的肾小管（见图 8-1）。

肾单位的组成及结构关系如下：

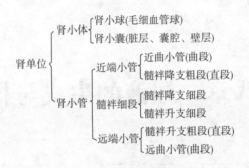

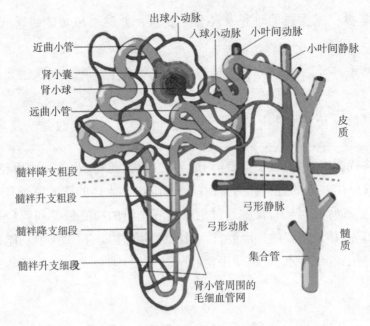

图 8-1　肾单位、集合管、肾血管关系图

1. 肾小体

肾小体由肾小球和肾小囊组成。肾小球是位于肾小体核心的一个毛细血管球，入球小动脉进入肾小体先分成 5～8 个分支，后者进一步分成许多毛细血管袢，然后再汇合成出球小动脉离开肾小体。肾小球外面的包囊称为肾小囊，它有两层上皮细胞。脏层（内层）是肾小管盲端折返内陷形成的，紧贴肾小球和肾小球毛细血管，共同构成滤过膜。脏层在血管进出肾小体处与壁层（外层）相连，壁层另一端与肾小管管壁相连。脏层和壁层之间狭小的腔隙称为肾囊腔，它与肾小管相通。

2. 肾小管和集合管

肾小管全长分为三段：①近端小管，包括近曲小管（曲段）和髓袢降支粗段（直段）；②髓袢细段，分为髓袢降支细段和髓袢升支细段；③远端小管，包括髓袢升支粗段（直段）和远曲小管（曲段）。远端小管经连接小管与集合管连接。集合管不包含在肾单位内，但在功能上和远端小管有许多相同之处，在尿液浓缩过程中起重要作用。每个集合管接受多条远端小管运来的液体,再汇合入肾乳头,最后形成的尿液经肾盂、肾盏、输尿管进入膀胱。

(二)皮质肾单位和近髓肾单位

按结构和所在部位不同,肾单位可分为皮质肾单位和近髓肾单位。皮质肾单位与尿的生成、肾素的产生的关系较大,而近髓肾单位和直小血管在尿的浓缩、稀释过程中起重要作用。两种肾单位的结构及功能特点见表8-1。

表8-1 皮质肾单位与近髓肾单位的结构及功能特点比较

	皮质肾单位	近髓肾单位
数量	多(占总数的85%~90%)	少(占总数的10%~15%)
体积	较小	较大
动脉口径	入球动脉>出球动脉	入球动脉≤出球动脉
髓袢长度	短	长
出球动脉后的毛细血管	分布于皮质部的肾小管周围	还形成U形的直小血管
肾素含量	多	少

(三)球旁器

球旁器(juxtaglomerular apparatus)由球旁细胞、球外系膜细胞和致密斑三部分组成(见图8-2),主要分布在皮质肾单位。

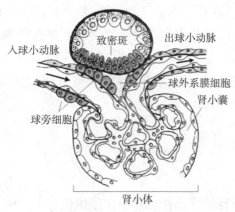

图8-2 球旁器结构图

球旁细胞又称颗粒细胞,是入球小动脉和出球小动脉中一些特殊分化的平滑肌细胞,细胞内含分泌颗粒,能合成、储存和释放肾素。球旁细胞的大小与血流量及血压有关,肾内动脉血压降低或严重高血压使球旁细胞的容积增加。

致密斑是由远端小管起始部的一小块高柱状上皮细胞构成的组织。致密斑穿过同一肾单位入球小动脉和出球小动脉间的夹角并与球旁细胞及球外系膜细

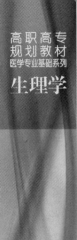

胞接触,它能感受小管液中 NaCl 含量的变化,并通过某种形式的信息传递,调节球旁细胞对肾素的分泌和肾小球滤过率。

球外系膜细胞是位于入球小动脉、出球小动脉和致密斑之间的一群细胞,细胞聚集成锥形体,其底面朝向致密斑。该细胞具有吞噬和收缩等功能。

二、肾血流量的特点及其调节

(一)肾血流量的特征

1. 血流量大,血流分布不均匀

在安静状态下,健康成年人两肾的血流量约每分钟 1200 mL,相当于心输出量的 1/5~1/4,而肾仅占体重的 0.5% 左右,因此,肾是机体供血量最丰富的器官。肾脏不同部位供血不同,肾皮质血流量为 94%,外髓部约为 5%,内髓不到 1%。通常所说的肾血流量主要指肾皮质血流量。

这样大的血流量并不是肾脏营养和代谢需要的,而是为实现肾脏的泌尿功能。肾皮质的血流量大于肾髓质,就是因为肾脏实现泌尿功能的肾单位均位于肾皮质。

2. 串联两套毛细血管网

肾动脉短而粗,由腹主动脉垂直分出,经多次分支后形成入球小动脉,入球小动脉分支并相互吻合形成肾小球毛细血管网,然后再汇集形成出球小动脉。离开肾小体后,出球小动脉再次分支形成肾小管周围毛细血管网或与髓袢相伴形成 U 形直小血管,最后汇入静脉。肾小球毛细血管血压较高,有利于血浆的滤过;肾小管周围毛细血管网血压较低,有利于肾小管的重吸收;直小血管的双向流动有利于肾髓质高渗透压的维持。

(二)肾血流量的调节

1. 自身调节

在安静情况下,当肾动脉灌注压在一定范围内(80~180 mmHg)变动时,肾血流量能保持相对稳定,离体的肾也是如此。这种在没有外来神经支配的情况下,肾血流量能在动脉血压一定的变动范围内保持恒定的现象,称为肾血流量的自身调节。肾血流量的这种调节不仅使肾血流量保持相对恒定,还使肾小球滤过率(见后)保持相对恒定,这可防止肾排泄(如水和钠等)因血压波动而出现大幅度波动。当肾动脉灌注压超出上述范围时,肾血流量将随灌注压的改变而发生相应变化。关于肾血流量自身调节的机制,有以下两种学说。

(1)**肌源性学说** 这一学说认为,当肾血管的灌注压升高时,肾入球小动脉血管平滑肌因压力升高而使受到的牵张刺激加大,平滑肌的紧张性加强,阻力加大。反之,当动脉血压降低时,肾入球小动脉平滑肌受到的牵张刺激降低,血管平滑肌舒张,阻力降低。当动脉血压低于 80 mmHg 时,平滑肌舒张达到极限;当动脉血压高于 180 mmHg 时,平滑肌收缩达极限,故肾血流量随血压改变而变化。用罂粟碱、水合氯醛或氰化钠等药物抑制血管平滑肌活动后,自身调节即减弱或消失,表明自身调节与血管平滑肌的功能有关。

(2)**管-球反馈** 当肾血流量和肾小球滤过率增加时,到达远曲小管致密斑的小管液流量增加,Na^+、K^+、Cl^- 的转运速率也增加,致密斑将信息反馈至肾小球,使入球小动脉和出球小动脉收缩,肾血流量和肾小球滤过率恢复正常;反之,当肾血流量和肾小球滤过率减少时,流经致密斑的小管液流量减少,致密斑将信息反馈至肾小球,使肾血流量和肾小球滤过率增加至正常水平。这种由小管液流量变化而影响肾小球滤过率和肾血流量的现象称为管-球反馈(tubuloglomerular feedback,TGF)。

2. 肾血流量的神经调节和体液调节

入球小动脉和出球小动脉血管平滑肌受肾交感神经支配。安静时,肾交感神经使血管平滑肌有一定程度的收缩。肾交感神经兴奋时,末梢释放的去甲肾上腺素作用于血管平滑肌 α 受体,可使肾血管强烈收缩,肾血流量减少。体液因素中,如肾上腺髓质释放的去甲肾上腺素和肾上腺素,循环血液中的血管升压素和血管紧张素Ⅱ,以及内皮细胞分泌的内皮素等,均可引起血管收缩,肾血流量减少;肾组织中生成的 PGI_2、PGE_2、NO 和缓激肽等,可引起肾血管舒张,肾血流量增加。总之,肾血流量的神经调节和体液调节能使肾血流量与全身循环血量相配合。

第二节 肾小球的滤过功能

尿生成包括三个基本过程:肾小球的滤过作用、肾小管和集合管的重吸收作用及肾小管和集合管的分泌作用。当血液流经肾小球毛细血管时,除蛋白质分子外的血浆成分被滤过进入肾小囊腔而形成超滤液,这是尿生成的第一步。对超滤液进行分析的结果表明,超滤液中所含的各种晶体物质的成分和浓度与血浆基本相似,由此证明囊内液是血浆的超滤液而非分泌物。

单位时间内(每分钟)两侧肾脏生成的超滤液量称为肾小球滤过率(glomerular filtration rate,GFR)。正常成人的肾小球滤过率平均值为 125 mL/min,每天两肾的肾小球滤过液总量可达 180 L。肾小球滤过率与肾血浆流量的比值称为滤过分数(filtration fraction,FF)。由肾血流量和红细胞比容可计算肾血浆流量 [1200 mL/min×(1−45%)=660 mL/min]。若肾血浆流量为 660 mL/min,肾小球滤过率为125 mL/min，则滤过分数约为19%。这表明当血液流经肾脏时，约有1/5的血浆经滤过进入肾小囊腔，形成超滤液。肾小球滤过率的大小主要取决于滤过膜和有效滤过压。

一、滤过膜

滤过膜由毛细血管内皮细胞、基膜和肾小囊脏层足细胞的足突构成（见图8-3）。滤过膜的内层是毛细血管内皮细胞，细胞上有许多直径为70～90 nm的小孔，称为窗孔，小分子溶质以及小分子量的蛋白质可自由通过窗孔，但血细胞不能通过；内皮细胞表面富含唾液酸蛋白等带负电荷的糖蛋白，可阻碍带负电荷的蛋白质通过。基膜层为非细胞性结构，Ⅳ型胶原是形成基膜的基本构架。膜上有直径为2～8 nm的多角形网孔，网孔的大小决定分子大小不同的溶质是否可以通过，半径＜1.8 nm的分子能自由通过，半径为2.0～4.2 nm的分子能部分通过，半径＞4.2 nm的分子完全不能通过。基膜层带负电荷的硫酸肝素和蛋白聚糖，也是阻碍血浆蛋白滤过的一个重要屏障。滤过膜的外层是肾小囊上皮细胞，上皮细胞有很长突起，它们相互交错对插，在突起之间形成滤过裂隙膜，膜上有直径为4～11 nm的小孔，它是滤过膜的最后一道屏障。足细胞裂隙膜的主要蛋白成分是nephrin，其作用是防止蛋白质漏出。因此，由滤过膜三层组织的各种孔、裂构成机械屏障，由各层含有带负电荷的糖蛋白构成静电屏障。滤过膜的通透性取决于被滤过物质的分子大小（机械屏障）及其所带的电荷（静电屏障）。在病理情况下，滤过膜的面积和通透性均可发生变化，从而影响肾小球的滤过。

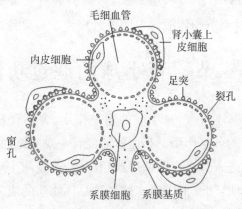

图8-3 滤过膜结构图

二、有效滤过压

肾小球毛细血管上任何一点的滤过动力可用有效滤过压表示。有效滤过压是指促进超滤的动力与对抗超滤的阻力之间的差值（见图8-4）。超滤的动力包括肾小球毛细血管血压和肾小囊内超滤液胶体渗透压,正常情况下,前者约为45 mmHg,后者接近 0 mmHg;超滤的阻力包括肾小球毛细血管内的血浆胶体渗透压和肾小囊内的静水压,正常情况下,肾小球毛细血管始端胶体渗透压约为25 mmHg,肾小囊内压约为 10 mmHg。肾小球有效滤过压可按下式计算:

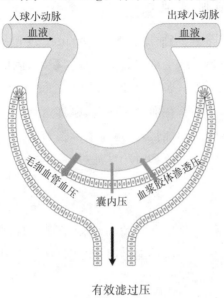

图 8-4 肾小球有效滤过压示意图

有效滤过压＝(肾小球毛细血管血压＋囊内液胶体渗透压)－(血浆胶体渗透压＋肾小囊内压)

将上述数据代入公式,则肾小球毛细血管始端的有效滤过压为:

$$有效滤过压=(45+0)-(25+10)=10(mmHg)$$

肾小球毛细血管的不同部位的有效滤过压是不同的,越靠近入球小动脉端,有效滤过压越大,这主要是因为肾小球毛细血管内的血浆胶体渗透压不是固定不变的,当毛细血管血液从入球小动脉端流向出球小动脉端时,由于不断生成超滤液,血浆中蛋白质浓度逐渐升高,使滤过的阻力逐渐增大,因而有效滤过压逐渐减小。当滤过阻力等于滤过动力时,有效滤过压降低为零,即达到滤过平衡(filtration equilibrium),此时滤过停止。

三、影响肾小球滤过的因素

(一)滤过膜的面积和通透性

正常情况下,人两侧肾脏的全部肾小球滤过膜的总面积为 1.5 m² 左右,保持相对稳定。在患急性肾小球肾炎时,肾小球毛细血管内皮细胞增生、肿胀使管腔变窄或阻塞，致使有效滤过面积减少、滤过率下降，出现少尿或无尿现象。在某些病理情况下，滤过膜上带负电荷的糖蛋白减少或消失，致使带负电荷的血浆蛋白滤过量明显增加而出现蛋白尿。

（二）肾小球毛细血管血压

前已述及，在正常情况下，当血压在80～180 mmHg范围内波动时，由于肾血流量的自身调节机制，使肾小球毛细血管血压保持稳定，因此，肾小球滤过率基本不变。如果超出自身调节范围，肾小球毛细血管血压、有效滤过压和肾小球滤过率就会发生相应的变化。例如，在血容量减少、剧烈运动、强烈的伤害性刺激或情绪激动等情况下，交感神经活动加强，入球小动脉强烈收缩，导致肾血流量和毛细血管血压下降，从而使有效滤过压和肾小球滤过率减少。

（三）囊内压

正常情况下，囊内压比较稳定。当肾盂或输尿管结石、肿瘤压迫或其他原因引起输尿管阻塞时，小管液或终尿不能排出，使逆行性压力升高，最终导致囊内压升高，从而降低有效滤过压和肾小球滤过率。

（四）血浆胶体渗透压

正常情况下，血浆胶体渗透压不会发生大幅度波动。静脉输入大量生理盐水或病理情况下肝功能严重受损导致血浆蛋白合成减少，或毛细血管通透性增大导致血浆蛋白丧失，都会导致血浆蛋白浓度降低、胶体渗透压下降，使有效滤过压和肾小球滤过率增加。

（五）肾血浆流量

肾血浆流量对肾小球滤过率的影响并非通过改变有效滤过压，而是改变滤过平衡点。当肾血浆流量增大时，肾小球毛细血管中血浆胶体渗透压的上升速度减缓，滤过平衡点向出球小动脉端移动，甚至不出现滤过平衡的情况，故肾小球滤过率增加；反之，当肾血浆流量减少时，滤过平衡则靠近入球小动脉端，故肾小球滤过率减少。当肾交感神经强烈兴奋引起入球小动脉阻力明显增加时，如剧烈运动、失血、缺氧和中毒性休克等情况，肾血流量和肾血浆流量明显减少，肾小球滤过率也显著降低。

第三节 肾小管和集合管的物质转运功能

一、肾小管和集合管中物质转运的方式

正常人的两肾每天生成的超滤液达 180 L,而终尿量平均为 1.5 L 左右,表明超滤液中的水分约 99% 被肾小管和集合管重吸收,超滤液中的其他物质被选择性地重吸收或被肾小管上皮细胞主动分泌。

肾小管和集合管的物质转运方式分为被动转运和主动转运。被动转运包括扩散、渗透和易化扩散。主动转运包括原发性主动转运和继发性主动转运,前者包括钠泵、质子泵和钙泵等;后者包括 Na^+-葡萄糖和 Na^+-氨基酸同向转运、K^+-Na^+-$2Cl^-$ 同向转运及 Na^+-H^+ 和 Na^+-K^+ 逆向转运等。此外,肾小管上皮细胞还可通过入胞方式重吸收少量小管液中的小分子蛋白质。

二、几种主要物质的重吸收与分泌

(一) Na^+、Cl^- 和水的重吸收

1. 近端小管

近端小管重吸收超滤液中约 70% 的 Na^+、Cl^- 和水。Na^+ 的重吸收机制在近端小管前半段和后半段有所不同,且 Na^+ 的重吸收发生变化会影响其他溶质和水的转运(见图 8-5)。

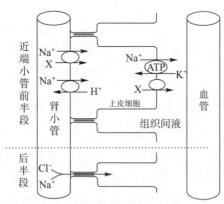

X 代表葡萄糖、氨基酸、磷酸盐和 Cl^- 等

图 8-5 近端小管重吸收 NaCl 示意图

在近端小管的前半段,Na^+ 进入上皮细胞的过程与 H^+ 的分泌以及与葡萄糖、氨基酸的转运相耦联。由于上皮细胞基底侧膜上钠泵的作用,因此,细胞内的

Na^+ 浓度较低，小管液中的 Na^+ 和细胞内的 H^+ 由管腔膜 Na^+-H^+ 交换体进行逆向转运，H^+ 被分泌到小管液中，而小管液中的 Na^+ 顺浓度梯度进入上皮细胞内。小管液中的 Na^+ 还可由管腔膜上的 Na^+-葡萄糖同向转运体和 Na^+-氨基酸同向转运体与葡萄糖、氨基酸共同转运，Na^+ 顺电化学梯度通过管腔膜进入细胞，同时，将葡萄糖和氨基酸转运入细胞内。进入细胞的 Na^+ 经基底侧膜上的钠泵被泵出细胞，进入组织间隙。进入细胞内的葡萄糖和氨基酸则以易化扩散的方式通过基底侧膜离开上皮细胞，进入血液循环。Na^+、葡萄糖和氨基酸等进入细胞间隙，使细胞间隙中的渗透压升高，通过渗透作用，水进入细胞间隙。由于上皮细胞间存在紧密连接，因此，细胞间隙内的静水压升高，可促使 Na^+ 和水进入毛细血管而被重吸收。在近端小管前半段，因 Na^+-H^+ 交换使细胞内的 H^+ 进入小管液，HCO_3^- 则被重吸收，而 Cl^- 不被重吸收，其结果是小管液中 Cl^- 的浓度高于管周组织间液中的浓度。

在近端小管后半段，有 Na^+-H^+ 交换和 Cl^--HCO_3^- 逆向转运体，其转运结果是 Na^+ 和 Cl^- 进入细胞内，H^+ 和 HCO_3^- 进入小管液。进入细胞内的 Cl^- 由基底侧膜上的 K^+-Cl^- 同向转运体转运至细胞间隙，再吸收入血。前已述及，由于进入近端小管后半段小管液的 Cl^- 浓度比细胞间隙液中的 Cl^- 浓度高 20%～40%，因此，Cl^- 顺浓度梯度经紧密连接进入细胞间隙被重吸收。

近端小管对水的重吸收是通过渗透作用进行的。因为上皮细胞主动和被动重吸收 Na^+、HCO_3^-、Cl^-、葡萄糖和氨基酸进入细胞间隙后，小管液的渗透压降低，细胞间隙液的渗透压升高。水在渗透压差的作用下通过跨上皮细胞和紧密连接两条途径进入细胞间隙，然后进入管周毛细血管被吸收。因此，近端小管中物质的重吸收为等渗性重吸收，小管液为等渗液。

2. 髓袢

髓袢降支细段的钠泵活性很低，对 Na^+ 也不易通透，但对水的通透性较高；在组织液高渗的作用下，水被重吸收。故小管液在流经髓袢降支细段时，渗透压逐渐升高。髓袢升支细段对水不通透，但对 NaCl 通透，NaCl 可扩散进入组织间液，故小管液流经髓袢升支细段时，渗透压逐渐下降。升支粗段是 NaCl 在髓袢重吸收的主要部位，而且是主动重吸收。髓袢升支粗段的顶端膜上有电中性的 Na^+-$2Cl^-$-K^+ 同向转运体，该转运体可使小管液中 1 个 Na^+、1 个 K^+ 和 2 个 Cl^- 同向转运进入上皮细胞内。进入细胞的 Na^+ 被泵至组织间液，Cl^- 顺浓度梯度经管周膜上的 Cl^- 通道进入组织间液，而 K^+ 则顺浓度梯度经管腔膜返回小管液中（见图 8-6）。

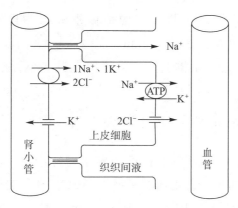

图 8-6　髓袢升支粗段继发性主动重吸收 NaCl 示意图

髓袢升支粗段对水的通透性很低,水不被重吸收而留在小管内,故小管液渗透压低,而管外组织液渗透压高。这种水和盐重吸收的分离有利于尿液的稀释和浓缩。呋塞米、依他尼酸等利尿剂通过抑制 Na^+-$2Cl^-$-K^+ 同向转运体使 NaCl 重吸收发生障碍,干扰浓缩机制从而引起利尿。

3. 远端小管和集合管

滤过的 Na^+ 和 Cl^- 约 12% 在远曲小管和集合管被重吸收,同时,有不同量的水被重吸收。远曲小管和集合管对 Na^+、Cl^- 和水的重吸收可根据机体的水、盐平衡状况进行调节。Na^+ 的重吸收主要受醛固酮的调节,水的重吸收则主要受血管升压素的调节(详见本章第四节)。

(二)葡萄糖和氨基酸的重吸收

肾小囊超滤液中的葡萄糖浓度与血浆中的葡萄糖浓度相等,但在正常情况下,尿中几乎不含葡萄糖,表明葡萄糖全部被重吸收。滤过的葡萄糖在近端小管,特别是近端小管的前半段被重吸收。近端小管上皮细胞顶端膜上有 Na^+-葡萄糖同向转运体,小管液中 Na^+ 和葡萄糖与转运体结合后被转运入细胞内,属于继发性主动转运。进入细胞内的葡萄糖则由基底侧膜上的葡萄糖转运体转运入细胞间隙(见图 8-5)。

近端小管对葡萄糖的重吸收是有一定限度的。当血糖浓度为 9~10.1 mM (160~180 mg/100 mL)时,有一部分肾小管对葡萄糖的吸收已达极限,尿中开始出现葡萄糖,此时的血浆葡萄糖浓度称为肾糖阈(renal threshold for glucose)。每个肾单位的肾糖阈并不完全一样。当血糖浓度继续升高时,尿中葡萄糖浓度也随之增高;当血糖浓度升至 300 mg/100 mL 时,全部肾小管对葡萄糖的重吸收均已达到或超过近球小管对葡萄糖的最大转运率(maximal rate of transport of glucose),此时每分钟葡萄糖的滤过量达两肾葡萄糖重吸收极限,尿糖排出率随血糖浓度升高而增加。正常人两肾的葡萄糖重吸收的极限量：男性平均值为375 mg/min，女性平均值为300 mg/min。

肾小球滤过的氨基酸和葡萄糖一样，主要在近端小管被重吸收，其吸收方式也是继发性主动重吸收，且需要Na^+，但有多种类型的氨基酸转运体。

(三) HCO_3^- 的重吸收与 H^+ 的分泌

在一般膳食情况下，代谢的酸性产物多于碱性产物。机体产生的挥发性酸（CO_2）主要由呼吸道排出。肾脏通过重吸收 HCO_3^- 及分泌 H^+ 和氨，对机体酸碱平衡的维持起重要的调节作用。

正常情况下，从肾小球滤过的 HCO_3^- 几乎全部被肾小管和集合管重吸收，高达80%的 HCO_3^- 在近端小管被重吸收。前已述及，近端小管上皮细胞通过 Na^+-H^+ 交换使 H^+ 进入小管液，进入小管液的 H^+ 与 HCO_3^- 结合生成 H_2CO_3，很快生成 CO_2 和水，这一反应由上皮细胞顶端膜表面的碳酸酐酶催化，近端小管重吸收 HCO_3^- 的机制见8-7。CO_2 具有高度脂溶性，很快以单纯扩散方式进入上皮细胞内，在细胞内，CO_2 和水又在碳酸酐酶的催化下形成 H_2CO_3，后者很快解离成 H^+ 和 HCO_3^-。H^+ 则通过顶端膜上的 Na^+-H^+ 逆向转运体进入小管液，再次与 HCO_3^- 结合形成 H_2CO_3。细胞内的大部分 HCO_3^- 与其他离子以联合转运方式进入细胞间隙，小部分通过 Cl^--HCO_3^- 逆向转运体进入细胞外液。两种转运方式所需的能量均由基底侧膜上的钠泵提供。

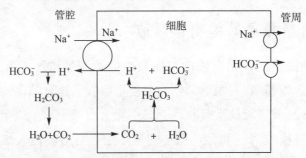

图 8-7　近端小管重吸收 HCO_3^- 的机制示意图

(四) K^+ 的重吸收和分泌

肾小管对 K^+ 的处理，既有主动重吸收 K^+ 又有分泌 K^+。滤液中的 2/3 K^+ 在近端小管被重吸收，其余的在远端小管和集合管被吸收。而终尿中的 K^+ 是由远曲小管和集合管分泌的。

> **知识链接**
>
> **钾代谢的特点**
>
> 多吃多排,少吃少排,不吃也要排出一部分 K^+。因此,临床上对不能进食的患者要适当地补充钾,以免引起血钾降低。但要注意监测血钾变化,不要出现高血钾症状,因为高血钾会使心脏兴奋性丧失,引起心搏骤停。

(五)NH_3 的分泌

分泌 NH_3 的主要部位是近端小管,NH_3 的分泌对维持酸碱平衡具有重要的意义。肾小管上皮细胞在代谢过程中,谷氨酰胺能不断地生成 NH_3 和 HCO_3^-。HCO_3^- 和 Na^+ 被肾小管重吸收,脂溶性的 NH_3 透过细胞膜向周围组织液和小管液中扩散。NH_3 的分泌与 H^+ 的分泌密切相关。分泌的 NH_3 进入小管液中和 H^+ 结合生成 NH_4^+,NH_4^+ 进一步与强酸根离子结合生成酸性氨盐(如 NH_4Cl)并随尿排出。所以,肾小管分泌 NH_3 不仅促进 H^+ 的排出,还促进 $NaHCO_3$ 的重吸收。

(六)一些代谢产物和进入体内的异物排泄

肌酐可通过肾小球滤过,也可被肾小管和集合管分泌和重吸收(少量)。青霉素、酚红和一些利尿剂可与血浆蛋白结合,但不能被肾小球滤过,可在近端小管被主动分泌进入小管液中而被排出;进入体内的酚红,94% 由近端小管主动分泌进入小管液中并随尿液排出。因此,检测尿中酚红的排泄量可作为判断近端小管排泄功能的粗略指标。

第四节 尿生成的调节

前已述及,尿生成的过程包括肾小球滤过、肾小管和集合管的重吸收和分泌。机体对尿生成的调节就是通过影响尿生成的三个基本过程而实现的。两肾每天生成的超滤液量可达 180 L,而终尿量仅为 1.5 L,表明 99% 以上的水被重吸收。有关肾小球滤过量的调节已在前文叙述,本节主要讨论影响肾小管和集合管重吸收和分泌的因素,包括自身调节、神经调节和体液调节。

一、肾内自身调节

肾内自身调节包括小管液中溶质浓度的影响和球-管平衡。

(一)小管液中溶质浓度

小管液中溶质所形成的渗透压,是对抗肾小管和集合管重吸收水的力量。若小管液中溶质浓度增大,则渗透压随之升高,就会阻碍肾小管对水的重吸收,使排出尿量增多,这种情况称为渗透性利尿(osmotic diuresis)。

糖尿病患者或正常人进食大量葡萄糖后,血糖升高超过了肾糖阈,近端小管不能将葡萄糖全部重吸收,从而使小管液溶质浓度增加,造成小管液渗透压升高,结果不仅使尿量增加,还使尿中出现葡萄糖(糖尿)。

临床上给患者静脉注入可通过肾小球滤过但不被肾小管重吸收的物质(如甘露醇或山梨醇等)来提高小管液中的溶质浓度,以达到利尿和消除水肿的目的。

(二)球-管平衡

近端小管对溶质(特别是Na^+)和水的重吸收可随肾小球滤过率的变化而改变,即当肾小球滤过率增大时,近端小管对Na^+和水的重吸收率也增大;反之,肾小球滤过率减少时,近端小管对Na^+和水的重吸收也减少,这种现象称为球-管平衡(glomerulotubular balance)。实验证明,近端小管中Na^+和水的重吸收率总是占肾小球滤过率的65%~70%,称为近端小管的定比重吸收。球-管平衡的生理意义在于使尿中排出的Na^+和水不会随肾小球滤过率的增减而出现大幅度的变化,从而保持尿量和尿钠的相对稳定。球-管平衡在某些情况下可被破坏,如发生渗透性利尿时,虽然肾小球滤过率不变,但近端小管重吸收减少,导致尿量和尿钠的排出明显增多。

二、神经调节

实验证明,肾交感神经不仅支配肾血管,还支配肾小管上皮细胞和球旁器,对肾小管的支配以近端小管、髓袢升支粗段和远端小管为主。

肾交感神经主要释放去甲肾上腺素。肾交感神经兴奋时,可通过下列方式影响肾脏功能:①通过肾脏血管平滑肌的α受体,引起肾血管收缩(入球小动脉比出球小动脉收缩更明显)而减少肾血流量,使肾小球毛细血管的血浆流量减少、毛细血管血压下降、肾小球滤过率下降;②通过激活β受体使球旁器的球旁细胞释放肾素,导致血液循环中血管紧张素Ⅱ和醛固酮浓度增加,血管紧张素Ⅱ可直接促进近端小管重吸收Na^+,醛固酮可使髓袢升支粗段、远端小管和集合管重吸收Na^+,并促进K^+的分泌;③可直接刺激近端小管和髓袢(主要是近端小管)对Na^+、Cl^-和水的重吸收。

肾交感神经活动受许多因素影响,如血容量改变(通过心肺感受器反射)和血压改变(通过压力感受器反射)等均能引起肾交感神经活动改变,从而调节肾脏的内能活动。

三、体液调节

(一) 抗利尿激素

抗利尿激素（antidiuretic hormone，ADH），也称血管升压素（vasopressin，VP），是下丘脑视上核和室旁核神经元合成的一种九肽激素，它经下丘脑-垂体束运送到神经垂体贮存，然后释放入血，主要作用是提高远曲小管和集合管上皮细胞对水的通透性，增加水的重吸收，从而使尿液浓缩、尿量减少。临床上，由于下丘脑-神经垂体病变导致 ADH 不同程度的缺乏，或由于某种病变导致肾脏对 ADH 的敏感性缺陷，使肾重吸收水的功能发生障碍，因而尿量骤增（可达 10 L/d），称为尿崩症。

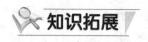

水通道蛋白

血管升压素有 V_1 和 V_2 两种受体。V_1 受体分布于血管平滑肌，激活后可引起平滑肌收缩、血管阻力增加、血压升高；V_2 受体主要分布在肾远曲小管和集合管上皮细胞，激活后通过兴奋性 G 蛋白激活腺苷酸环化酶，使细胞内 cAMP 增加，cAMP 再激活蛋白激酶 A，使上皮细胞内含水通道蛋白 AQP-2 的小泡镶嵌在上皮细胞的管腔膜上，形成水通道，从而增加管腔膜对水的通透性。

1988 年，美国科学家 Agre 在分离纯化红细胞膜上的 Rh 血型抗原时，发现了一个 28 kD 的疏水性跨膜蛋白，称为 CHIP28（channel-forming integral membrane protein）。1991 年得到 CHIP28 的 cDNA 序列，Agre 将 CHIP28 的 mRNA 注入非洲爪蟾的卵母细胞中，在低渗溶液中，卵母细胞迅速膨胀并于 5 min 内破裂，将纯化的 CHIP28 置入脂质体，也会得到同样的结果。细胞的这种吸水膨胀现象会被 Hg^{2+} 抑制，而这是已知的抑制水通透的处理措施。这一发现揭示了细胞膜上确实存在水通道，Agre 因此与离子通道的研究者 Roderick MacKinnon 共享 2003 年的诺贝尔化学奖。

目前，在人类细胞中已发现的此类蛋白至少有 11 种，被命名为水通道蛋白（aquaporin，AQP），其中分布在肾脏的有 AQP1、AQP2、AQP3、AQP4、AQP6、AQP7、AQP8，它们均具有选择性地让水分子通过的特性。在实验植物拟南芥（*Arabidopsis thaliana*）中已发现 35 个这类水通道。

调节抗利尿激素释放的主要因素是血浆晶体渗透压、血容量和动脉血压。

1. 血浆晶体渗透压

血浆晶体渗透压的改变是调节抗利尿激素释放的最重要因素。大量出汗、严重呕吐或腹泻等情况可使机体失水多于溶质丧失，同时血浆晶体渗透压升高（高渗性脱水),刺激下丘脑渗透压感受器,引起抗利尿激素分泌,远曲小管和集合管对水的重吸收增加,尿量减少,尿液浓缩;相反,大量饮水后血浆被稀释,血浆晶体渗透压降低,引起抗利尿激素释放减少或停止,远曲小管和集合管对水的重吸收减少,尿量增加,尿液稀释。例如,正常人一次饮用1 L清水后,约30 min尿量就开始增加,到1 h末,尿量可达最高值,随后尿量开始减少,2~3 h后尿量恢复到原来的水平;若饮用生理盐水,则排尿量不会出现饮用清水后的那种变化(见图8-8)。大量饮用清水引起尿量增多的现象,称为水利尿(water diuresis)。

2. 血容量和动脉血压

当血容量减少时,对心肺感受器的刺激减弱,经迷走神经传至下丘脑的信号减少,对抗利尿激素释放的抑制作用减弱或取消,故抗利尿激素释放增加;反之,当循环血量增多、回心血量增加时,可刺激心肺感受器,抑制抗利尿激素释放。动脉血压在正常范围内(平均动脉压为100 mmHg),压力感受器传入冲动对抗利尿激素的释放起抑制作用;当动脉血压低于正常水平时,抑制作用减弱,抗利尿激素释放增加。心肺感受器和压力感受器在调节抗利尿激素释放时,其敏感性比渗透压感受器要低,一般需血容量或动脉血压降低5%~10%时,才能刺激抗利尿激素释放。

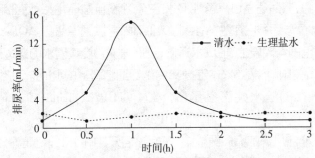

图8-8 一次饮用1 L清水和1 L生理盐水后的排尿率

(二)肾素-血管紧张素-醛固酮系统

1. 肾素-血管紧张素-醛固酮系统的组成

肾素主要是由肾脏球旁细胞分泌的一种蛋白水解酶,可作用于血管紧张素原生成血管紧张素Ⅰ(AngⅠ);AngⅠ在血管紧张素转换酶(angiotensin converting enzyme, ACE)的作用下生成血管紧张素Ⅱ(AngⅡ);AngⅡ则可在ACE_2、氨基肽酶和中性内肽酶的作用下生成血管紧张素Ⅲ(AngⅢ)。AngⅡ和AngⅢ均可刺激肾上腺皮质球状带分泌醛固酮。在肾素-血管紧张素-醛固酮系统激活过程中,肾素的分泌为限速步骤。

2. 肾素分泌的调节

肾素的分泌受多方面因素的调节,包括肾内调节、神经调节和体液调节。肾内有两种感受器与肾素分泌的调节有关,一种是入球小动脉的牵张感受器,另一种是致密斑感受器。当循环血量减少、动脉血压下降时,肾内入球小动脉的压力也下降,血流量减少,于是对小动脉壁的牵张刺激减弱,这便激活了牵张感受器,使肾素分泌增加。同时,由于入球小动脉的压力下降和血流量减少,因此,滤过的Na^+量减少,于是激活致密斑感受器,肾素释放增加。此外,球旁细胞受肾交感神经支配,如急性失血、血量减少、血压下降,可反射性地兴奋肾交感神经,从而使肾素释放增加。血液中的肾上腺素和去甲肾上腺素也可直接刺激球旁细胞释放肾素。

3. 血管紧张素Ⅱ的作用

AngⅡ对尿生成的调节包括:引起出球小动脉收缩,参与管-球反馈;刺激醛固酮的合成和分泌;直接刺激近端小管对NaCl的重吸收,使尿中排出的NaCl减少;作用于中枢,引起抗利尿激素释放,因而增加远曲小管和集合管对水的重吸收,使尿量减少。

4. 醛固酮的作用

醛固酮是肾上腺皮质球状带分泌的一种激素,可作用于远曲小管和集合管的上皮细胞,增加Na^+、水的重吸收,同时促进K^+的排出,所以,醛固酮具有"保Na^+、排K^+和保水"的作用。醛固酮的分泌除受血管紧张素的调节外,还受血中K^+和Na^+浓度的影响。血K^+浓度升高或血Na^+浓度降低可直接刺激肾上腺皮质球状带分泌醛固酮,保Na^+排K^+,从而维持血K^+和血Na^+浓度的平衡。

第五节 血浆清除率

一、清除率的定义和计算方法

两肾在1 min内能将一定血浆中所含的某种物质完全清除,这个被完全清除了某种物质的血浆毫升数,就称为该物质的清除率(clearance rate,C)。由于肾对各种物质的排出是通过肾小球滤过、肾小管与集合管的重吸收和分泌完成的,而各种物质的重吸收量和分泌量也不尽相同,因此,不同物质的清除率是不同的。由清除率的定义可知,计算某种物质X的清除率C_X,需要测定三个数值:①尿中该物质的浓度,用U_X表示,单位为mg/100mL;②每分钟尿量,用V表示,单位为mL/min;③血浆中该物质的浓度,用P_X表示,单位为mg/100mL,因为尿中的物质均来自血浆(滤过或分泌),所以

$$U_X \times V = P_X \times C_X$$

亦即

$$C_X = \frac{U_X \times V}{P_X}$$

须指出的是,清除率只是一个推算的数值。实际上,肾并不可能只把这部分血浆中的某种物质完全清除,而是指 1 min 内所清除的该物质的量来自多少毫升血浆,或相当于多少毫升血浆中所含的这种物质。

二、测定清除率的意义

(一)测定肾小球滤过率

如果某种物质可自由通过肾小球滤过膜,该物质在肾小囊超滤液中的浓度就与血浆浓度相同,同时,若该物质在肾小管和集合管中既不被重吸收又不被分泌,则单位时间内该物质在肾小球处滤过的量(GFR×P_X)应等于从尿中排出该物质的量($U_X \times V$),因此,该物质的清除率就等于肾小球滤过率。菊粉是符合这个条件的物质,所以,它的清除率可用来代表肾小球滤过率。

(二)测定肾血流量

如果血浆中的某种物质(如碘锐特或对氨基马尿酸)经过肾循环一周后,通过滤过和分泌两个过程被完全清除出去,该物质每分钟从尿中排出量应等于每分钟通过肾的血浆中所含的量。因此,碘锐特或对氨基马尿酸的清除率可用来代表肾血浆流量,根据肾血浆流量和红细胞比容,可计算出肾血流量。

(三)推测肾小管的功能

通过对各种物质清除率的测定,可推测哪些物质能被肾小管净重吸收,哪些物质能被肾小管净分泌,从而推论肾小管对不同物质的转运功能。例如,葡萄糖可自由通过肾小球滤过,但其清除率接近零,表明葡萄糖可全部被肾小管重吸收。尿素清除率小于肾小球滤过率,表明它被滤过后,又被肾小管和集合管净重吸收。假如某一物质的清除率小于肾小球滤过率,该物质一定在肾小管被重吸收,但不能排除该物质也被肾小管分泌的可能性,因为当重吸收量大于分泌量时,其清除率仍可小于肾小球滤过率;若某种物质的清除率大于肾小球滤过率,则表明肾小管必定能分泌该物质,但不能排除该物质也被肾小管重吸收的可能性,因为当其分泌量大于重吸收量时,清除率仍可高于肾小球滤过率。

第六节　尿的排放

尿的生成是连续不断的,而尿的排放则是间断进行的。尿液不断经肾盂、输尿管送入膀胱贮存,当膀胱充盈达到一定容量时,将引起排尿反射,尿液经尿道排出体外。

一、膀胱与尿道的神经支配

膀胱的排尿活动受中枢神经系统调节,并受意识控制。膀胱逼尿肌和膀胱内括约肌属于平滑肌,受交感神经和副交感神经的双重支配。由骶髓发出的盆神经中含有副交感神经,它的兴奋可使膀胱逼尿肌收缩、膀胱内括约肌松弛,促进排尿。交感神经由腰髓发出,经腹下神经到达膀胱,它的兴奋使膀胱逼尿肌舒张、膀胱内括约肌收缩,抑制排尿。在排尿活动中,副交感神经的作用占优势。

尿道外括约肌受阴部神经(骶髓发出的躯体神经)支配,它的兴奋使膀胱外括约肌收缩,这一作用受意识控制。

上述三种神经中也含有传入纤维,传导膀胱与尿道的不同感觉。盆神经传导膀胱充胀感,腹下神经传导膀胱痛觉,阴部神经传导尿道感觉(见图8-9)。

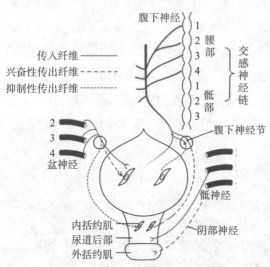

图8-9　膀胱的神经支配示意图

二、排尿反射

排尿活动是一个反射过程。当膀胱内尿量达到一定充盈度(400～500 mL)时,膀胱壁的牵张感受器受刺激而兴奋,冲动沿盆神经传入纤维传至脊髓骶段的排尿反射初级中枢,同时,冲动也上传到脑干和大脑皮层的排尿反射高级中枢,并产生尿意。大脑皮层向下发出冲动传至骶髓初级排尿中枢,引起盆神经兴奋,同时,抑制腹下神经和阴部神经,引起逼尿肌收缩和尿道内、外括约肌舒张,于是储存在膀胱内的尿液被强大的膀胱内压(可高达 150 cmH_2O)驱出。尿液对尿道的刺激可进一步反射性地加强排尿中枢的活动。这是一个正反馈过程,加强、加快排尿反射,直至膀胱内的尿液被排完。

案例分析

案例:患者,男,7岁小学生,三周前患上呼吸道感染,治疗后痊愈。近几日,家长发现男孩晨起时双眼睑和下肢水肿,且逐渐加重,但活动后水肿减轻,并伴有食欲减退、恶心、呕吐和尿量减少,尿液色呈洗肉水样。检查发现:血压 140/100 mmHg,尿蛋白(++),肉眼血尿,血清抗链球菌溶血素 O 滴度升高。

分析:初步诊断为急性肾小球肾炎。急性肾小球肾炎简称急性肾炎,广义上指一组病因不一、临床表现为急性起病,多有前期感染,以血尿为主,伴不同程度蛋白尿,可有水肿、高血压或肾功能不全等特点的肾小球疾病。

急性肾炎是小儿时期最常见的一种肾脏疾病,约占泌尿系统疾病住院患儿的 53.7%。急性肾炎多见于儿童及青少年,起病年龄以 5~14 岁居多,小于 2 岁少见,男女比例为 2∶1。本病常由 β-溶血性链球菌"致肾炎菌株"感染所致,致肾炎菌株抗原成分可以形成循环免疫复合物沉积在肾小球滤过膜上,免疫复合物可进一步激活补体从而破坏肾小球滤过膜,导致肾小球滤过膜的筛孔增大、电荷改变,引起蛋白质滤出形成蛋白尿,红细胞滤出形成血尿。本病为自限性疾病,无特效治疗,主要是休息和对症治疗,纠正其病理、生理过程(如水钠潴留、血容量过大),防治急性期并发症,保护肾功能,以利其自然恢复。

小 结

1. 肾脏是人体最重要的排泄器官,它以泌尿的形式排泄代谢废物,调节体液量和渗透压,维持水、电解质平衡和酸碱平衡。

2. 尿液的生成首先通过肾小球的滤过作用形成原尿,然后通过肾小管、集合管的选择性重吸收和分泌作用生成终尿。

3. 肾小球滤过的结构基础是肾小球滤过膜的通透性,滤过膜具有机械屏障和电学屏障作用。肾小球有效滤过压是指促进超滤的动力与对抗超滤的阻力之间的差值,即有效滤过压=(肾小球毛细血管血压+囊内液胶体渗透压)-(血浆胶体渗透压+肾小囊内压)。

4.影响肾小球滤过的因素有滤过膜面积及其通透性、肾小球毛细血管血压、血浆胶体渗透压、囊内压和肾血浆流量。

5.肾小管和集合管具有选择性重吸收作用,其中,葡萄糖、氨基酸全部被重吸收,水和电解质(Na^+、K^+、Cl^-等)大部分被重吸收。近端小管是物质重吸收的主要部位。

6.尿量的多少与肾小球滤过及肾小管和集合管的重吸收有关。

7.小管液中溶质的浓度和球-管平衡是影响肾小管和集合管重吸收的肾内因素。

8.尿液的生成主要受抗利尿激素和醛固酮的调节。抗利尿激素可提高远曲小管和集合管上皮细胞对水的通透性,增加水的重吸收;其释放调节与血浆晶体渗透压和循环血量有关。醛固酮促进远曲小管和集合管上皮细胞对 Na^+ 和水的重吸收,促进 K^+ 的分泌,即"保Na^+、排 K^+ 和保水"作用;其分泌受肾素-血管紧张素-醛固酮系统和血 K^+、血 Na^+ 浓度的调节。

9.可以用菊粉清除率代表肾小球滤过率,用碘锐特或对氨基马尿酸的清除率代表肾血浆流量。

10.排尿是一种反射活动,其初级反射中枢在骶髓,大脑高级排尿中枢对初级排尿有调节控制作用。

思考题

1.名词解释:肾小球滤过率,滤过分数,水利尿,渗透性利尿,肾糖阈。

2.试述影响肾小球滤过的主要因素。

3.试述临床上利用甘露醇或山梨醇给患者脱水的原理。

4.某患者空腹血糖浓度为 11.1 mmol/L(200 mg/dL),试述其出现糖尿和多尿症状的原因。

5.试述大量出汗和饮用清水后尿量如何变化及其机制。

(李忠稳)

第九章 感觉器官的功能

> **学习目标**
> 1. 掌握：感受器的一般生理特性，眼的调节，眼的折光异常产生原因和矫正方法，视力的概念，明适应和暗适应，中耳的功能，声波传入内耳的途径，前庭器官的适宜刺激和功能。
> 2. 熟悉：眼的折光功能，视杆细胞和视锥细胞的感光原理，三原色学说，近点、视野、听域和听阈的概念，内耳的感音功能，前庭反应。
> 3. 了解：感受器与感觉器官，视网膜的结构和双眼视觉，耳蜗的生物电现象。

感觉（sensation）是客观事物在人脑中的主观反映。各种刺激首先作用于不同的感受器或感觉器官，通过感受器的换能作用，将刺激所包含的能量转换为相应的神经冲动，后者沿一定的神经传入通路到达大脑皮层的特定部位，再经中枢神经系统的整合分析，从而产生相应的感觉。由此可见，感觉是由特定的感受器或感觉器官、传入神经和大脑皮层的共同活动产生的。

第一节 概 述

一、感受器、感觉器官的定义和分类

感受器（receptor）是指分布于体表或组织内部的一些专门感受机体内外环境变化的结构或装置，如感觉神经末梢、环层小体、触觉小体和肌梭等。另外，体内还有一些结构和功能都高度分化的感受细胞，如视网膜中的视杆细胞和视锥细胞等，这些感受细胞连同它们的附属结构（如眼的屈光系统）构成了感觉器官（sense organ）。高等动物最主要的感觉器官有眼、耳、前庭、鼻和舌等。

机体的感受器种类很多，其分类方法也不相同。根据感受器分布部位的不同，可分为内感受器和外感受器。内感受器感受机体内部的环境变化，可再分为本体感受器和内脏感受器。外感受器感受外界环境的变化，可进一步分为远距离感受器（如视觉感受器、听觉感受器和嗅觉感受器等）和接触感受器（如触觉感受

器、压觉感受器、味觉感受器和温度觉感受器等）。根据感受器所接受刺激的性质不同，可分为机械感受器、光感受器、化学感受器和温度感受器等。

二、感受器的一般生理特性

（一）感受器的适宜刺激

一种感受器通常只对某种特定形式的刺激最敏感，这种形式的刺激称为该感受器的适宜刺激（adequate stimulus）。例如，视网膜感光细胞的适宜刺激是一定波长的电磁波，耳蜗毛细胞的适宜刺激是一定频率的机械振动。感受器对适宜刺激非常敏感，对非适宜刺激也可产生一定的反应，但所需的刺激强度通常比适宜刺激大得多。当机体的内外环境发生某些变化时，其形成的刺激往往只会引起与它相对应的感受器发生反应。

（二）感受器的换能作用

感受器能把作用于它们的各种形式的刺激能量转换为传入神经的动作电位，这种能量转换称为感受器的换能作用（transducer function）。因此，可将感受器看成是生物换能器。感受器在换能过程中，一般不是把刺激能量直接转变为神经冲动，而是先在感受器细胞或传入神经末梢产生一种过渡性的电位变化，在感受器细胞产生的膜电位变化称为感受器电位（receptor potential）；在传入神经末梢产生的膜电位变化则称为发生器电位（generator potential）。

感受器电位和发生器电位均是过渡性电位，具有局部兴奋的特性。当这些过渡性电位达到一定水平，并触发传入神经纤维产生动作电位时，标志着这一感受器或感觉器官作用的完成。

（三）感受器的编码作用

感受器在把刺激信号转换为神经动作电位时，不仅发生了能量形式的转换，而且把刺激所包含的环境变化的信息也转移到了动作电位的序列中，这种现象称为感受器的编码作用。而感受器是如何将刺激所包含的环境变化的信息内容编码在传入神经的电信号序列中的，目前还不十分清楚。

由于不同感受器所产生的传入神经冲动都是一些在波形和产生原理上十分相似的动作电位，因此，不同性质的外界刺激是不可能通过动作电位的幅度高低或波形特征来编码的。不同性质感觉的产生，不仅取决于刺激的性质和被刺激的感受器种类，还取决于传入冲动所到达的大脑皮层的特定部位。机体的高度进化使得某一感受器细胞选择性地只对某种性质的刺激发生反应，由此产生的传入冲动只能沿着特定的途径到达特定的皮层结构,从而引起特定的感觉。所以,不论刺激发生在某一个特定感觉通路上的哪个部分,也不论这一刺激是如何产生的,它所引起的感觉都与感受器受到刺激时引起的感觉相同。目前认为,刺激的强度可通过单一神经纤维上的动作电位的频率高低和参与电信息传输的神经纤维数目的多少来编码。

(四)感受器的适应现象

当某一恒定强度的刺激持续作用于某一个感受器时,感觉神经纤维上的动作电位频率会逐渐降低,这一现象称为感受器的适应(adaptation)。各种感受器的适应快慢不同,可分为快适应感受器和慢适应感受器两类。快适应感受器(如触觉感受器和嗅觉感受器)在接受刺激后的很短时间内,传入冲动的发放就明显减少甚至消失,这有利于机体探索新异的物体或障碍物以及再接受新的刺激。慢适应感受器(如肌梭感受器和颈动脉窦感受器)在刺激持续作用时,一般仅在刺激开始后不久出现冲动频率的轻微降低,之后可在较长时间维持这一水平,这有利于机体对某些功能状态如血压等进行长时间持续的监测,并根据其变化随时调整机体的活动。适应并非疲劳,感受器在适应某一强度的刺激后,若再增加该刺激的强度,则可使相应的传入冲动增加。

感受器发生适应现象的机制比较复杂,它可发生在感觉信息转换的不同阶段。人体主观感觉方面出现的"入芝兰之室,久而不闻其香"现象,其感觉适应的产生机制可能更为复杂,不仅与感受器的适应有关,还与传导途径中的突触传递和感觉中枢的功能活动改变密切相关。

第二节 眼的视觉功能

人的视觉器官是眼,视网膜上的视锥细胞和视杆细胞是视觉感受器,其适宜刺激是波长为380~760 nm的电磁波,在这个可见光谱范围内,来自外界物体的光线可透过眼的折光系统成像在视网膜上。人脑通过接受来自视网膜的传入信息,可分辨出视网膜像的不同亮度和色泽,因而可以看清物体的形状、大小与颜色等。视觉(vision)是通过视觉器官、视神经和视觉中枢的共同活动完成的。研究表明,人脑所获得的外界信息中70%以上来自视觉,所以,视觉是一种极其重要的感觉。

图9-1是人右眼的水平切面示意图。与视觉的产生直接有关的结构是眼的折光系统和视网膜。折光系统由角膜、房水、晶状体和玻璃体组成,其功能是将外界射入眼内的光线经过折射后,在视网膜上形成清晰的物像。视网膜上的感光细

胞及与其相联系的双极细胞和视神经节细胞构成眼的感光系统,其功能是将外界光刺激所包含的视觉信息转变成电信号并进行编码、加工,由视神经传入视觉中枢作进一步分析,从而形成视觉。

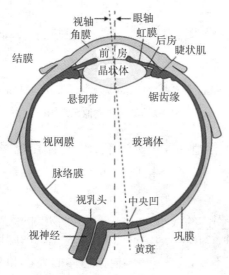

图 9-1 人右眼的水平切面示意图

一、眼的折光系统及其调节

(一)眼的折光与成像

根据光学原理,当光线遇到两个折射率不同的透明介质的界面时,会发生折射,其折射特性取决于界面的曲率半径和两种介质的折射率。

人眼的折光系统很复杂,射入眼内的光线通过角膜、房水、晶状体和玻璃体四种折射率不同的介质,并通过角膜的前后表面及晶状体的前后表面四个屈光度不同的折射面,才能在视网膜上形成物像。利用一般几何光学原理精确地分析和描述眼的折光情况是相当复杂的。因此,有人根据眼的实际光学特性,设计了与正常眼在折光效果上相同,但更为简单的等效光学系统或模型,称为简化眼 (reduced eye)。简化眼是一种假想的人工模型,其光学参数和其他特征与正常眼等值,故可用来研究折光系统的成像特性。简化眼设定眼球是一个前后径为 20 mm 的单球面折光体,眼内容物均匀,折射率为 1.333;外界光线入眼时,只在角膜表面发生一次折射。此球面的曲率半径为 5 mm,即节点(nodal point,n)在角膜后方 5 mm 的位置,后主焦点在节点后方 15 mm 处,相当于视网膜的位置。6 m 以外的物体各发光点的光线可认为是平行光线,进入简化眼时可聚焦在视网膜上,形成清晰的物像(见图 9-2)。

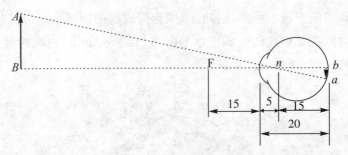

数字单位是 mm；AB 是物体；ab 是物象；n 是节点；F 是前主焦距

图 9-2　简化眼成像示意图

利用简化眼可以方便地计算出远近不同的物体在视网膜上成像的大小。如图 9-2 所示，AnB 和 anb 是两个相似三角形，根据相似三角形原理，其计算公式为：

$$\frac{AB(物体的大小)}{Bn(物体至节点的距离)} = \frac{ab(物像的大小)}{nb(节点至视网膜的距离)}$$

公式中的 nb 固定不变，为 15 mm，根据物体的大小和它与眼睛之间的距离，便可算出物像的大小。此外，利用简化眼还可算出正常人眼所能看清的物体在视网膜上成像的大小。

(二)眼的调节

人眼看 6 m 以外的远物时，物体发出的光线到达人眼时接近平行光线，正常眼不需作任何调节即可在视网膜上形成清晰的物像。通常将人眼不作任何调节时所能看清的物体的最远距离称为远点(far point)。人眼看 6 m 以内的近物时，物体发出的光线到达人眼时呈不同程度的辐射状，如果人眼不进行调节，将成像在视网膜后方，由于光线到达视网膜时尚未聚焦，因而只能产生一个模糊的视觉形象。但正常眼在看近物时也非常清楚，这是因为眼在看近物时已进行了调节，使入眼的光线经过较强的折射成像在视网膜上。眼的调节包括晶状体的调节、瞳孔的调节和双眼会聚，其中以晶状体的调节最为重要。

1. 晶状体的调节

晶状体是一个富有弹性的双凸透镜形的透明体，其周边通过悬韧带与睫状肌相连。眼视远物时，睫状肌处于松弛状态，这时悬韧带保持一定的紧张度，晶状体受悬韧带的牵引，其形状相对扁平；眼视近物时，可反射性地引起睫状肌收缩、悬韧带松弛，晶状体因其自身的弹性而向前和向后凸出，尤以向前凸出更明显，从而引起晶状体的折光能力增强，使物像前移而成像于视网膜上(见图 9-3)。因此，长时间看近物时，由于睫状肌始终处于收缩状态，因而容易使眼睛疲劳。

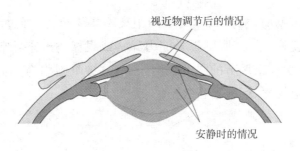

视近物调节后的情况

安静时的情况

图 9-3　视近物时睫状肌和瞳孔的调节

晶状体的调节能力是有限度的,其最大调节能力可用眼能看清物体的最近距离即近点(near point)表示。近点越近,说明晶状体的弹性越好,眼的调节能力越强。随着年龄的增长,晶状体的弹性逐渐下降,眼的调节能力也随之降低,这种现象称为老视(presbyopia)。例如,10岁儿童的近点平均约为 8.3 cm,20岁左右青年人的近点约为 11.8 cm,而 60 岁老年人的近点可增大到 200 cm。老视可通过佩戴凸透镜进行矫正。

2. 瞳孔的调节

瞳孔是光线进入眼内的门户,正常人的瞳孔直径为 1.5~8.0 mm。瞳孔的大小可随所视物体的远近以及入眼光线的强弱而改变。视近物时,可反射性地引起双侧瞳孔缩小,称为瞳孔近反射(near reflex of the pupil)或瞳孔调节反射(pupillary accommodation reflex)。瞳孔缩小可减少入眼的光量,并减少折光系统的球面像差和色像差,使视网膜成像更为清晰。

瞳孔的大小主要由光线的强弱决定,光线强时瞳孔缩小,光线弱时瞳孔散大,这种现象称为瞳孔对光反射(pupillary light reflex)。瞳孔对光反射是眼的一种重要的适应功能,其意义在于调节入眼的光量,使视网膜不致因光量过强而受到损害,也不会因光线过弱而影响视觉。其反射过程是:强光照射到视网膜时产生的冲动经视神经传到中脑的顶盖前区,更换神经元后到达双侧的动眼神经缩瞳核,再沿动眼神经中的副交感纤维传出,使瞳孔括约肌收缩,瞳孔缩小。瞳孔对光反射的特点是双侧性的,即一侧眼受到照射时,两眼瞳孔均缩小。瞳孔对光反射的中枢位于中脑,临床上常把它用作判断麻醉深度和病情危重程度的一个重要指标。

3. 双眼会聚

当双眼注视一个由远移近的物体时,出现两眼视轴向鼻侧会聚的现象,称为双眼会聚。双眼会聚是由两眼球内直肌反射性收缩所致,其意义在于当眼看近物时,物像可落在两眼视网膜的对称点上,从而产生清晰的视觉,避免复视。

(三) 眼的折光异常

正常人眼不需作任何调节就可使平行光线聚焦在视网膜上,因此,可以看清远处的物体;看近物时,只要物体离眼的距离不小于近点,经过调节就能看清物体,这种眼称为正视眼。若眼的折光能力异常或眼球的形态异常,在安静状态下平行光线不能聚焦在未调节的眼的视网膜上,这种眼则称为非正视眼,也称为屈光不正,它包括近视眼、远视眼和散光眼。

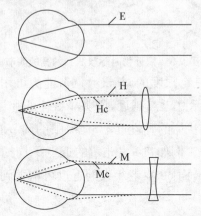

E. 正视眼；H. 远视眼；Hc. 远视眼的矫正；M. 近视眼；Mc. 近视眼的矫正

图9-4 眼的折光异常及其矫正示意图

1. 近视

近视(myopia)是由眼球的前后径过长(轴性近视)或折光系统的折光能力过强(屈光性近视)引起的。近视眼看远物时,物体发出的平行光线在视网膜的前方聚焦,引起模糊的视觉(见图9-4M)。近视眼看近物时,由于近物发出的光线呈辐射状,因而不需调节或只需作较小程度的调节,就可使光线聚焦在视网膜上。因此,近视眼的近点和远点都比正视眼近。近视的矫正方法是佩戴适宜的凹透镜。近视眼可由先天遗传引起,也可由后天用眼不当造成。纠正不良的阅读习惯,注意用眼卫生,是预防近视的有效方法。

2. 远视

远视(hyperopia)是由眼球的前后径过短(轴性远视)或折光系统的折光能力过弱(屈光性远视)引起的。新生儿的眼轴往往过短,多呈远视,眼轴在发育过程中逐渐变长,一般至6岁时成为正视眼。远视眼看远物时,物体发出的平行光线在视网膜的后方聚焦,引起模糊的视觉(见图9-4H),眼需作适当的调节才能使光线在视网膜上聚焦,从而看清物体。远视眼看近物时,物像更加靠后,眼需作更大程度的调节才能看清物体,所以,远视眼的近点比正视眼远。由于远视眼不论看近物还是看远物均需要进行调节,因而易产生调节疲劳,尤其在进行近距离作业或长时间阅读时,可因调节疲劳而产生头痛。远视的矫正方法是佩戴适宜的凸透镜。

3. 散光

散光是由角膜表面在不同方向上的曲率半径不一致引起的。在正常情况下,人眼的角膜表面呈正球面形,球面上各个方向的曲率半径都相等,因而到达角膜表面各个点上的平行光线经折射后均能在视网膜上聚焦成像。由于某种原因造成角膜某个折光面失去正球面形,使角膜在不同方向上的曲率半径不相等,这样,通过角膜不同方向的光线就不能都在视网膜上聚焦成像,因此,造成物像变形和视物不清。除角膜外,晶状体的表面曲率异常也可引起散光。散光的矫正方法是佩戴适宜的柱面镜。

二、眼的感光换能系统

来自外界物体的光线通过眼的折光系统在视网膜上形成的物像是一个物理范畴的像,它与外界物体在照相机底片上形成的物像并无本质上的区别。但视觉系统最终在主观意识上形成的"像",则属于意识或心理范畴的主观映像,它由来自视网膜的神经信息最终在视觉中枢内形成。眼的感光系统由视网膜构成,其基本功能是感受光刺激,并将其转换为神经纤维上的电活动。

(一)视网膜的结构特点

视网膜位于眼球最内层,是一层透明的神经组织膜,厚度为 0.1～0.5 mm,其结构非常复杂。视网膜细胞的种类很多,按主要细胞层次从外向内依次为色素上皮层、感光细胞层、双极细胞层和神经节细胞层(见图 9-5)。

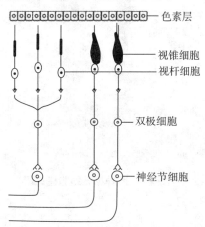

图 9-5 视网膜的主要细胞层次及其联系示意图

1. 色素上皮层

色素上皮层靠近脉络膜,不属于神经组织。色素上皮细胞内含有黑色素颗粒和维生素 A,黑色素颗粒能吸收光线,维生素 A 参与视色素的代谢。当强光照射视网膜时,色素上皮细胞伸出伪足样突起,包被视杆细胞外段,使其相互隔离。当入射光线较弱时,伪足样突起缩回到胞体,使视杆细胞外段暴露,从而充分接受光刺激。

2. 感光细胞层

感光细胞层包括视杆细胞（rod cell）和视锥细胞（cone cell），它们都含有特殊的感光色素。两种感光细胞在形态上均可分为三部分，由外向内依次为外段、内段和终足（见图9-6）。外段是视色素集中的部位，在感光换能中起重要作用。视杆细胞的外段呈圆柱状，该段胞质很少，含有大量重叠成层而排列整齐的圆盘状结构即膜盘。膜盘膜具有脂质双分子层结构，膜上镶嵌的蛋白质绝大部分是一种称为视紫红质（rhodopsin）的视色素，该色素在光的作用下发生一系列光化学反应，是产生视觉的物质基础。人的每个视杆细胞外段中有近千个膜盘，每个膜盘约含100万个视紫红质分子。这样的结构使进入视网膜的光量子有更多的机会在外段中接触到视紫红质分子。视锥细胞外段呈圆锥状，也有类似的膜盘结构，膜盘膜上也含有特殊的视色素。人和绝大多数哺乳动物都具有三种不同的视锥色素，分别存在于三种不同的视锥细胞中。

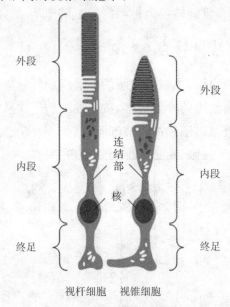

图9-6 两种感光细胞模式图

3. 双极细胞层

两种感光细胞都通过终足与双极细胞建立突触联系，双极细胞再和神经节细胞建立突触联系。

4. 神经节细胞层

神经节细胞的轴突汇集于眼球后部，形成视神经并穿出眼球。在视网膜的后部内侧视神经的起始部有一圆盘状的隆起，称为视神经盘，此处无感光细胞，故没有感光功能，形成生理盲点。正常情况下，由于用两眼视物时一侧视野中的盲点可被另一侧视野补偿，因此，人们感觉不到盲点的存在。

(二)视网膜的两种感光换能系统

根据对视网膜的研究,目前认为,人和大多数脊椎动物的视网膜中存在两种感光换能系统,即视杆系统和视锥系统。

1. 视杆系统

视杆系统由视杆细胞和与它们相联系的双极细胞以及神经节细胞等组成。视杆细胞主要分布在视网膜的周边部分,通常多个视杆细胞与同一个双极细胞联系,而多个双极细胞又与同一个神经节细胞联系,由此形成会聚式联系。视杆系统的功能特点是:对光的敏感性较高,能在昏暗环境中感受弱光刺激而引起暗视觉;不能分辨颜色,只能辨别明暗;对被视物体的细节分辨能力较差。由于该系统主要在暗光下视物,因而也称为晚光觉或暗视觉系统。一些主要在夜间活动的动物,如猫头鹰、鼠等,其视网膜以视杆细胞为主。

2. 视锥系统

视锥系统由视锥细胞和与它们相联系的双极细胞以及神经节细胞等组成。视锥细胞主要分布在视网膜的近中心部,在中央凹处只有视锥细胞,此处的视锥细胞与双极细胞、神经节细胞多数是一对一的联系方式。视锥系统的功能特点是:对光的敏感性较差,只有在强光条件下才能被激活;可辨别颜色;对被视物体的细节分辨能力较强。由于该系统主要在白昼视物,因而又称为昼光觉或明视觉系统。某些以白昼活动为主的动物,如鸡、鸽和松鼠等,其视网膜以视锥细胞为主。

(三)视杆细胞的感光原理

在光线的作用下,视杆细胞和视锥细胞内部都产生了一系列光化学反应,目前对视杆细胞的光化学反应的研究较多。

1. 视紫红质的光化学反应

视杆细胞内的感光物质是视紫红质,它是一种由视蛋白和视黄醛共同组成的结合蛋白质,对波长为 500 nm(蓝绿色)的光线吸收能力最强。视紫红质受到光照时迅速分解,其中,11-顺型视黄醛转变为全反型视黄醛而与视蛋白分离。视紫红质的光化学反应是可逆的,在暗处又可重新合成,即由全反型视黄醛转变为 11-顺型视黄醛,再与视蛋白结合形成视紫红质。全反型视黄醛转变为 11-顺型视黄醛可通过以下途径:一是全反型视黄醛从视杆细胞中释放出来后,可被色素上皮中的异构酶异构化为 11-顺型视黄醛;二是全反型视黄醛先转变为全反型视黄醇,然后在异构酶的作用下转变为 11-顺型视黄醇,最后转变为 11-顺型视黄醛(见图 9-7)。此外,贮存在色素上皮中的维生素 A,即全反型视黄醇,也可以转变为 11-

顺型视黄醛,所以,维生素 A 可被用于视紫红质的合成与补充。在生理情况下,视紫红质既有分解过程,又有合成过程,分解和合成过程的快慢取决于光线的强弱。在暗处时,视紫红质的合成大于分解,因而视网膜中的视紫红质数量就多,此时视网膜对弱光较敏感;在亮处时,视紫红质的分解大于合成,视杆细胞几乎失去感受光刺激的能力,此时人的视觉是依靠视锥系统来完成的。视紫红质在不断分解与合成的过程中,会有一部分视黄醛被消耗,要依赖于体内贮存的维生素 A(相当部分储存于肝中)来补充。人体内的维生素 A 要从食物中获得,若维生素 A 长期摄入不足,则会影响人的暗视觉,从而引起夜盲症(nyctalopia)。

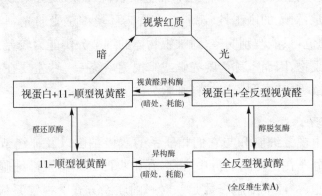

图 9-7　视紫红质的光化学反应示意图

2. 视杆细胞的感受器电位

视网膜未受光照时,视杆细胞的静息电位只有 $-40\sim-30$ mV,比一般细胞的静息电位小得多,这是因为在无光照时视杆细胞的外段膜上就有一定数量的钠通道开放,并发生持续 Na^+ 内流;而内段膜上的钠泵不断将胞内的 Na^+ 移出胞外,从而维持膜内外 Na^+ 平衡。视杆细胞在静息(非光照)状态时,Na^+ 通过外段膜上的钠通道流入胞内,形成的电流称为暗电流(dark current),此时感受器细胞处于去极化状态,其突触末梢释放兴奋性递质谷氨酸。视网膜受到光照可使视杆细胞外段膜上的钠通道关闭,Na^+ 的内流相对少于 Na^+ 的外向转运,从而引起超极化型的电位变化。视杆细胞的这种特殊的超极化型感受器电位的产生,是光刺激在视网膜中转换为电信号的关键步骤。

(四)视锥细胞的感光原理与色觉

视锥细胞的三种视色素都是由视蛋白和视黄醛结合而成的,只是视蛋白的分子结构略有不同,这种微小的差异决定了与视蛋白结合在一起的视黄醛分子对某种波长的光线最为敏感,因而才能区分出三种不同的视锥色素。当光线作用于视锥细胞外段时,其外段膜的两侧也发生与视杆细胞类似的超极化型感受器电位,作为光电转换的第一步,最终在相应的神经节细胞上产生动作电位。

1. 颜色视觉与三原色学说

颜色视觉是由不同波长的光线作用于视网膜后在人脑引起的主观感觉,是一种复杂的物理-心理现象。正常人眼可分辨波长为 380~760 nm 的 150 种不同的颜色,每种颜色都与一定波长的光线相对应。在可见光谱范围内,波长长度只要有 3~5 nm 的增减,就可被视觉系统分辨为不同的颜色。显然,视网膜中不可能存在上百种对不同波长的光线起反应的视锥细胞或视色素。关于颜色视觉产生的机制,早在 1807 年,英国医学物理学家 Thomas Young 和德国生理物理学家 Hermann von Helmhohz 就提出了视觉的三原色学说。该学说认为,视网膜上存在三种不同的视锥细胞,分别含有对红、绿、蓝三种光敏感的视色素。某一波长的光线作用于视网膜可使三种视锥细胞以不同的比例兴奋,这样的信息传至中枢就会产生对某一种颜色的感受。如果红、绿、蓝三种色光按不同的比例做适当的混合,就会产生任何颜色的感觉。

2. 色盲与色弱

色盲(color blindness)是一种对全部颜色或某些颜色缺乏分辨能力的色觉障碍,可分为全色盲和部分色盲。全色盲表现为只能分辨光线的明暗,呈单色视觉,极为少见。部分色盲可分为红色盲、绿色盲和蓝色盲,以红色盲和绿色盲最为多见,它们在临床上统称为红绿色盲。红绿色盲患者不能识别红色和绿色,也不能区分红与绿、绿与蓝。色盲可能是由于缺乏相应的特殊视锥细胞,绝大多数是由遗传因素决定的,极少数是由视网膜后天的病变引起的。有些色觉异常的患者只是对某种颜色的识别能力较正常人稍差,这种色觉异常称为色弱。色弱的产生不是由于缺乏某种视锥细胞,而是由于某种视锥细胞的反应能力较弱。色弱常由后天因素引起。

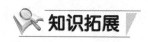

四色学说

三原色学说虽能较圆满地解释许多色觉现象和色盲产生的原因,但不能解释颜色对比现象。例如,将蓝色纸块放在黄色的背景上,我们会觉得黄色背景上的那块纸片显得特别"蓝",同时觉得背景也更"黄",这种现象称为颜色对比,而黄色和蓝色则称为对比色或互补色。另外,三原色学说未考虑到视觉传导通路对色觉信息的处理有其局限性。针对以上问题,德国物理学家 E. Hering 提出了又一重要的色觉学说——四色学说,即红、绿、蓝、黄学说,又称为拮抗色学说。Hering 认为,视觉具有红-绿、蓝-黄及黑-白三对拮抗色,这三对拮抗色在感觉上是互不相容的,既不存在带绿的红色,也不存在带蓝的黄色。根据

Hering 的理论,任何颜色都是由红、绿、蓝、黄四种颜色按不同比例混合而成的。如果等量的黄光和蓝光相混合,由于二者相互拮抗、相互抵消,因此,就会产生白色感觉。等量的红光和绿光混合,由于两种颜色互相抵消,因而也会产生白色效应。当黄光和蓝光混合,并且黄光的亮度高于蓝光时,由于蓝光不能完全抵消黄光的效应,因而产生不饱和的黄色感觉。如果同时呈现红光和黄光,由于这两种光同时分别影响红-绿和蓝-黄,因而就产生橙色感觉。由此可见,色觉的形成是极其复杂的,除视网膜的功能外,可能还需在神经系统的共同参与下才能完成。

三、与视觉有关的若干生理现象

(一)视力

视力又称视敏度(visual acuity),是指眼对物体细微结构的分辨能力,也就是分辨物体上两点之间最小距离的能力。通常以视角的大小作为衡量视力的标准,视力通常用视角的倒数来表示,视角(visual angle)是指从物体的两端点各引直线到眼节点形成的夹角(见图 9-8)。视网膜上物像的大小与视角的大小有关。当视角为 $1'(1/60°)$ 时,物体的两端点在视网膜上形成的两点物像之间的距离为 $5~\mu m$,大致相当于视网膜中央一个视锥细胞的平均直径,因此,可分辨两点。若视角为 $1'$ 的物像能被人眼辨认,则认为此眼视力正常。人眼能分辨的视角越小,表示视力越好。视力表就是根据此原理设计而成的。

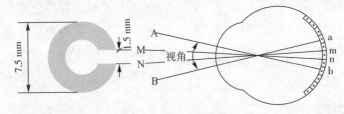

图 9-8 视敏度示意图

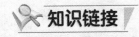

视力表

视力表是用于测量视力的图表。目前,我国大多采用缪天荣教授设计的标准对数视力表,而美国等西方国家普遍使用 Snellen 视力表。

视力检查常用的视标有两种,一种是 Landolt 环,其图标是一个带缺口的环,将视力表置于眼前 5 m 处,若测定结果为 $1'$,则该受试者的视力为 1.0;若视角为 $5'$,则视力为 0.2,依此类推,其正常视力可达到 1.5。另一种是 Snellen

图,它共有十二行,每行均是一组大小不等、方向不同的字母 E,行数越往下,字母 E 越小。检查视力时,通常让受试者辨认视力表上字母 E 的开口方向。视力可通过下式计算:$V=d/D$,式中 V 为实际视力,d 为受试者与测试图的距离,通常为 6 m,D 为能分辨的最小字母 E 在眼内形成 1′时的距离,正常视力者的此距离为 6 m。但这种视力表的视标增率不均匀,不能正确比较或统计视力的增减程度。我国目前使用的标准对数视力表的设计标准是将标准计算距离定为 5 m,采用 E 字形视标,标准视力定为 1′,任何相邻两行视标大小之比恒定为 1.2589,而 log(1.2589)=0.1,即视标每增大 1.2589 倍,视力记录就减少 0.1,反之亦然。这样,不论视力表上的原视力为何值,均能科学地反映出视力的变化情况。

(二)视野

单眼固定注视前方一点时,该眼所能看到的空间范围,称为视野(visual field)。人右眼的视野见图 9-9。视野的最大界限应用它和视轴形成的夹角的大小表示。正常人视野的大小和形状受面部结构的影响,一般颞侧和下方的视野较大,而鼻侧和上方的视野较小。在同一光照条件下,观察物的颜色不同,测得的视野大小也不同,

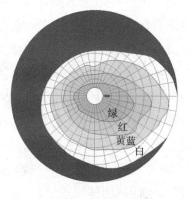

图 9-9　人右眼的视野示意图

白色视野最大,其次为黄蓝色,再次为红色,绿色视野最小。临床上检查视野有助于诊断眼部和中枢神经系统的某些病变。

(三)暗适应和明适应

1. 暗适应

当人从明亮的地方突然进入暗处时,最初是看不见任何东西的,经过一定时间后,视觉敏感度才逐渐升高,能看见暗处的物体,这种现象称为暗适应(dark adaptation)。暗适应是人眼在暗处对光的敏感度逐渐提高的过程。人在进入暗处后,人眼感知光线的阈值会出现两次明显的下降,在进入暗处 25~30 min 时,阈值下降到最低点,并稳定在这一水平。视觉阈值的第一次下降主要与视锥细胞视色素的合成增加有关;第二次下降即暗适应的主要阶段,与在暗处视杆细胞中视紫红质的合成增强有关。

2. 明适应

当人从暗处突然进入明亮处时,最初感到眼前一片耀眼的光亮,但看不清物体,稍待片刻后才能恢复视觉,这种现象称为明适应(light adaptation)。明适应通

常在几秒钟内即可完成。其机制是视杆细胞在暗处蓄积了大量的视紫红质,进入亮处时遇到强光迅速分解,因而产生耀眼的光感。只有在视紫红质大量分解之后,对光较不敏感的视锥色素才能在亮处感光而恢复视觉。

(四) 双眼视觉和立体视觉

人和灵长类动物的双眼都长在头面部的前方,两眼的鼻侧视野相互重叠,凡落在此范围内的任何物体都能同时被两眼所见,两眼同时看某一物体时产生的视觉称为双眼视觉。双眼视物时,两眼视网膜上各形成一个完整的物像,两物像各自按照自己的神经通路传向视觉中枢。但正常人眼视物时在主观上并不产生两个物体的感觉,只产生单一物体的感觉,称为单视。这是由于眼外肌的精细协调使来自物体同一部分的光线正好成像于两眼视网膜的对称点上。在病理情况下,如眼球内肿瘤压迫可导致物体不能成像在两眼视网膜的对称点上,可在主观上产生有一定程度互相重叠的两个物体的感觉,称为复视(diplopia)。

双眼视觉可以弥补单眼视野中的盲区缺损,从而扩大视野,并可在主观上产生被视物体的厚度以及空间的深度或距离等感觉,形成立体视觉。其形成原因主要是同一被视物体在两眼视网膜上成的像并不完全相同,左眼看到物体的左侧面较多,而右眼看到物体的右侧面较多,来自两眼的信息传到视觉高级中枢经过处理后,对所视物体的形象就会产生立体感。这种立体感觉的产生与生活经验和物体表面的阴影等有关,但只有在用双眼观察时才能获得良好的立体视觉。

第三节 耳的听觉功能

听觉器官是耳,耳由外耳、中耳和内耳的耳蜗组成。外耳和中耳具有传音功能,内耳的耳蜗具有感音功能。听觉感受器的适宜刺激是空气振动产生的一定频率的声波。声波通过外耳和中耳传递到内耳,内耳将声波的机械能转变为听神经纤维上的神经冲动,后者传送到大脑皮层的听觉中枢,产生听觉。听觉对动物适应环境和人类认识自然有着重要的意义。有声语言更是人类交流思想、互通往来的重要工具。

作用于人耳的声波,其振动的频率必须在一定范围内,并且达到一定的强度才能产生听觉。通常人耳能感受声波的振动频率为20～20000 Hz,感受声波的压强为 0.0002～1000 dyn/cm^2。对于每种频率的声波,都有一个刚能引起听觉的最小强度,称为听阈(hearing threshold)。当声音的强度大于听阈并继续增加时,听觉的感受也相应增强,但声音的强度增加到某一限度时,除了引起听觉,还会引起鼓膜疼痛,这个限度称为最大可听阈。图9-10是以声波的频率为横坐标,以声压为纵坐标绘制而成的听力曲线,图中下方曲线表示不同频率的听阈,上方曲线表示不同频率的最大可听阈,两者所包含的面积为听域。

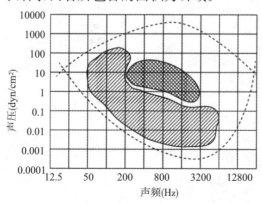

中心的网格区为通常的语言听域区,下方的斜线区为次要的语言听域区

图 9-10　人的正常听阈图

一、外耳和中耳的功能

(一) 外耳的功能

外耳由耳郭和外耳道组成。耳郭的形状有利于收集声波,起采音作用,并可帮助判断声源的方向。有些动物可通过转动耳郭来探测声源的方向。人耳的耳郭虽不能运动,但可通过转动头部来判断声源的位置。

外耳道是声波传导的通路,其一端开口于耳郭,另一端终止于鼓膜。人类的外耳道长约 2.5 cm,其最佳共振频率约 3800 Hz,当频率为 3000~5000 Hz 的声波由外耳道传至鼓膜时,其强度要比外耳道口增强 10 dB。

(二) 中耳的功能

中耳包括鼓膜、听骨链、鼓室和咽鼓管等结构。中耳的主要功能是将空气中的声波振动能量高效地传递到内耳淋巴,其中鼓膜和听骨链在声音传递过程中起重要作用。

鼓膜为一椭圆形的薄膜,其面积为 50~90 mm^2,厚度约 0.1 mm。鼓膜形同一个浅漏斗,其顶点朝向中耳,内侧与锤骨柄相连。鼓膜具有较好的频率响应和较小的失真度。据观察,当频率在 2400 Hz 以下的声波作用于鼓膜时,鼓膜可复制外加振动的频率,其振动可与声波振动同始同终。

听骨链由锤骨、砧骨和镫骨三块听小骨依次连接而成。锤骨柄附着于鼓膜,镫骨的脚板与前庭窗膜相贴,砧骨居中(见图 9-11)。三块听小骨形成一个固定角度的杠杆,其中锤骨柄为长臂,砧骨长突为短臂,杠杆的支点刚好位于听骨链的重心上,因此,在能量传递过程中的效率最高。

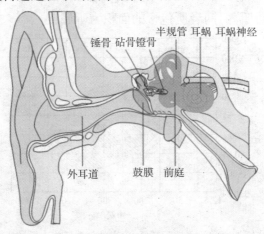

图 9-11　人耳示意图

声波由鼓膜经听骨链到达前庭窗膜时,其振动的振幅减小而压强增大,这既可提高传音效率,又可避免声波对内耳和前庭窗膜造成损伤。中耳的增压效应主要与以下方面有关:①鼓膜的实际振动面积约为 59.4 mm^2,而前庭窗膜的面积是 3.2 mm^2,二者之比为 18.6∶1。如果声波在听骨链传递时总压力不变,那么作用于前庭窗膜上的压强为鼓膜上压强的 18.6 倍;②听骨链中杠杆的长臂与短臂长度之比为 1.3∶1,因此,经杠杆作用后的短臂一侧的压力将增大为原来的 1.3 倍。综合以上两方面的作用,在整个中耳传递过程中总的增压效应约为 24.2(18.6×1.3)倍,从而大大提高了声波传递的效率。

咽鼓管是连接鼓室和鼻咽部的通道,其鼻咽部的开口常处于闭合状态,在吞咽、打哈欠或打喷嚏时可短暂开放。咽鼓管的主要功能是调节鼓室内的压力,使之与外界大气压保持平衡,这对维持鼓膜的正常位置、形状和振动性能有重要意义。如果咽鼓管因炎症而被阻塞,鼓室内的空气将被组织吸收而使其压力降低,就会造成鼓膜内陷,并产生耳鸣、耳痛,从而影响听力。乘坐飞机时,在飞机起飞(加速)或降落(减速)过程中机舱内气压发生改变,使鼓室内外产生气压差,于是鼓膜受压而引起耳鸣和耳痛。此时可通过吞咽动作使咽鼓管开放,待鼓室内外的压力达到平衡时即可缓解耳朵不适的症状。

(三)声波传入内耳的途径

声波是通过气传导与骨传导两条途径传入内耳的。正常情况下,声波传导以气传导为主。

1. 气传导

声波经外耳道引起鼓膜振动,再经听骨链和前庭窗膜进入耳蜗,这条传导途径称为气传导(air conduction),它是声波传导的主要途径。此外,鼓膜的振动也可引起鼓室内空气的振动,再经圆窗膜传入耳蜗。但这一传导途径在正常情况下并不重要,只有当听骨链发生病变时才发挥一定的传音作用,从而使听觉功能得到部分代偿,这时的听力较正常时大为降低。

2. 骨传导

声波直接引起颅骨的振动,再引起位于颞骨骨质中的耳蜗内淋巴的振动,这条传导途径称为骨传导(bone conduction)。骨传导的敏感性比气传导低得多,因此,它在正常听觉形成中的作用甚微。我们平时接触到的一般声音不足以引起颅骨振动,只有较强的声波或自己的说话声才能引起颅骨的明显振动。当鼓膜或中耳发生病变引起传音性耳聋时,气传导明显受损,而骨传导却不受影响,甚至相对增强。当耳蜗发生病变引起感音性耳聋时,气传导和骨传导均受损。因此,临床上可通过检查患者气传导和骨传导受损的情况来判断听觉异常的产生部位和原因。

案例分析

案例:患者,男性,13岁,因左耳患有慢性中耳炎且自感听力下降(但仍然能听见声音)而就诊。查体时发现左耳鼓膜穿孔,右耳正常。韦伯试验(击响音叉后将音叉柄置于患者前额中央)显示患者左耳听到的声音比右耳响。林纳试验(将击响的音叉置于乳突鼓窦区测定骨传导,待听不到声音时立即将音叉移到同侧外耳道口测定气传导)显示患者右耳气传导的时间长于骨传导的时间,而左耳气传导的时间短于骨传导的时间。施瓦巴赫试验(将振动的音叉柄交替置于患者和检查者的乳突部鼓窦区比较两者骨传导的时间)显示患者右耳骨传导的时间与检查者相等,但左耳骨传导的时间长于检查者。诊断为传音性耳聋。

问题与思考:

(1)为何该患者的左耳听力下降?

(2)该患者左耳鼓膜穿孔,听力虽下降但为何未完全丧失?

(3)若患者听力下降是由内耳病变所致的感音性耳聋,如何利用音叉检查来鉴别传音性耳聋和感音性耳聋?

分析:

(1)中耳的鼓膜及听骨链在传音过程中有增压减幅作用,能将声波准确高效地传至内耳。该患者因患慢性中耳炎及左耳鼓膜穿孔,声波传入内耳的气传导途径受损,因此,患者左耳听力下降。

(2)虽然该患者的气传导途径受损,但骨传导正常,声波还可经过颅骨传入内耳,因此,患者虽听力下降但并未完全丧失听力。

(3)外耳和中耳病变使传入内耳的声能减弱所致的耳聋,称为传音性耳聋。内耳耳蜗、听神经和听中枢病变使声音不能或只能部分被感受所致的耳聋,称为感音性耳聋。两种耳聋的鉴别除根据病因、发病部位外,音叉试验仍是临床上最常用的鉴别方法之一,它主要包括韦伯试验、林纳试验和施瓦巴赫试验(见表9-1)。

表9-1 音叉试验对传音性耳聋和感音性耳聋的鉴别

	正常	传音性耳聋(单侧)	感音性耳聋(单侧)
韦伯试验	两侧听到的声强相等	病耳听到的声音强	健耳听到的声音强
林纳试验	骨传导过后,气传导仍能听到(气传导>骨传导)	骨传导过后,病耳听不到气传导声音	骨传导过后,病耳仍能听到气传导声音
施瓦巴赫试验		病耳骨传导>健耳骨传导	病耳骨传导<健耳骨传导

二、内耳(耳蜗)的功能

内耳由耳蜗和前庭器官组成。听觉的感受器位于耳蜗。耳蜗的主要功能是感音,可将传递到耳蜗的机械振动转变为听神经纤维的神经冲动。

(一)耳蜗的结构

耳蜗形如蜗牛壳,它由一条骨质管腔围绕一圆锥形骨轴旋转 $2\frac{1}{2} \sim 2\frac{3}{4}$ 周形成。在耳蜗管的横断面上有两个分界膜,一个是斜行的前庭膜,另一个是横行的基底膜,前庭膜和基底膜将管道分为三个腔,分别称为前庭阶、蜗管和鼓阶(见图9-12)。前庭阶、鼓阶在耳蜗底部分别与前庭窗膜、圆窗膜相接。前庭阶和鼓阶均充满外淋巴,二者在耳蜗顶部相通。蜗管在顶端封闭形成盲管,其中充满内淋巴。基底膜上有声音感受器——螺旋器(也称柯蒂器),螺旋器由内、外毛细胞及支持细胞等组成。在耳蜗的横断面上可见数行纵行排列的毛细胞,每个毛细胞的顶部都有上百条排列整齐的纤毛,称为听毛,外毛细胞中有些较长的纤毛埋植于盖膜的胶冻状物质中。毛细胞的顶部与内淋巴接触,毛细胞的底部与外淋巴接触且底部含有丰富的听神经末梢。

(二)耳蜗的感音换能作用

1.基底膜的振动和行波理论

在耳蜗的感音换能过程中,基底膜的振动起着关键作用。当声波振动通过听骨链到达前庭窗膜时,压力变化立即传给耳蜗内的淋巴和膜性结构,引起前庭窗膜内移、前庭膜和基底膜下移,最后鼓阶的外淋巴压迫圆窗膜使之向外移;相反,当前庭窗膜外移时,整个耳蜗内的淋巴和膜性结构做相反方向的移动,如此反复,形成基底膜的振动。基底膜振动时,基底膜与盖膜之间发生切向移动,毛细胞受到刺激使耳蜗内产生各种过渡性的电位变化,最后触发毛细胞底部的听神经产生动作电位。

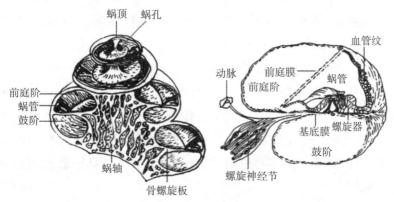

图 9-12　耳蜗剖面示意图

行波理论认为,基底膜的振动是以行波的方式进行的。耳蜗内淋巴的振动首先引起靠近前庭窗处的基底膜振动,随后振动以行波的方式沿基底膜向耳蜗的顶部方向传播,就像人在抖动一条绸带时行波沿绸带向其远端传播一样。不同频率的声波引起的行波都是从基底膜的底部开始的,但行波传播远近和最大振幅出现的部位并不相同。声波频率越高,行波传播越近,最大振幅出现的部位越靠近耳蜗底部;反之,声波频率越低,行波传播越远,最大振幅出现的部位越靠近耳蜗顶部。因此,每一个振动频率在基底膜上都有一个特定的行波传播范围和最大振幅区,位于该特定区域的毛细胞受到的刺激是最强的,与这些毛细胞相联系的听神经纤维的传入冲动也最多。来自基底膜不同部位的听神经纤维的冲动传到听觉中枢的不同部位,就可能引起不同的音调感觉,这是耳蜗对声音频率进行初步分析的基本原理。动物实验和临床研究都已证实,耳蜗底部受损主要影响高频听力,而耳蜗顶部受损主要影响低频听力。

2. 毛细胞兴奋与感受器电位

外毛细胞顶端有些纤毛埋植于盖膜的胶状物中,由于基底膜与盖膜的附着点不在同一个轴上,因而当行波引起基底膜振动时,盖膜与基底膜便沿不同的轴做上下移动,于是在两膜之间发生交错的移行运动,使纤毛受到一个剪切力的作用而发生弯曲或偏转;内毛细胞的纤毛较短,不与盖膜接触,呈游离状态,内淋巴的运动使其弯曲或偏转。毛细胞顶部纤毛的弯曲或偏转是对声波振动刺激的一种特殊反应形式,是将机械能转变为生物电,引起毛细胞兴奋的开始。

(三)耳蜗的生物电现象

1. 耳蜗静息电位

耳蜗未受到声波刺激时,内耳的不同部位均可引导出不同的电位。把一个电极接地并插入鼓阶(外淋巴)中,将鼓阶外淋巴的电位作为参考零电位,再把一个测量电极插入蜗管(内淋巴)内,可测出其电位为+80 mV左右,称为内淋巴电位(耳蜗内电位)。将测量电极插入螺旋器的毛细胞内,可引导出-80~-70 mV电位,此电位为毛细胞的静息电位。由于毛细胞顶端膜浸浴在内淋巴中,而其他部位的细胞膜浸浴在外淋巴中,因此,毛细胞顶端膜内、外的电位差为150~160 mV。毛细胞基底部浸浴在外淋巴中,该部位毛细胞膜内、外的电位差仅约80 mV。这是毛细胞静息电位与一般细胞的不同之处。耳蜗静息电位是产生其他电变化的基础。

2. 耳蜗微音器电位

当耳蜗受到声波刺激时,可在耳蜗及其附近的结构记录到一种与声波的振动频率和幅度完全一致的电位变化,称为耳蜗微音器电位(cochlear microphonic potential,CM)。耳蜗微音器电位的特点是没有真正的阈值、没有潜伏期和不应期、可以总和、不易疲劳、不发生适应现象,其电位幅度可随刺激强度的增强而增大。

3. 听神经动作电位

听神经动作电位是耳蜗对声波刺激所产生的一系列反应中最后出现的电变化,是耳蜗对声波刺激进行换能和编码的结果,它的作用是将声波信息传到听觉中枢。根据引导方法的不同,可记录到听神经复合动作电位和单纤维动作电位。

从整根听神经上记录到的复合动作电位称为听神经复合动作电位,它是所有听神经纤维产生的动作电位的总和,其振幅取决于声音的强度、兴奋的神经纤维数目和不同神经纤维放电的同步化程度。由于神经冲动的波形与振幅不能反映声音的特性,因此,只能依据神经冲动发放的节律以及发放神经冲动的纤维在基底膜的起源部位来传递不同的声音信息。

如果将微电极刺入听神经纤维内,可记录到单一听神经纤维的动作电位,它具有"全或无"的特点,安静时能自发放电,声音刺激时放电频率增加。在自然情况下,作用于人耳的声音的频率和强度的变化是十分复杂的,因此,基底膜的振动形式和由此引起的听神经纤维的冲动及其序列的组合也非常复杂,传入中枢后,人脑可根据其中特定的规律来区分不同的音量、音调和音色等信息。

第四节 前庭器官的平衡感觉功能

内耳迷路中的椭圆囊、球囊和三个半规管合称为前庭器官。它们感受机体的运动状态和头部在空间的位置,在调节肌肉的紧张性和维持身体的平衡中起重要作用。

一、前庭器官的感受细胞和适宜刺激

前庭器官的感受细胞都称为毛细胞,它们具有类似的结构和功能。这些毛细胞的顶端分布有两种纤毛,其中有一条最长的、位于细胞顶端的一侧边缘处的纤毛,称为动纤毛;其余都是静纤毛,其长度较短,数量较多,每个细胞有60~100条静纤毛,呈阶梯状排列。毛细胞的底部分布有感觉神经纤维末梢。电生理实验证明,这些毛细胞的适宜刺激是与纤毛的生长面呈平行方向的机械力的作用。当动纤毛和静纤毛都处于自然状态时,细胞膜内外存在约-80 mV的静息电位,同时毛细胞底部分布的神经纤维上有一定频率的持续放电。用外力使静纤毛倒向动纤毛一侧时,可看到毛细胞的膜电位发生去极化,若去极化达到阈电位即-60 mV时,则神经纤维上的冲动发放频率增加,表现为兴奋效应;当外力使动纤毛倒向静纤毛一侧时,可看到毛细胞的膜电位发生超极化而下降到-120 mV,神经纤维上的冲动发放频率降低,表现为抑制效应。以上现象是前庭器官中所有毛细胞感受外界刺激的一般规律,其换能机制与耳蜗的毛细胞相似。在正常情况下,机体的运动状态和头部在空间的位置改变都能以特定的方式改变毛细胞纤毛的倒向,使相应的神经纤维的冲动发放频率发生改变,并将相应的信息传递到中枢,引起特殊的运动觉和位置觉,出现相应的躯体和内脏功能的反射性变化。

二、前庭器官的生理功能

(一)椭圆囊和球囊的功能

椭圆囊和球囊是两个膜性囊,内部充满内淋巴。椭圆囊和球囊内各有一个囊斑,分别称为椭圆囊斑和球囊斑。囊斑上分布有毛细胞,其纤毛埋植在位砂膜中。位砂膜内含有位砂,它主要由蛋白质和碳酸钙组成,其比重大于内淋巴。

椭圆囊斑和球囊斑的适宜刺激是直线加速度运动。人体在直立位时,椭圆囊斑的平面与地面平行,其上分布的毛细胞顶部朝上,位砂膜在纤毛的上方;球囊斑的平面则与地面垂直,毛细胞的纤毛由囊斑向水平方向伸出,位砂膜悬在纤毛的外侧。两个囊斑平面上分布的毛细胞的排列方向几乎都不相同。毛细胞纤毛的这种配置对分辨人体在囊斑平面上所进行的变速运动的方向十分有利。当头部的空间位置发生改变或者躯体进行直线变速运动时,位砂膜与毛细胞的相对位置发生改变,使毛细胞上的纤毛发生弯曲,倒向某一方向,引起相应的传入神经纤维发放的冲动发生改变,由此产生的信息传入中枢后可产生头部空间位置的感觉或直线变速运动的感觉,同时引起姿势反射,从而维持身体平衡。

(二)半规管的功能

人体两侧内耳各有上、外、后三个半规管,它们各自所处的平面都互相垂直,分别代表空间的三个平面。每个半规管与椭圆囊的连接处都有一个膨大的部分,称为壶腹。壶腹内有一块隆起的结构,称为壶腹嵴,其内有一排毛细胞面对管腔,毛细胞顶部的纤毛都埋植在一种胶质性的圆顶形壶腹帽中。毛细胞上的动纤毛与静纤毛的相对位置是固定的。在水平半规管内,当内淋巴由管腔流向壶腹时,毛细胞的静纤毛向动纤毛一侧弯曲,引起毛细胞兴奋。当内淋巴离开壶腹流向管腔时,静纤毛向相反的方向弯曲,引起毛细胞抑制。在前半规管和后半规管内,由于毛细胞的排列方向不同,内淋巴流动的方向与毛细胞反应的方式刚好相反,因此,内淋巴离开壶腹朝向管腔方向的流动引起毛细胞兴奋,离开管腔朝向壶腹的流动则引起毛细胞抑制。

半规管壶腹嵴的适宜刺激是旋转变速运动,即正、负角加速度。人体三个半规管所处的平面相互垂直,因此,可以感受空间任何方向的角加速度。当身体围绕不同方向的轴进行旋转运动时,相应半规管壶腹中的毛细胞因管腔中内淋巴的惯性运动受到冲击,引起毛细胞的纤毛向某一方向弯曲,使相应的传入神经纤维发放的冲动发生改变。当旋转突然停止时,内淋巴由于惯性,两侧壶腹中毛细胞纤毛的弯曲方向和神经纤维的冲动发放情况正好与旋转开始时相反。这些信息传入中枢后,可引起眼震颤和相应的姿势反射,以维持身体平衡;同时,冲动上传到大脑皮层引起旋转的感觉。

三、前庭反应

当前庭器官受刺激而兴奋时,其传入冲动到达神经中枢后,除引起一定的位置觉、运动觉外,还能引起各种骨骼肌和内脏功能发生改变,称为前庭反应。

(一)前庭器官的姿势反射

当机体进行直线变速运动时,可刺激椭圆囊和球囊,反射性地改变骨骼肌的肌紧张强度。例如,猫由高处向下跳时,常头部后仰且四肢伸直,做准备着地的姿势;而它一着地,则头前倾,四肢屈曲。又如,人在乘电梯时,若电梯突然上升,则反射性地引起四肢伸肌抑制而下肢屈曲；若电梯突然下降,则引起四肢伸肌收缩而下肢伸直。机体做旋转变速运动时,可刺激半规管,也可反射性地改变骨骼肌的肌紧张强度。例如,人体向左侧旋转,可反射性地引起左侧肢体伸肌和右侧肢体屈肌的肌紧张增强,使躯干向右侧偏移,防止跌倒；旋转突然停止,可使肌紧张发生相反的变化,使躯干向左侧偏移。以上例子都是前庭器官的姿势反射,其意义在于维持机体一定的姿势和保持身体平衡。

(二)前庭自主神经反应

人类前庭器官若受到过强或过久的刺激时,则可通过前庭神经核与脑干网状结构的联系而引起自主神经功能失调,表现出一系列相应的内脏反应,如心率加快、血压下降、呼吸频率增加、出汗以及皮肤苍白、恶心、呕吐、唾液分泌增多等现象,称为前庭自主神经反应(vestibular autonomic reaction)。有些人在乘坐车、船等交通工具时会出现上述反应,即出现晕车、晕船等症状,可能是其前庭感受器过度敏感的缘故。

小 结

1.感受器是指分布于体表或组织内部的一些专门感受机体内外环境变化的结构或装置。感受器连同它们的附属结构构成感觉器官。感受器的一般生理特性有感受器的适宜刺激、感受器的换能作用、感受器的编码作用和感受器的适应现象。

2.视觉器官(眼)由折光系统和感光系统两部分构成。折光系统由角膜、房水、晶状体和玻璃体组成；视网膜上的感光细胞以及与其相联系的双极细胞和视神经节细胞构成眼的感光系统。

3.眼的调节包括晶状体的调节、瞳孔的调节和双眼会聚,其中,以晶状体的调节最为重要。

4.眼的折光异常包括近视、远视和散光。近视是由眼球的前后径过长(轴性近视)或折光系统的折光能力过强(屈光性近视)引起的,其矫正方法是佩戴适宜的凹透镜。远视是由眼球的前后径过短(轴性远视)或折光系统的折光能力过弱(屈光性远视)引起的,其矫正方法是佩戴适宜的凸透镜。散光是由角膜表面在不同方向上的曲率半径不一致引起的,其矫正方法是佩戴适宜的柱面镜。

5.视网膜中存在两种感光换能系统,即视杆系统和视锥系统。视杆系统(晚光觉系统或暗视觉系统)的功能特点是:对光的敏感性较高,能感受弱光刺激而引起暗视觉;不能分辨颜色,对被视物体的细节分辨能力较差。视锥系统(昼光觉系统或明视觉系统)的功能特点是:对光的敏感性较差,只有在强光条件下才能被激活;可辨别颜色,对被视物体的细节分辨能力较强。

6.视杆细胞内的感光物质是视紫红质。视紫红质受到光照时迅速分解,在暗处又可重新合成。视紫红质在分解与合成过程中消耗的视黄醛由从食物中获得的维生素 A 补充,如果维生素 A 长期摄入不足,就会影响人的暗视觉,从而引起夜盲症。

7.三原色学说认为,视网膜上存在三种不同的视锥细胞,分别含有对红、绿、蓝三种光敏感的视色素。某一波长的光线作用于视网膜可使三种视锥细胞以不同的比例兴奋,这样的信息传至中枢就会产生对某一种颜色的感受。

8.视力又称视敏度,是指眼对物体细微结构的分辨能力,通常以视角的大小作为衡量视力的标准。视角为 $1'$ 的物像能被辨认,表明视力正常。

9.单眼固定注视前方一点时,该眼所能看到的空间范围,称为视野。在同一光照条件下,颜色不同,视野大小也不同,白色视野最大,其次为黄蓝色,再次为红色,绿色视野最小。

10.听觉器官(耳)由外耳、中耳和内耳的耳蜗组成。外耳和中耳具有传音功能,中耳还有增压效应,内耳的耳蜗具有感音换能功能。

11.声波传入内耳的途径有气传导和骨传导。正常情况下,声波的传导以气传导为主。

12.前庭器官包括内耳迷路中的椭圆囊、球囊和三个半规管。它们主要引起位置觉和运动觉,在维持身体的平衡中起重要作用。

13.椭圆囊和球囊内各有一囊斑,囊斑的适宜刺激是直线加速运动。半规管的壶腹内有壶腹嵴,壶腹嵴的适宜刺激是旋转变速运动,即正、负角加速度。

14.前庭器官除引起一定的位置觉、运动觉以外,还能引起前庭反应,包括前庭器官的姿势反射、前庭自主神经反应等。

思考题

1. 名词解释:近点,瞳孔对光反射,视力。
2. 正常人眼视近物时,会发生哪些调节?
3. 眼的折光异常有哪几类?其产生原因各是什么?如何矫正?
4. 声波是如何传入内耳的?

(刘悦雁)

第十章 神经系统的功能

> **学习目标**
> 1. 掌握：化学性突触的传递过程，突触后电位产生原理，主要外周神经递质及其受体，胆碱能和肾上腺能纤维及其分布，感觉投射系统，脊髓的运动功能，脑干对肌紧张的调节，小脑的功能，自主神经结构与功能特征，下丘脑的内脏功能，条件反射的形成，两种睡眠时相。
> 2. 熟悉：神经纤维的传导特征，兴奋传递的其他方式，突触抑制，反射，脊髓的感觉功能，大脑皮层运动区，基底神经节的功能，脑电图。
> 3. 了解：神经元和神经胶质细胞，神经递质的合成、储存与释放，中枢神经递质的分类、作用与受体，感觉传导通路，脊髓和低位脑干对内脏活动的调节，记忆，皮层诱发电位。

第一节 神经系统功能活动的基本原理

神经系统一般分为中枢神经系统和外周神经系统，前者指脑和脊髓，后者指脑和脊髓以外的部分。神经系统内主要含有神经细胞和神经胶质细胞。神经细胞(neurocyte)又称神经元(neuron)，它是一种高度分化的细胞，神经元之间通过突触联系形成复杂的神经网络，完成神经系统的各种功能活动，是构成神经系统的结构和功能的基本单位。而神经胶质细胞(neuroglial cell)简称胶质细胞(glial cell)，主要对神经元起支持、保护和营养等辅助作用，并通过再生修复受损的神经组织。

一、神经元和神经纤维

(一)神经元的基本结构和功能

一个典型的神经元分为胞体和突起两部分，突起又分为树突和轴突(见图10-1)。一个神经元可以有多个树突，但是只能有一个轴突。树突一般较短，有一个到数个分支，分支呈树状。轴突往往很长，由细胞的轴丘分出，其直径均匀，开始一段称为始段,在其离开胞体若干距离后开始获得髓鞘成为神经纤维。轴突和感觉神经元的长树突统称为轴索。根据轴索外是否包有髓鞘,可将神经纤维分为有髓神经纤维和无髓神经纤维两种。轴突内的胞质称为轴浆。轴浆能在胞体与轴突末梢之间流动,这种在轴突内借助轴浆流动实现物质运输的现象,称为轴浆运输。轴浆运输是一个主动的过程,根据运输方向的不同,可分为顺向轴浆运输和逆向轴浆运输。神经元的主要功能是接受和传递信息。中枢神经元可通过传入神经接受体内外环境变化的刺激信息,并对这些信息加以处理,再经过传出神经把调控信息传给相应的效应器,产生调节和控制效应。神经末梢可以释放神经递质,通过神经递质将信息传递到该神经元支配的效应器或下一级神经元。此外,有些神经元还能分泌激素,将神经信号转变为体液信号。

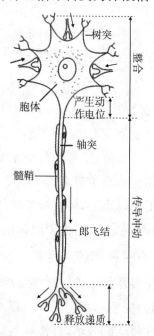

图 10-1 神经元结构和功能示意图

(二)神经纤维

1. 神经纤维的分类

根据髓鞘的有无,可将神经纤维分为有髓神经纤维和无髓神经纤维两种;根据电生理学特性的不同,主要是冲动传导速度的差异,可将神经纤维分为 A、B、C 三类;根据神经纤维直径的大小及来源不同,又可将传入纤维分为 Ⅰ、Ⅱ、Ⅲ、Ⅳ 四类。目前,一般对传出神经纤维采用第一种分类法,对传入神经纤维采用第二种分类法(见表 10-1)。

表 10-1 神经纤维的分类

按冲动传导速度分类	冲动传导速度 (m/s)	纤维直径 (μm)	来源	按神经纤维直径大小及来源分类
A 类(有髓)				
A_α	70~120	13~22	肌梭、腱器官的传入纤维，支配梭外肌的传出纤维	Ⅰ
A_β	30~70	8~13	皮肤的触觉、压觉传入纤维	Ⅱ
A_γ	15~30	4~8	支配梭内肌的传出纤维	
A_δ	12~30	1~4	皮肤痛觉、温度觉传入纤维	Ⅲ
B 类(有髓)	3~15	1~3	自主神经节前纤维	
C 类(无髓)				
$_sC$	0.7~2.3	0.3~1.3	自主神经节后纤维	
$_{dr}C$	0.6~2.0	0.4~1.2	背根中痛觉传入纤维	Ⅳ

2. 神经纤维的功能

神经纤维的主要功能是传导兴奋。神经纤维对所支配的组织主要有两方面的作用：一是通过传导兴奋改变所支配组织的功能活动，这一作用称为功能性作用；二是通过神经末梢释放某些物质，持续调节受支配组织的代谢活动，影响其组织结构和生理功能，这种作用称为营养性效应，该效应与神经传导兴奋无关。正常情况下，这种营养性效应不表现出来，但在神经损伤时容易观察到。例如，临床上周围神经损伤时出现的肌肉萎缩，就是由于肌肉组织失去了神经营养性作用。

3. 神经纤维兴奋传导的特征和传导速度

(1) **生理完整性** 生理完整性包括神经纤维结构和功能的完整。神经纤维只有在结构和功能两方面都保持完整时才能传导兴奋，如果神经纤维受损或被局部麻醉，其结构或功能的完整性将受到破坏，其传导兴奋就会发生障碍。

(2) **双向性** 刺激神经纤维上的任何一点引发兴奋后，由于局部电流可在刺激点的两端同时发生，因此，兴奋可向神经纤维的两端同时传导，表现为传导的双向性。

(3) **绝缘性** 一条神经干包含很多根神经纤维，每条神经纤维传导兴奋时基本上互不干扰，称为神经纤维的绝缘性。

(4) **相对不疲劳性** 神经纤维能在较长时间内保持不衰减地传导兴奋的能力，称为神经纤维传导兴奋的相对不疲劳性。

不同的神经纤维传导兴奋的速度不同，神经纤维直径越大，传导速度越快；有髓鞘的神经纤维比无髓鞘的神经纤维传导速度快；神经纤维的传导速度还受温度影响，温度下降会导致传导速度减慢。温度降至 0 ℃ 以下可引起兴奋传导阻滞，使局部组织暂时失去感觉,因而临床上常用局部低温麻醉。

二、神经胶质细胞

神经胶质细胞也是神经系统的重要组成部分,神经胶质细胞广泛分布于中枢神经系统和周围神经系统中。中枢神经系统的胶质细胞主要有星形胶质细胞、少突胶质细胞和小胶质细胞三类。周围神经系统的胶质细胞主要包括形成髓鞘的施万细胞和位于神经节内的卫星细胞等。

神经胶质细胞的功能十分复杂,除了支持、保护和营养作用外,它对神经元的功能活动也有重要影响。例如,在神经组织的修复与再生、神经细胞内外离子浓度的维持、神经纤维传导兴奋的绝缘作用以及对神经递质的摄取、灭活和供给等方面,都有神经胶质细胞的参与。目前,也发现某些神经系统疾病与神经胶质细胞的功能改变有密切关系。

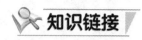

神经干细胞移植

神经干细胞(neural stem cell)是一类具有分裂潜能和自我更新能力的母细胞,它可以通过不对等的分裂方式分化为神经元、星形胶质细胞和少突胶质细胞,用于提供大量脑组织细胞的细胞群。当神经系统出现病变时,将体外培养的神经干细胞移植到宿主的病变部位附近,使神经干细胞向病变的组织细胞趋行、聚集,再增殖、分化为神经元和(或)胶质细胞,从而使宿主神经系统病变缺失的部分得以恢复。近年来,神经干细胞研究已成为治疗神经退行性疾病和中枢神经系统损伤的热点。从 20 世纪 80 年代中期开始,国外学者就开始在临床上应用干细胞移植技术。临床应用该技术较多的疾病包括成人帕金森氏病、脑中风、脑梗死、亨廷顿氏病、老年性痴呆及脑外伤等。移植后的部分患者的神经功能得到改善。

三、突触

一个神经元的信息可传递给另一个神经元,它们之间无原生质直接相连,而是依赖突触联系来传递信息。

(一)经典的突触联系

1. 突触结构

一个神经元的轴突末梢与其他神经元的胞体或突起或效应器细胞相接触并进行兴奋或抑制的信息传递,其相互接触的部位称为突触(synapse)。突触由突触前膜、突触后膜和突触间隙三部分组成。突触前膜是突触前神经元上突触小体的膜,突触后膜是与前膜对应的突触后神经元胞体或效应器细胞的膜。突触前膜和突触后膜之间的间隙称为突触间隙,宽20~40 mm。在突触小体的胞浆内,含有大量的突触囊泡,囊泡内含有神经递质,不同的神经元含有的神经递质可以不同(见图10-2)。

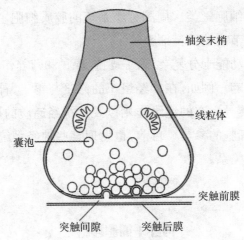

图10-2 突触结构模式图

根据形成突触的结构不同,可将突触分为三类:①轴突与细胞体形成的突触(轴-体突触);②轴突与树突形成的突触(轴-树突触);③轴突与轴突形成的突触(轴-轴突触)(见图10-3)。

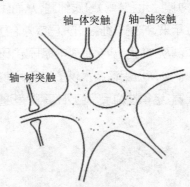

图10-3 突触类型模式图

2. 突触传递

突触前神经元通过突触将信息传递给突触后神经元的过程称为突触传递。其传递的基本过程为:①动作电位扩布至突触前神经元轴突的末梢;②突触前膜去极化,Ca^{2+}内流入突触小体;③突触囊泡与突触前膜融合并释放神经递质;④神经递质在突触间隙内扩散并与突触后膜上的受体结合;⑤突触后膜的离子通道活性改变;⑥突触后神经元兴奋性改变。突触前神经元将信息传递到突触后神经元后,突触后膜形成局部电位,该电位称为突触后电位。突触后电位分为以下两种类型。

(1)兴奋性突触后电位 突触前膜的突触囊泡释放兴奋性递质,与突触后膜上的受体结合后,提高了突触后膜对 Na^+、K^+ 的通透性(主要是 Na^+),细胞外的 Na^+ 内流,使突触后膜膜电位升高,产生局部的膜电位去极化,称为兴奋性突触后电位(excitatory postsynaptic potential,EPSP)(见图10-4)。若兴奋性突触后电位足够大,并能够达到阈电位,则会产生动作电位;若兴奋性突触后电位比较小,不足以达到阈电位,虽然不能诱发动作电位,但这种局部电位仍然能使突触后神经元的兴奋性提高,使其更容易产生动作电位,则这种效应称为易化。

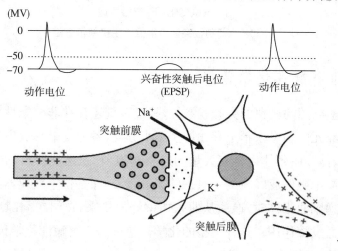

上. 电位变化;下. 突触传递

图10-4 兴奋性突触后电位产生机制示意图

(2)抑制性突触后电位 突触前膜的突触囊泡释放抑制性递质,与突触后膜上相应的受体结合后,提高了突触后膜对 K^+、Cl^- 的通透性,尤其是 Cl^- 的通透性显著提高,细胞外的 Cl^- 内流,使突触后膜膜电位降低,引起突触后膜超极化,称为抑制性突触后电位(inhibitory postsynaptic potential,IPSP),其结果是突触后膜的兴奋性降低,突触后神经元不能兴奋而表现为抑制(见图10-5)。

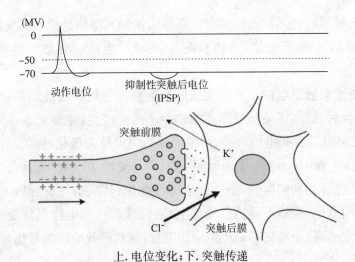

上．电位变化；下．突触传递

图 10-5　抑制性突触后电位产生机制示意图

（二）非突触性化学传递

除了以上介绍的经典的突触联系外，神经系统还存在非突触性化学传递。肾上腺素能神经元的轴突末梢上存在许多细小分支，各分支上形成串珠样的膨大结构，称为曲张体。曲张体内含有大量的递质囊泡，它是递质释放的部位。但曲张体并不与效应细胞形成经典的一对一的突触联系，而是位于效应器细胞附近。当神经冲动传递到曲张体时，递质从曲张体中释放出来，在组织间隙中通过扩散抵达效应细胞而发挥作用。这种类型的化学传递称为非突触性化学传递，不具有典型的突触结构（见图10-6）。

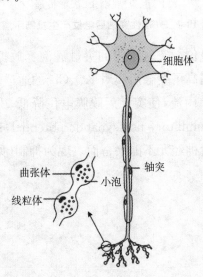

图 10-6　非突触性化学传递示意图

四、神经递质及其受体

(一)神经递质

无论是经典的突触传递还是非突触性化学传递,都需要神经递质的参与。神经递质(neurotransmitter)指由突触前神经元合成并储存在神经末梢,当冲动到达末梢时,从突触前膜释放并特异性作用于突触后神经元或效应细胞的受体,使突触后神经元或效应细胞产生一定效应的信息传递。根据神经递质存在部位的不同,可分为外周神经递质和中枢神经递质两大类。除神经递质外,神经元还能合成和释放某些化学物质,它们并不在神经元之间直接起信息传递的作用,而是增强或削弱递质的信息传递效应,此类对递质信息传递起调节作用的物质称为神经调质。

1. 外周神经递质

(1) **乙酰胆碱** 乙酰胆碱是外周神经末梢释放的重要神经递质。神经末梢释放乙酰胆碱的神经纤维称为胆碱能纤维。在人体内,交感神经和副交感神经的节前纤维、大多数副交感神经的节后纤维、躯体运动神经纤维以及小部分交感神经的节后纤维都是胆碱能纤维。

(2) **去甲肾上腺素** 去甲肾上腺素是外周神经末梢释放的另一种重要的神经递质。以去甲肾上腺素作为神经递质的神经纤维,称为肾上腺素能纤维。人体内绝大部分交感神经节后纤维都采用去甲肾上腺素作为神经递质。

除以上两类递质外,外周神经递质还包括嘌呤类和肽类递质,它们主要存在于胃肠,可调节胃肠平滑肌细胞膜电位及其功能活动。

2. 中枢神经递质

(1) **乙酰胆碱** 乙酰胆碱在中枢的分布极为广泛,脊髓、脑干网状结构、丘脑、纹状体、边缘系统等都有乙酰胆碱递质及其受体的分布。乙酰胆碱与感觉、运动、学习记忆、觉醒和睡眠等活动有关,其主要作用是引起兴奋,抑制效应少见。

(2) **胺类** 胺类包括5-羟色胺、多巴胺、肾上腺素、去甲肾上腺素和组胺等。5-羟色胺能神经元胞体主要分布于低位脑干的中缝核内,负责痛觉、精神情绪、睡眠和垂体内分泌等功能活动的调节。多巴胺主要由中脑黑质的神经元合成和释放,与躯体运动、精神情绪活动、垂体内分泌功能以及心血管活动等的调节有关。在中枢神经系统中,去甲肾上腺素能神经元的胞体主要位于低位脑干,与心血管活动、情绪、体温、摄食和觉醒等的调节有关。而肾上腺素能神经元的胞体主要分布在延髓,与心血管活动的调节有关。

(3) **氨基酸类** 氨基酸类主要包括甘氨酸、谷氨酸和γ-氨基丁酸。甘氨酸是一种抑制性递质,主要集中在脊髓和脑干。谷氨酸是脑内主要的兴奋性递质,是脑内含量最高的氨基酸,广泛分布在中枢。γ-氨基丁酸主要分布在大脑皮层的浅层和小脑皮层的浦肯野细胞层,在黑质-纹状体系统中也有分布,是脑内一种抑制性递质。

(4)神经肽 神经肽主要包括速激肽、阿片肽、下丘脑调节肽、神经垂体肽和脑肠肽等,其种类繁多及功能复杂,在神经系统中起到递质和调质的作用。

除上述几类神经递质外,还有一些物质如 CO、NO 等气体分子也具有神经递质的特征。

(二)受体

神经系统的受体(receptor)一般是指突触后膜或效应器细胞膜上的某些特殊结构,神经递质必须与受体结合后才能发挥其生理作用。若受体被某些药物结合,则递质与受体结合就被阻碍,不能发挥其作用,这种可以与受体结合并占据受体或改变受体空间结构,从而使递质不能发挥作用的药物,称为受体的阻断剂。

1. 胆碱能受体

乙酰胆碱能与其发生特异性结合并产生生理效应的受体称为胆碱能受体,胆碱能受体具有两种类型。

(1)毒蕈碱型受体 该类受体主要存在于副交感神经节后纤维的效应器细胞膜上。由于这类受体能与毒蕈碱结合,产生类似于与乙酰胆碱结合引起的效应,因而称为毒蕈碱受体(muscarinic receptor,M receptor),简称 M 受体。乙酰胆碱与 M 受体结合能引起一系列副交感神经兴奋的效应,如心脏抑制、平滑肌收缩、腺体分泌、瞳孔括约肌及膀胱逼尿肌收缩等,这些作用称为毒蕈碱样作用(又称为 M 样作用)。毒蕈碱样作用可被 M 受体阻断剂阿托品阻断。

(2)烟碱型受体 该类受体主要存在于交感和副交感神经节突触后膜和神经-肌肉接头的终板膜上。这类受体能与烟碱结合,产生类似于与乙酰胆碱结合引起的效应,故称为烟碱型受体(nicotinic receptor,N receptor),简称 N 受体。N 受体分为 N_1 和 N_2 两个亚型,N_1 受体位于突触后膜,N_2 受体位于骨骼肌终板膜上。乙酰胆碱与 N_1 受体结合,可引起节后神经元兴奋。乙酰胆碱与 N_2 受体结合,则引起骨骼肌兴奋。乙酰胆碱与 N 受体结合产生的效应称为烟碱样作用(又称为 N 样作用)。烟碱样作用不能被阿托品阻断,但能被 N 受体阻断剂筒箭毒碱阻断。

2. 肾上腺素能受体

能与儿茶酚胺特异性结合并产生特定生理效应的受体,称为肾上腺素能受体,该受体分为两种亚型。

(1)α受体 去甲肾上腺素与α受体结合后主要引起兴奋效应,如皮肤和内脏血管收缩、胃肠道及膀胱括约肌收缩、子宫平滑肌收缩、虹膜辐射状肌收缩和瞳孔扩大等。同时，也有抑制性的效应，如使小肠平滑肌舒张。酚妥拉明是 α 受体的特异性阻断剂。

(2) β 受体 β 受体包含两种亚型，即 $β_1$ 受体和 $β_2$ 受体。去甲肾上腺素与 $β_2$ 受体结合后主要产生抑制性效应，如使血管舒张、子宫平滑肌舒张、支气管舒张等。去甲肾上腺素与 $β_1$ 受体结合则产生兴奋心肌的效应，如使心跳加速、房室传导加快等。β 受体阻断剂普萘洛尔（又称心得安）可阻断 $β_1$ 和 $β_2$ 两种受体及其兴奋产生的效应。

五、反射活动的一般规律

反射是指在中枢神经系统的参与下，机体对内外环境刺激的规律性应答。反射是神经系统活动的基本方式。首届生理学和医学诺贝尔奖获得者巴甫洛夫（Pavlov）将人和高等动物的反射分为非条件反射和条件反射两类。反射的基本过程是刺激信息经感受器、传入神经、神经中枢、传出神经和效应器五个反射弧传递的过程（见图 10-7）。其中，神经中枢是反射弧中最复杂的部位。

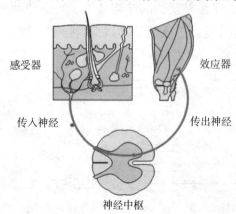

图 10-7　反射弧的基本组成示意图

(一) 中枢神经元的联系方式

中枢神经系统中存在亿万个神经元，依其在反射弧中所处的位置不同，可分为传入神经元、中间神经元和传出神经元。其中，以中间神经元的数量最多，在多突触反射中，以数量众多的中间神经元为桥梁，将中枢神经元相互连接成网。这些神经元之间构成了复杂的网络系统，每个神经元之间的联系有多种方式，主要包括以下几种（见图 10-8）。

1. 单线式

单线式是指一个突触前神经元仅与一个突触后神经元发生单突触联系。如视网膜中央凹处的一个视锥细胞通常只与一个双极细胞形成突触联系,而该双极细胞也只与一个神经节细胞形成突触联系,这种联系方式可使视锥系统具有较高的分辨能力。

2. 辐散式

一个神经元的轴突可以通过末梢分支与许多神经元形成突触联系,称为辐散式联系。辐散式联系可将一个神经元的兴奋传递给多个神经元,引起多个神经元同时兴奋或抑制。

3. 聚合式

某一神经元的胞体与树突同时接受许多不同轴突来源的突触联系,称为聚合式联系。这种联系可使多个神经元的作用集中到同一神经元而发生电位总和,也可使多个神经元的兴奋和(或)抑制在同一神经元进行整合。

4. 链锁式和环式

在神经通路中,若中间神经元构成的辐散式联系与聚合式联系同时存在于一个系统中,则可形成链锁式或环式联系。神经冲动通过链锁式联系,可以加大空间上的作用范围。环式联系是反馈的结构基础。兴奋冲动通过环式联系,或因负反馈使其活动及时终止,或因正反馈使其兴奋增强和延续。

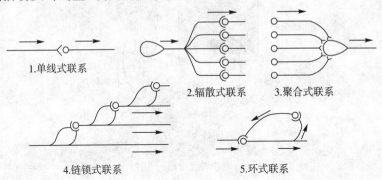

图 10-8　中枢神经元的联系方式

(二)中枢兴奋传递的特征

1. 单向传递

兴奋只能由突触前神经元向突触后神经元传递,不能反方向传递,这是因为神经递质由突触前膜释放出来,作用于突触后膜并产生突触后电位。

2. 突触延搁

突触传递过程中需时较长,轴突末梢递质需要释放到突触间隙,经扩散到达突触后膜并与其相应受体结合,才能产生突触后电位,故称为突触延搁。据实验测定,兴奋通过一个化学性突触通常需要 0.3~0.5 ms。

3. 总和

在中枢神经系统中,单个神经冲动所引起的突触末梢递质释放量及其所引起的兴奋性突触后电位,通常不足以使突触后神经元达到产生动作电位的水平。但是,当同一突触末梢连续多次传来冲动或许多突触末梢同时传来冲动,就可产生较多的突触后电位。若是兴奋性突触后电位,则其在时间上或空间上总和可达到阈电位水平,从而激发突触后神经元产生动作电位而兴奋;若是抑制性突触后电位,则其总和的结果可导致更强的抑制。

4. 后发放

在反射环路中,当刺激停止后,传出神经仍可在一定时间内持续发放冲动,这种现象称为后发放。后发放可发生在环式联系和各种神经反馈活动中。

5. 兴奋节律的改变

兴奋节律在经过突触传递后往往发生改变,因此,突触后神经元的兴奋节律和突触前神经元不同。这是因为传入神经冲动频率和反射中枢的功能状态同时影响传出神经的兴奋节律。而传出神经的最终的冲动频率是综合各种因素的结果。

6. 对内环境变化敏感和易疲劳

突触间隙与细胞外液相通,因此,内环境理化因素的变化如缺氧、CO_2 过多、麻醉剂以及某些药物等都可作用于突触传递中的各个环节而造成突触传递出现障碍。由于突触传递依赖于神经递质的释放,而递质的含量有限,合成耗时较长,因此,连续反复刺激突触前神经元后,突触后神经元的放电频率会很快降低,突触是反射弧中最易发生疲劳的部位。这可能是由于突触前神经元内递质耗竭。

(三)中枢抑制

在反射活动过程中,中枢活动总是既有兴奋又有抑制,两者相互调节,使反射活动能按照一定的顺序和强度协调进行。根据发生部位的不同,中枢抑制可分为突触后抑制和突触前抑制两类。

1. 突触后抑制

由突触后神经元产生抑制性突触后电位继而发生的中枢抑制称为突触后抑制(postsynaptic inhibition)。其发挥抑制作用的过程需要通过抑制性中间神经元来完成。根据抑制性中间神经元的联系方式不同,突触后抑制又可以分为以下两种类型。

(1)传入侧支性抑制　传入冲动进入中枢后,一方面通过突触联系兴奋某一中枢神经元;另一方面通过侧支兴奋另一个抑制性中间神经元,再通过后者的活动抑制另一个中枢神经元,这种抑制称为传入侧支性抑制(afferent collateral inhibition)或交互性抑制(reciprocal inhibition)。例如,在屈肌反射中,传入纤维将冲动传入脊髓后,一方面可以兴奋支配屈肌的运动神经元;另一方面通过侧支联系兴奋抑制性中间神经元,使支配伸肌的神经元受到抑制,最终引起屈肌收缩和伸肌舒张,使反射活动能协调进行(见图10-9)。

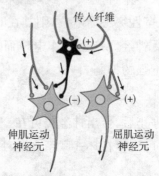

黑色星形细胞为抑制性中间神经元;(+)表示兴奋;(-)表示抑制

图 10-9 传入侧支性抑制示意图

(2)回返性抑制　某一中枢的神经元兴奋时,在传出冲动沿着轴突向外传出的同时,还可通过一些侧支与抑制性中间神经元形成突触联系,使其兴奋,而该抑制性中间神经元轴突又折返回原先发起兴奋的中枢神经元并与其形成突触联系,该抑制性中间神经元通过释放抑制性递质,抑制原先发起兴奋的神经元及其他同一中枢的神经元,这种现象称为回返性抑制(recurrent inhibition)。例如,脊髓前角运动神经元支配骨骼肌的同时,发出一个侧支与闰绍细胞形成突触联系。闰绍细胞属于抑制性中间神经元,它的轴突折返后与原先发放冲动的运动神经元再形成突触联系(见图10-10)。因此,当脊髓前角运动神经元兴奋时,其传出冲动既可使骨骼肌收缩,又可通过闰绍细胞反回来抑制该运动神经元的活动,使骨骼肌不至于过度收缩。回返性抑制的意义在于能及时终止某些神经元的活动,并促使同一中枢中许多神经元的活动趋于同步化。

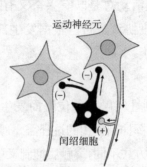

黑色星形细胞为抑制性中间神经元;(+)表示兴奋;(-)表示抑制

图 10-10 回返性抑制示意图

2. 突触前抑制

突触前抑制(presynaptic inhibition)指通过改变突触前膜的活动使突触后神经元兴奋性减弱的现象。形成突触前抑制的结构基础是轴-轴式突触。如图 10-11 所示,轴突 A 与轴突 B 形成轴-轴式突触,同时,轴突 A 的末梢又与运动神经元 C 的胞体形成轴-体式突触。轴突 A 兴奋可使神经元 C 产生 10 mV 的兴奋性突触后电位(见图 10-11A)。而当轴突 B 兴奋时,神经元 C 不产生反应(见图 10-11B)。但是,如果轴突 B 先兴奋,一定时间后再使轴突 A 兴奋,就导致神经元 C 产生的兴奋性突触后电位显著减小,仅有 5 mV(见图 10-11C)。这说明轴突 B 的活动能抑制轴突 A 对运动神经元 C 的兴奋效应,即产生突触前抑制。突触前抑制广泛存在于中枢神经系统中,多见于感觉传入途径中,对感觉传入活动的调节具有重要意义。

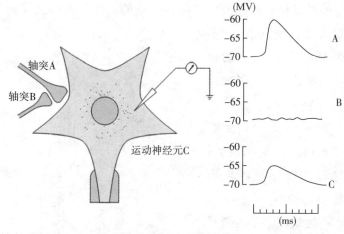

A. 仅刺激轴突 A 可诱发兴奋性突触后电位;B. 仅刺激轴突 B 不能诱发任何突触后电位;
C. 先刺激轴突 B,再刺激轴突 A,诱发的兴奋性突触后电位幅度减小

图 10-11 突触前抑制示意图

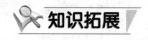

中枢易化

中枢除了有抑制作用外,还有易化作用,根据中枢易化发生部位的不同,中枢易化可分为突触后易化(postsynaptic facilitation)和突触前易化(presynaptic facilitation)两类。突触后易化表现为 EPSP 的总和,若多个 EPSP 在时间和空间的总和没有达到阈电位,则不会产生动作电位,但接受 EPSP 的神经元细胞膜电位已经升高,且更接近于阈电位,如果在此膜电位基础上给予一个小于阈电位的刺激,就可能会达到阈电位而产生动作电位。突触前易化与突触前抑制有共同的轴-轴式突触的结构基础,所不同的是:突触前易化时,末梢 A 的动作电位时程延长,使突触 A 膜上钙通道开放时间延长、进入末梢的 Ca^{2+} 增多,所

以,末梢 A 的递质释放增多,最终使运动神经元的 EPSP 在原有基础上增大,从而产生突触前易化效应。

第二节 神经系统的感觉分析功能

感觉是感受器感受体内外的各种刺激后,刺激被转换成神经冲动,沿一定的途径传送到中枢,经过中枢的整合、分析而形成的主观反映。因此,中枢神经系统在感觉的分析过程中具有重要作用,而且每个感受部位功能各异,人类通过感觉功能可以了解内部和外部的世界。

一、脊髓的感觉传导功能

脊髓背根神经节和脑神经节中有躯体感觉的初级传入神经元,其胞体上的周围突与感受器形成突触联系,中枢突则进入脊髓和脑干并与运动神经元构成多突触联系,经过多次神经元接替换元后将感觉信息传递到大脑皮层。由脊髓传递到大脑皮层的感觉传导通路包括两大类:浅感觉传导通路和深感觉传导通路。浅感觉传导通路主要传导痛觉、温度觉和轻触觉,包括脊髓丘脑侧束和脊髓丘脑前束两个传导道;深感觉传导通路主要传导肌肉本体感觉、深压觉等深感觉及精细触觉,由脊髓后索上行传导其信息(见图10-12)。如果脊髓传导束被破坏,其传导的躯干和四肢的感觉就会丧失。在脊髓传导束中,神经纤维的种类和成分比较复杂,机体患病时因神经纤维受损程度和部位的不同,临床上常出现复杂的感觉损害症状。

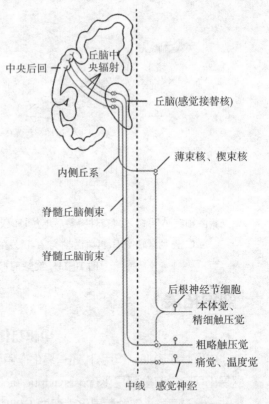

图 10-12 躯体的感觉传导路径示意图

二、丘脑及其感觉投射系统

(一) 丘脑的核团

丘脑是一个神经元的核团集群,各种躯体感觉通路(嗅觉除外)都要在丘脑进行神经元的转换,然后再投射到大脑皮层。丘脑是皮层不发达的动物的感觉最高级中枢,在皮层发达的动物中,丘脑则是感觉传导通路中的接替站,在接替过程中也能对感觉进行粗略的分析与综合。根据各核团功能特点的不同,可以将丘脑核团分为以下三大类(见图10-13)。

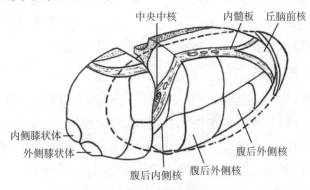

图 10-13 丘脑主要核团示意图

1. 特异感觉接替核

特异感觉接替核主要有腹后核(包括腹后内侧核与腹后外侧核)、外侧膝状体、内侧膝状体等接受第二级感觉投射纤维,经换元后进一步投射到大脑皮层特定的感觉区,产生特定感觉。其中,腹后外侧核负责传递躯体感觉信号,是脊髓丘脑束与内侧丘系的换元站;腹后内侧核负责传递头面部感觉信号,是三叉丘系的换元站。感觉信号向腹后核的投射有一定的空间分布,这种空间分布与大脑皮层感觉区的空间定位一一对应。内侧膝状体是听觉传导通路的换元站,外侧膝状体是视觉传导通路的换元站。

2. 联络核

联络核主要由丘脑前核、腹外侧核和丘脑枕核等组成。这些核团不直接接受感觉的投射纤维,而是和丘脑特异感觉接替核和其他皮层下中枢形成联系,并接受其传来的冲动,换元后投射到大脑皮层特定区域,参与各种感觉在丘脑和大脑皮层之间的协调联系。

3. 非特异投射核

非特异投射核主要由髓板内核群构成,包括中央中核、束旁核等。它们不直

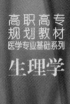

接投射到大脑皮层的特定区域,而是通过多突触换元接替,弥散地投射到大脑皮层各个部位,其功能是维持和改变大脑皮层的兴奋状态。

(二)感觉投射系统

根据其投射特征的不同,可将丘脑投射到大脑皮层的感觉投射系统分为两类,即特异投射系统和非特异投射系统。

1. 特异投射系统

特异投射系统指各种感觉传入纤维(嗅觉除外),经脊髓和低位脑干到达丘脑的感觉接替核并换元,再发出纤维投射到大脑皮层的特定区域。此投射系统将感觉信息点对点地投射到大脑皮层的特定区域,主要终止于大脑皮层的第四层细胞;该系统可形成特定的感觉,并激发大脑皮层发出传出信息。

2. 非特异投射系统

非特异投射系统指感觉传导上行纤维经过脑干时,其侧支与脑干网状结构内的神经元发生突触联系并经多次换元后,弥散地投射到大脑皮层的广泛区域,维持和改变大脑皮层的兴奋状态。该投射系统是不同感觉共同的上行途径,不具有感觉传导的专一性和点对点的投射关系,不能产生特定的感觉。

研究发现,电刺激中脑部位的网状结构可促进动物觉醒,若在中脑头端切断脑干网状结构,则导致动物出现类似睡眠的现象,这说明脑干网状结构中存在具有上行唤醒作用的功能系统,称为网状结构上行激动系统(ascending reticular activating system)。该系统主要是通过丘脑非特异投射系统来发挥作用的。当网状结构上行激动系统功能减弱时,大脑皮层会由兴奋转入抑制,动物表现为安静或睡眠;若该系统受到损伤,则动物会发生昏睡。网状结构上行激动系统是多突触联系,容易受到药物的影响,比如巴比妥类催眠药可能就是抑制了这一系统的突触传递而发挥催眠作用的。

通常情况下,特异投射系统和非特异投射系统相互协调、配合,共同调节机体的各种感觉,使动物和人类既能处于觉醒状态,又能产生各种特定的感觉。

三、大脑皮层的感觉分析功能

人类机体感觉的最高级中枢是大脑皮层。身体的各种感觉信息投射到大脑皮层的不同区域,通过大脑皮层对这些传入信息的分析和处理,从而产生不同的感觉。因此,根据大脑皮层的不同感觉功能定位,可将大脑皮层划分为不同的感觉功能代表区(见图10-14)。

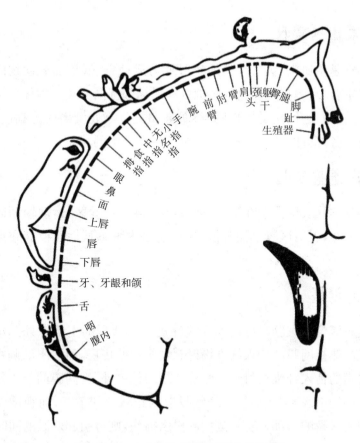

图 10-14　人大脑皮层体表感觉区示意图

(一) 体表感觉区

体表感觉区包括第一感觉区和第二感觉区,其中,第一感觉区较第二感觉区更重要。

第一感觉区位于中央后回,是全身体表感觉在大脑皮层的投射区。第一感觉区产生的感觉定位明确而清晰,投射特点如下:①投射区是倒置的,大致呈倒立的人体投影,即下肢的感觉代表区在皮层的顶部,上肢的感觉代表区在中间,头面部感觉代表区在底部,但头面部的代表区内部安排是正立的;②投射具有交叉性,即一侧体表感受器感受到的冲动投射到对侧大脑皮层,但头面部感觉的投射是双侧的;③投射区的大小与躯体感觉分辨精细程度有关,如感觉分辨精细程度高的唇、食指、拇指的皮层代表区就比较大。

第二感觉区位于中央前回和脑岛之间,其面积远比第一感觉区小,其对感觉仅有粗糙的分析作用,定位也较差。若切除人脑的第二感觉区,则不产生显著的感觉障碍。

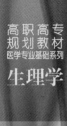

(二)本体感觉区

本体感觉是指肌肉、关节等处的位置觉与运动觉,低等哺乳动物的感觉区和运动区基本重合,高等哺乳动物的感觉区和运动区逐渐分离。本体感觉主要代表区位于中央前回。它们接受来自肌肉、肌腱和关节等处发出的感觉信息,经过整合以感知身体各部分的空间位置、姿势及其在运动中的状态。

(三)内脏感觉区

内脏感觉的代表区混杂在第一感觉区中,第二感觉区、运动辅助区和边缘系统也有散在分布;投射区较小而分散,这可能是内脏感觉性质模糊和定位不准确的原因之一。

(四)视觉区

视觉代表区位于大脑半球内侧面枕叶皮层距状裂的上下缘处。左眼颞侧视网膜和右眼鼻侧视网膜的传入纤维投射到左侧枕叶皮层,而右眼颞侧视网膜和左眼鼻侧视网膜的传入纤维投射到右侧枕叶皮层。另外,视网膜的上半部传入纤维投射到距状裂的上缘,下半部传入纤维投射到距状裂的下缘,而视网膜中央的黄斑区投射到距状裂的后部。若一侧枕叶皮层损伤,则可引起双眼的同向性偏盲。

(五)听觉区

位于颞叶的颞横回和颞上回的听觉皮层代表区的投射是双侧性的,即一侧皮层代表区同时接受双侧耳蜗听觉感受器传来的神经冲动。因此,一侧听觉区受损,并不会导致全聋。

(六)嗅觉区和味觉区

边缘叶的前底部包括梨状区皮层的前部和部分杏仁核,它是高等动物的嗅觉代表区。刺激相应的区域可引起特殊的主观嗅觉感受。味觉代表区位于中央后回头面部感觉区的下侧。

四、痛觉

痛觉是机体受到伤害性刺激时所产生的,可伴随躯体活动、内脏反应和情绪变化等反应,痛觉常可作为机体遭遇危险的警报信号,既可引起警惕,又是许多疾病的症状之一,对临床疾病的诊断具有一定的价值。

(一)痛觉感受器

痛觉感受器是一些游离的神经末梢，它没有固定的适宜刺激，任何刺激达到一定强度均可使其兴奋，从而引起痛觉。当机体受到伤害性刺激时，局部组织被破坏后释放 K^+、H^+、组胺、缓激肽和前列腺素等内源性致痛物质，这些物质作用于痛觉感受器并产生痛觉传入冲动，冲动沿传入纤维传入中枢神经系统，引起痛觉和各种疼痛反应。

(二)痛觉的分类

痛觉的类型多样，分类方法各异。①根据疼痛的发生原因不同，可分为中枢性痛、外周性痛及不明原因的痛；②根据疼痛的产生部位不同，可分为躯体痛、内脏痛；③根据疼痛的性质不同，可分为钝痛、刺痛(快痛)和烧灼样痛(慢痛)。

(三)躯体痛和内脏痛

1. 躯体痛

躯体痛包括体表痛和深部痛。体表痛是指发生在体表某处的疼痛。当体表受到伤害性刺激时，常常出现先快痛后慢痛的双重痛觉，是体表痛的一个典型特征。深部痛是指发生在躯体深部(如骨、关节、骨膜和肌肉等)的疼痛，一般表现为慢痛，定位不精确，可伴有不同程度的自主神经反应，如恶心、出汗和血压改变等。

2. 内脏痛

内脏痛是指内脏器官受到伤害性刺激时所产生的疼痛。其具有如下特点：①定位不精确，患者不能明确指出疼痛的具体部位，这也是内脏痛最主要的特征；②对牵拉、痉挛、炎症和缺血等刺激更敏感，而对切割、烧灼等刺激不敏感；③疼痛发生缓慢，但持续时间较长；④常伴有不愉快的情绪活动，出现不同程度的自主神经反应，如恶心、出汗和血压改变等，这可能与内脏痛的传入通路与这些自主神经的反应通路密切联系有关。

内脏痛包括两种特殊类型：体腔壁痛和牵涉痛。体腔壁痛是指内脏疾患引起临近体腔壁浆膜或骨骼肌痉挛而产生的疼痛。牵涉痛是指某些内脏疾病引起的远隔体表部位发生疼痛或痛觉过敏的现象。例如，心肌缺血可引起心前区、左肩和左上臂的疼痛；胆囊炎或胆结石可引起右肩部的疼痛等。由于牵涉痛的体表放射部位较固定，因此，在临床诊断中具有一定的意义。

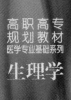

知识链接

心绞痛

在临床上,典型心绞痛是突然发生的位于胸前区压榨性、闷胀性或窒息性疼痛,可放射至左肩、左上肢前内侧,严重时可达无名指和小指,偶可出现濒死感,患者往往会被迫立即停止活动。疼痛常发生于劳累或情绪激动时,一般持续数分钟,休息或含服硝酸甘油可以缓解。导致疼痛感觉的原因可能是心肌组织在缺血、缺氧情况下,其内积聚过多的致痛物质如乳酸、K^+ 和 H^+ 等,这些致痛物质可以刺激位于心脏组织内的痛觉感受器,从而引起疼痛。

第三节 神经系统对躯体运动的调节

人类在生活和劳动中进行各种躯体运动,人体的躯体运动是在骨骼肌活动的基础上进行的。骨骼肌进行的收缩、舒张以及各肌群之间的协调配合,是在神经系统的调节下进行的,需要大脑皮层、皮层下核团和脑干下行系统以及脊髓共同配合完成。

一、脊髓对躯体运动的调节

脊髓是调节躯体运动最基本的中枢,可通过各种脊髓反射完成一些简单的活动。

(一)脊髓的运动神经元和运动单位

在脊髓前角中,存在大量支配骨骼肌的 α 运动神经元和 γ 运动神经元,其末梢释放的递质都是乙酰胆碱。

α 运动神经元的胞体较大,神经纤维较粗,属于 $A_α$ 类纤维,它支配骨骼肌的梭外肌纤维。α 运动神经元既接受来自皮肤、肌肉等外周感受器的传入信息,也接受来自脑干到大脑皮层等高位中枢的下传信息。躯体运动反射的传出信息最终需通过 α 运动神经元传递给骨骼肌,因此,α 运动神经元是躯体运动反射的最后通路。α 运动神经元轴突末梢在肌肉中分为许多小分支,每个小分支支配一条骨骼肌纤维。它兴奋时引起所支配的梭外肌纤维收缩。由一个 α 运动神经元及其所支配的全部肌纤维组成的功能单位,称为运动单位(motor unit)。运动单位的大小不等,如一个支配四肢肌肉的运动神经元,其支配的肌纤维可达 2000 根,因此,当它兴奋并引起受支配的肌纤维收缩时,有利于产生较大的肌张力;而一个支配眼外肌运动的神经元只支配 6~12 根肌纤维,其兴奋引起的收缩有利于完成精细的运动。

γ运动神经元的胞体较小，散在分布于α运动神经元之间，其传出纤维较细，属于A_γ类纤维，它支配骨髓肌的梭内肌纤维。通常情况下，γ运动神经元的兴奋性比α运动神经元高，它以较高频率的持续放电来调节肌梭对牵张刺激的敏感性。

（二）脊休克

机体内的脊髓活动是在高位中枢的调控下完成的，其自身的功能不易单独表现出来。为了研究脊髓本身的功能，动物实验中常在脊髓颈段第五节水平以下横断脊髓（以保持动物的基本呼吸功能）。当脊髓与高位中枢突然离断后，横断面以下的脊髓会暂时丧失反射活动能力而进入无反应状态，这种现象称为脊休克（spinal shock）。脊髓与高位中枢离断的动物称为脊动物。脊休克时，横断面以下的脊髓所支配的躯体和内脏反射活动均减弱以至消失，主要表现为躯体感觉和运动功能丧失、肌张力减弱直至消失、外周血管扩张、血压下降、发汗反射消失和粪、尿潴留等。

脊休克持续一段时间后，一些脊髓反射可在不同程度上得到恢复，即血压可恢复到一定水平，排尿反射也可恢复到一定程度。其恢复的速度与动物的进化程度密切相关，动物越低级，恢复得就越快，如蛙在脊髓离断后数分钟内即可恢复；犬需几日；而人类恢复最慢，需数周甚至数月。各种反射的恢复也有先后，比较简单和原始的反射最先恢复，如屈肌反射等；较复杂的反射则恢复较慢，如对侧伸肌反射等。脊休克后，有些反射活动加强（如发汗反射、屈肌反射等），有些反射活动减弱（如伸肌反射等）。

这些现象说明，脊髓可以独立完成一些简单的反射活动，是最基本的躯体运动中枢；在正常情况下，脊髓的活动受高位中枢的调节和控制；高位中枢对脊髓反射活动的调节包括易化作用和抑制作用两方面；动物进化程度越高级，反射活动越复杂，脊髓对高位中枢的依赖程度也越大。脊休克的产生并不是由脊髓切断的物理损伤刺激引起，而是由于离断面以下的脊髓低级中枢突然失去高位中枢的调控。

（三）屈肌反射和对侧伸肌反射

肢体的皮肤突然受到伤害性刺激时，可反射性地引起受刺激一侧肢体的屈肌收缩和伸肌舒张，表现为肢体屈曲，这种反射称为屈肌反射（flexor reflex）。屈肌反射具有保护性意义，能使肢体脱离伤害性刺激。屈肌反射的程度与刺激强度有关。若受到的伤害性刺激较强，则在同侧肢体屈曲的同时，对侧肢体出现伸直的反射活动,称为对侧伸肌反射(crossed extensor reflex)。对侧伸肌反射是一种姿势反射,它能使对侧肢体伸直且利于支持体重,具有维持姿势、保持平衡的作用。屈肌反射和对侧伸肌反射的中枢均在脊髓。

(四)牵张反射

当神经支配的骨骼肌受到牵拉而伸长时,可反射性地引起受牵拉的肌肉收缩,这一反射称为牵张反射(stretch reflex)。

1. 牵张反射的反射弧

牵张反射的感受器是肌肉中的肌梭,牵张反射的中枢主要分布在脊髓内,传入纤维和传出纤维共同分布在支配该肌肉的神经中,牵张反射的效应器是该神经支配的肌纤维。在牵张反射中,反射弧的感受器和效应器都在同一肌肉中(见图10-15)。

肌梭是一种感受长度变化的本体感受器,它可以感受肌肉长度变化或牵拉刺激(见图10-15)。在外形上,肌梭两端细小,中间膨大,被一层结缔组织囊包裹,其内包含6~12根比较特殊的肌纤维,称为梭内肌纤维,而囊外的肌纤维被称为梭外肌纤维。肌梭一般附着于肌腱或梭外肌纤维上,与梭外肌纤维呈平行排列,形成并联关系。梭内肌纤维两端有收缩功能,而中间部分是感受装置,无收缩功能,两者呈串联关系。梭外肌和梭内肌分别受α传出神经和γ传出神经支配。肌梭的传入神经纤维包括直径较粗的Ⅰ类纤维和直径较细的Ⅱ类纤维,两种纤维的神经末梢都与脊髓前角的α运动神经元相联系,传递传入信号。

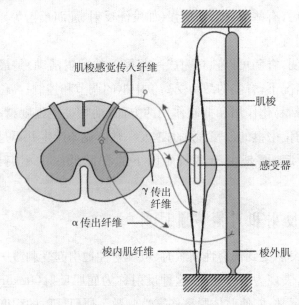

图10-15 牵张反射弧示意图

当肌梭随着梭外肌纤维被牵拉而被拉长时,位于中间的感受装置受到的刺激加强,传入冲动增加,引起支配该肌肉的α神经元兴奋并经α传出纤维传出,使梭外肌收缩,从而产生牵张反射。当肌梭随着梭外肌纤维收缩变短而放松时,感受装置受到的刺激减弱,传入冲动减少甚至停止,梭外肌纤维舒张而恢复原来的长度。γ运动神经元兴奋可引起梭内肌从两端收缩,牵拉位于中间的感受装置,从而提高肌梭的敏感性。因此,γ运动神经元对牵张反射的调节有重要的意义。

除肌梭外,另一种对牵拉肌肉(包括肌腱)的刺激有反应的感受器是腱器官,它是一种张力感受器,能够感受肌张力的变化。腱器官分布在肌腱胶原纤维之间,与梭外肌纤维呈串联排列。肌肉被牵拉首先引发牵张反射,使被牵拉的肌肉收缩;当肌肉张力进一步加大时,腱器官发放的传入冲动增加,经抑制性中间神经元抑制支配同一梭外肌的α运动神经元,即抑制牵张反射,以保护被牵拉肌肉,避免收缩过度导致肌肉损伤。这种由腱器官兴奋引起的对牵张反射抑制的反射过程,称为反牵张反射(inverse stretch reflex)。

2. 牵张反射的类型

牵张反射包括肌紧张和腱反射两种类型。

(1)肌紧张 缓慢持续牵拉肌腱时,受牵拉肌肉轻度持续性收缩使肌肉保持紧张性收缩状态,阻止肌肉被拉长,这种牵张反射称为肌紧张(muscle tonus),又称为紧张性牵张反射。肌紧张的感受器是肌梭,中枢接替不止一个,属于多突触反射。发生肌紧张时,同一肌肉中的不同运动单位常交替收缩,所以,不易发生疲劳,产生的收缩力量也不大,不会引起躯体明显的位移。肌紧张是维持躯体姿势最基本的反射,也是其他姿势反射的基础,对身体平衡的维持有重要作用。例如,人在站立时,重力作用会使头部向前倾,持续性牵拉颈与躯干背部的伸肌肌腱引起肌紧张,使这些肌纤维轻度持续地收缩来对抗关节的屈曲,从而保持直立状态。因此,人的伸肌又被称为抗重力肌。如果肌紧张反射弧的某一部分受到破坏,就会出现肌张力的减弱或消失及肌肉松弛,使身体失去正常姿势。

(2)腱反射 快速牵拉肌腱时,被牵拉肌肉会迅速缩短,这种牵张反射称为腱反射(tendon reflex)。例如,半屈曲膝关节时,轻轻叩击髌骨下方的股四头肌肌腱,股四头肌会快速收缩,称为膝反射。肘反射和跟腱反射等也是腱反射。腱反射的潜伏期约为 0.7 ms,只够一次突触接替,因此,腱反射是单突触反射。腱反射的感受器也是肌梭,其中枢常位于相邻的 1~2 个脊髓节段,因此,反应的范围比较局限,仅限于受牵拉的肌肉。正常情况下,腱反射的低级中枢受高位中枢的下行控制。临床上,检查腱反射的改变可用于反映神经系统的功能状态,若腱反射减弱或消失,常提示腱反射的反射弧受损;反之,则提示高位中枢出现病变。

二、脑干对躯体运动的调节

一般情况下,脊髓的功能受脑干及以上各级高位中枢的调控。实验证明,脑干对脊髓神经元的调节具有两重性,既有易化作用,也有抑制作用。

(一)脑干网状结构中的易化区和抑制区

电刺激脑干网状结构的不同区域,既可观察到加强肌紧张和肌运动的区域,又可见到抑制肌紧张和肌运动的区域,分别称为易化区和抑制区。易化区的范围较广,主要由延髓网状结构的背外侧部分、脑桥的被盖、中脑的中央灰质及被盖组成,下丘脑和丘脑中线核群等部位也参与其中。易化区的作用是经网状脊髓束易化γ运动神经元,增加γ运动神经元的传出冲动,提高肌梭敏感性。此外,易化区对α运动神经元也有一定的调节作用。相反,抑制区的分布范围较小,由延髓网状结构的腹内侧部分组成,能够经网状脊髓束抑制γ运动神经元,降低肌梭敏感性,使肌紧张和肌运动降低。一般情况下,在肌紧张的调节中,易化区的活动比较强,并与延髓的前庭核、小脑前叶两侧部和后叶中间部等部位共同作用,从而加强伸肌的肌紧张和肌运动。而大脑皮层运动区、纹状体、小脑前叶蚓部等也可通过其下行纤维加强抑制区的作用。易化区与抑制区的活动在一定水平上保持相对平衡,并维持正常的肌紧张,一旦平衡被破坏,就会导致各种疾病。

(二)去大脑僵直

动物在麻醉状态下,如果在中脑上、下丘之间切断脑干,动物就会立即出现全身肌紧张明显增强的现象,表现为特征性的四肢伸直、头尾昂起、脊柱挺硬等症状,称为去大脑僵直(decerebrate rigidity)(图见 10-16 下)。

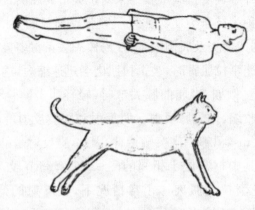

图 10-16 去大脑强直

去大脑僵直主要是由于抗重力肌的肌紧张明显增强。其发生机制是大脑皮层、纹状体等部位与网状结构抑制区的功能联系被切断，抑制区功能活动不能向下传导而失去抑制作用，而易化区功能活动仍然保留，因而出现相对占优势的现象，从而造成易化区和抑制区之间的活动失衡。临床上，蝶鞍上囊肿通常会使皮层与皮层下结构失去联系，患者表现为下肢伸肌僵直而上肢半屈曲，称为去皮层僵直。如果肿瘤压迫中脑时，患者可出现头后仰、上下肢僵硬伸直、上臂内旋及手指屈曲的症状，表现为典型的去大脑僵直症状（见图10-16上）。去大脑僵直往往说明病变已严重侵犯脑干，提示预后不良。

三、小脑对躯体运动的调节

小脑在躯体运动方面也具有重要的调节作用，可以调节肌紧张、维持姿势、协调和形成随意运动等。生理学上常根据小脑的传入纤维、传出纤维的联系区域不同，将小脑分为前庭小脑、脊髓小脑和皮层小脑（见图10-17）。

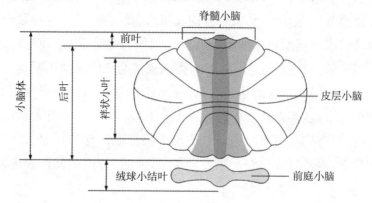

图10-17 小脑分区模式图

（一）前庭小脑

前庭小脑主要由绒球小结叶构成，与前庭器官和前庭神经核有密切的纤维联系，其通路为：前庭器官→前庭神经核→前庭小脑→前庭神经核→脊髓前角运动神经元→肌肉。前庭小脑的功能主要是维持身体平衡。实验发现，如果将猴的绒球小结叶切除后，猴就会平衡失调而站立不稳，但随意运动不受影响并能很好地完成进食动作。临床上，第四脑室附近发生肿瘤的患者，由于其绒球小结叶被肿瘤压迫，因此，患者常表现为站立不稳、头和躯干摇晃不定、步态不稳、容易跌倒。由此可见，前庭小脑对前庭核的活动有重要的调节作用。

（二）脊髓小脑

脊髓小脑由小脑前叶和后叶的中间带区组成，主要与来自脊髓和三叉神经的传入纤维发生突触联系，也和视觉和听觉的传入纤维发生联系，其传出纤维可抵达脑干网状结构、红核大细胞部、丘脑和大脑皮质运动区。脊髓小脑有调节肌紧张和协调随意运动的作用。脊髓小脑对肌紧张的调节有易化和抑制双重作用，易化区主要在小脑前叶两侧部，还包括后叶中间带，而抑制区在小脑前叶蚓部。小脑对肌紧张的双重调节作用，在不同动物中表现不一致。在进化过程中，小脑抑制肌紧张的作用逐渐减弱，而易化肌紧张的作用逐渐占优势。所以，人类脊髓小脑损伤后，其易化作用减弱，肌紧张降低，会出现肌无力等症状。此外，还会出现动作过度或不及等症状，表现为随意运动的力量、方向及准确度发生变化，出现行走摇晃、步态蹒跚等。这些动作协调性障碍统称为小脑共济性失调（cerebellar ataxia）。

（三）皮层小脑

皮层小脑主要由小脑半球的外侧部组成，它不接受外周感觉的传入信息，主要与大脑皮层感觉区、运动区和联络区构成回路而联合活动。这种联合活动与随意运动计划的形成及运动程序的编制有关。例如，开始学习某种精巧运动时，动作通常是不协调的。在重复这个活动中，大脑皮层与小脑之间不断地进行联合活动，同时，小脑针对不断传入的运动信息，逐步纠正运动与大脑指令间的偏差，使运动逐步协调起来，从而将整套运动程序贮存在皮层小脑中；当大脑皮层再次发动这项运动时，可首先通过下行通路从皮层小脑提取储存的程序，并将它回输到大脑皮层运动区，再通过皮层脊髓束发动运动，此时，骨骼肌动作表现得精细、协调、快速。

四、基底神经节对躯体运动的调节

（一）基底神经节的组成和功能

基底神经节（basal ganglia）是指位于大脑皮层下的一些神经核团的总称，它主要参与运动的调节。与此功能密切相关的结构主要是纹状体，它包括尾核和壳核（新纹状体）以及苍白球（旧纹状体）。此外，丘脑底核、中脑的黑质和红核由于在功能上和基底神经节紧密联系，因此，也包含在其中。

基底神经节与大脑皮层之间存在功能性神经回路（见图10-18）。新纹状体接受大脑皮层的兴奋性纤维投射，而其传出纤维从苍白球内侧部发出，经丘脑前腹核和外侧腹核接替后又返回到大脑皮层的一定区域。在此神经回路中，从新纹状体到苍白球内侧部有两条通路：一条是两者直接投射，称为直接通路，它能易化大脑皮层发动运动；另一条是在上述直接通路中的新纹状体与苍白球内侧部之间插入苍白球外侧部和丘脑底核两个中间接替过程，称为间接通路，它对大脑皮层发动运动起抑制作用。此外,基底神经节内部还存在黑质-纹状体多巴胺能神经纤维投射系统,它能够增强直接通路活动,抑制间接通路活动,从而易化大脑皮层发动运动。

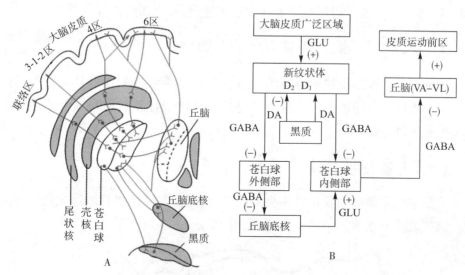

A. 基底神经节与大脑皮层的神经回路;B. 直接通路和间接通路

直接通路:新纹状体活动↑→苍白球内侧部↓→丘脑(VA-VL)↑→大脑皮层活动↑(去抑制);
间接通路:新纹状体活动↑→苍白球外侧部↓→丘脑底核活动↑→苍白球内侧部↑→丘脑(VA-VL)↓→大脑皮层活动↓;DA. 多巴胺;GABA. γ-氨基丁酸;GLU. 谷氨酸

图10-18 基底神经节与大脑皮层之间神经回路的模式图

(二)与基底神经节损伤有关的疾病

基底神经节损伤时可出现两种运动障碍性疾病:一类表现为肌紧张过强而运动减少,如帕金森病(Parkinson disease),又称震颤麻痹(paralysis agitans);另一类表现为肌紧张降低而运动过多,如亨廷顿病(Huntington disease)和手足徐动症。

帕金森病的主要临床表现为全身肌紧张增强、肌肉强直、随意运动减少、动作迟缓、面部表情呆板,常伴有静止性震颤。这种震颤在静止时出现,情绪激动时增加,入睡后停止,主要发生在手部。研究显示,帕金森病的产生主要是由中脑黑质的病变引起的。黑质病变时,黑质-纹状体中多巴胺能神经纤维投射系统受损,直接通路活动减弱而间接通路活动增强,使大脑皮层对运动的发动受到抑制,从而出现运动减少和动作缓慢的症状。临床上,常给予多巴胺的前体物质左旋多巴以增加多巴胺的含量,缓解肌肉强直和动作迟缓的症状。但这并不能改善静止性震颤的症状,有学说认为,这可能与丘脑外侧腹核等的结构和功能异常有关。

亨廷顿病又称舞蹈病,患者主要表现为不随意的头部和上肢舞蹈样动作,伴有肌张力降低等症状。舞蹈病主要是由于新纹状体内γ-氨基丁酸能中间神经元功能减退,其抑制苍白球外侧部的作用减弱,导致间接通路活动减弱而直接通路活动相对增强,最终使大脑皮层对运动的发动产生易化作用,因而出现运动过多的症状。因此,临床上用利血平消耗多巴胺递质,可以缓解该症状。

五、大脑皮层对躯体运动的调节

大脑皮层是控制机体随意运动的高级中枢,大脑皮层控制躯体运功的部位称为皮层运动区。其通过下行通路将信息传达至位于脊髓前角和脑干的运动神经元来控制躯体运动。

(一)大脑皮层运动区

大脑皮层运动区主要包括中央前回和运动前区,是控制躯体运动最重要的区域。该区域具有如下三个功能特征(见图10-19)。

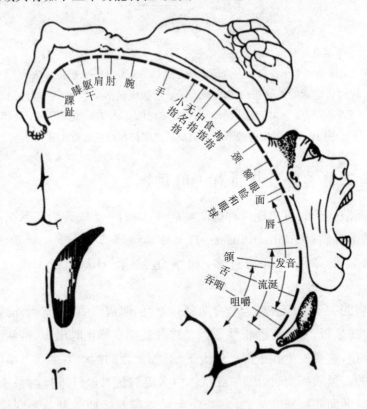

图10-19 大脑皮层运动区示意图

1. 功能定位精确,并倒置安排

在大脑皮层运动区,一定的区域支配一定部位的肌肉。躯体各部分的支配区域在皮层的安排是倒置的,即顶部支配下肢肌肉运动,底部支配头面部肌肉运动,上肢代表区则位于中间。其中,头面部代表区内部安排是正立的。

2. 代表区的大小与运动的精细程度有关

运动越精细、越复杂的肌肉部分,其相应代表区就越大。例如,大拇指的代表区面积是躯干代表区的许多倍。

3. 交叉性支配

一侧主要皮层运动区支配对侧躯体的运动,称为交叉性支配。但头面部的肌肉为双侧性支配,而下部面肌和舌肌仍为交叉性支配。所以,当一侧内囊损伤时,只有对侧下部面肌、舌肌发生麻痹,其他肌肉多数正常。

除中央前回和运动前区外,在大脑半球内侧面、扣带回以上还有运动辅助区。

(二)运动信号下行通路

皮层脊髓束和皮层脑干束是大脑皮层运动区的主要传出通道。

皮层脊髓束由皮层发出,经内囊、脑干下行,到达脊髓前角运动神经元的传导束,其中约80%纤维在延髓锥体跨越中线交叉到对侧,沿脊髓外侧索下行,与脊髓前角外侧部运动神经元联系,形成皮层脊髓侧束。而其余约20%纤维在延髓不跨越中线,而在脊髓同侧前索下行,经中间神经元接替与双侧脊髓前角内侧部的运动神经元联系,形成皮层脊髓前束,此束只有少数纤维终止于同侧前角运动神经元,而大部分纤维会逐节段经白质前连合交叉至对侧,终止于对侧前角运动神经元。皮层脊髓侧束的功能是支配四肢远端肌肉,与精细的技巧性的运动有关;皮层脊髓前束主要控制躯干以及四肢近端的肌肉,与姿势的维持和粗略运动有关。皮层脑干束是由皮层发出,经内囊到达脑干各运动神经元的传导束,与头面部肌肉运动的调节有关。

皮层脊髓束和皮层脑干束还发出侧支,与一些起源于运动皮层的纤维一起经脑干某些核团接替后抵达脊髓,形成顶盖脊髓束、网状脊髓束、前庭脊髓束以及红核脊髓束。前三者的功能与皮层脊髓前束相似,参与维持姿势并调节近端肌肉的粗略运动;红核脊髓束的功能与皮层脊髓侧束相似,参与调节四肢远端肌肉的精细运动。

人类皮层脊髓侧束受损或以钝物划足跖外缘时,出现拇趾背屈和其他四趾外展呈扇形散开的体征,即出现巴宾斯基征(Babinski sign)阳性(见图10-20A)。巴宾斯基征实际上是一种较原始的屈肌反射,正常情况下,脊髓受高位中枢的控制,这一屈肌反射被抑制而不表现出来。当皮层脊髓侧束受损时,该抑制效应丧失,因而表现出该特征性的体征。临床上,可由此体征来判断皮层脊髓侧束是否受损。婴儿因该传导束未发育完全或成人在深睡或麻醉状态下,也可出现巴宾斯基征阳性。

运动传出通路受损时,临床上可出现痉挛性麻痹(硬瘫)或柔软性麻痹(软瘫)两种不同表现。两者均出现随意运动功能的缺失,但硬瘫常见于脑内高位中枢损伤,如内囊出血引起的脑卒,表现为牵张反射亢进、肌肉萎缩不明显、巴宾斯基征阳性;软瘫则常见于脊髓运动神经元损伤,如脊髓灰质炎,表现为牵张反射减弱或消失、肌肉松弛并逐渐萎缩、巴宾斯基征阴性(见图10-20B)。

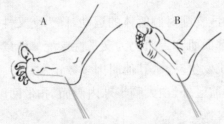

A. 阳性体征;B. 阴性体征

图 10-20　巴宾斯基征阳性和阴性体征示意图

第四节　神经系统对内脏活动的调节

自主神经系统是指神经系统中支配内脏活动的部分,按其结构和功能不同,可分为交感神经系统和副交感神经系统,其神经纤维广泛分布于全身各内脏器官,所支配的效应器为平滑肌、心肌和腺体(见图10-21)。其活动在很大程度上不受个体意识支配。

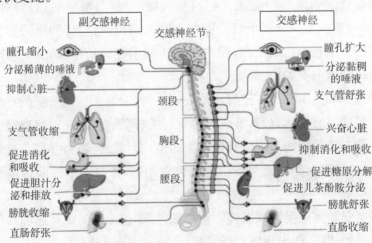

图 10-21　人体自主神经系统结构和功能示意图

一、自主神经系统的结构和功能特征

(一)交感神经与副交感神经的结构特征

1. 起源

交感神经起源于脊髓第1胸椎至第3腰椎节段灰质侧角,而副交感神经起源于脑干的脑神经核和脊髓骨骶段第2~4节灰质,相当于侧角的部位。

2. 分布

交感神经几乎支配全身所有的内脏器官,分布广泛,而副交感神经分布相对较局限。某些内脏器官不受副交感神经支配,如竖毛肌、皮肤、汗腺和肌肉内的血管、肾上腺髓质和肾等,只受交感神经支配。

3. 节前纤维和节后纤维

自主神经由节前和节后两个神经元组成。节前神经元的胞体位于中枢,其轴突组成节前纤维到达神经节内换元,节后神经元的轴突组成节后纤维支配效应器官。副交感神经节通常位于效应器官壁内,因此,节前纤维长而节后纤维短;而交感神经节位于椎旁节和椎前节中,离效应器官较远,因此,节前纤维短而节后纤维长。

4. 作用效应范围

交感神经节前纤维与节后纤维数量之比为1:(11~17),因此,刺激交感节前纤维可引起比较弥散的效应。而副交感神经节前纤维与节后纤维数量之比为1:(1~2),因此,刺激副交感神经节前纤维可引起比较局限的效应。

(二)自主神经系统的功能特征

1. 双重支配

大多数组织、器官同时受交感神经和副交感神经的双重支配,而它们之间往往存在相互拮抗作用,例如,刺激迷走神经可抑制心脏活动,而刺激交感神经可加强心脏活动。这种调节可使受支配器官的活动能适应不同情况下的需要。但某些器官也有特例,例如,刺激支配唾液腺的交感神经和副交感神经均可引起唾液腺分泌,刺激交感神经可分泌黏稠的唾液,而刺激副交感神经可分泌稀薄的唾液。

2. 受效应器功能状态的影响

自主神经对内脏活动的调节与效应器当时的功能状态有密切关系。例如,交感神经兴奋可使未孕子宫的运动受抑制,而增强有孕子宫的运动;当幽门处于收缩状态时,迷走神经兴奋可使其舒张,而幽门处于舒张状态时,刺激迷走神经则使其收缩。

3. 紧张性作用

自主神经持续发放低频率的传出冲动,使效应器处于一定程度的活动状态,这种作用称为自主神经的紧张性作用。例如,切断心交感神经可使心率减慢;切断心迷走神经则使心率加快,这说明它们对心脏都具有紧张性作用。

4. 对整体生理功能调节的意义

面对急骤变化的环境时,交感神经系统通过动员很多器官的潜在能力以迅速适应环境的变化。例如,当机体在剧烈运动、失血、窒息和寒冷等情况下,常表现为呼吸加快、内脏血管收缩、心率加快、血压升高和代谢活动加强等,并通过分泌大量肾上腺髓质激素来加强上述反应。副交感神经系统的活动相对比较局限,它在机体处于静息状态时活动增强,有促进机体消化吸收、加强排泄、积蓄能量和生殖功能等功能。交感神经和副交感神经两个系统之间相互联系、相互制约,并保持动态平衡,从而协调机体各个器官间的活动以适应整体的需要(见表10-2)。

表10-2 自主神经系统的主要功能

器官	交感神经	副交感神经
循环系统器官	心率加快、心肌收缩力加强,冠状动脉、腹腔、内脏、皮肤、唾液腺、外生殖器的血管收缩,骨骼肌血管收缩(肾上腺素受体)或舒张(肾上腺素和胆碱受体)	心率减慢,心房收缩减弱,少数器官血管(如外生殖器血管等)舒张
呼吸系统器官	支气管平滑肌舒张	支气管平滑肌收缩,呼吸道黏膜腺体分泌
消化系统器官	抑制胃肠运动,促进括约肌收缩及胆囊和胆道舒张,使唾液腺分泌黏稠的唾液	促进胃肠运动、胆囊收缩,促进括约肌舒张,唾液腺分泌稀薄的唾液,使胃液、胰液和胆汁分泌增加
泌尿生殖系统器官	使逼尿肌舒张、尿道内括约肌收缩,使有孕子宫平滑肌收缩而无孕子宫平滑肌舒张	使逼尿肌收缩、尿道内括约肌舒张
眼	使瞳孔开大肌收缩,瞳孔开大	使瞳孔括约肌收缩,瞳孔缩小,睫状肌收缩和泪腺分泌
皮肤	使汗腺分泌,竖毛肌收缩	
内分泌和代谢	使肾上腺髓质分泌激素并促进肝糖原分解	促进胰岛素分泌

二、中枢对内脏活动的调节

(一)脊髓

脊髓属于内脏反射活动的初级中枢,基本的血管张力反射、排尿排便反射和勃起反射等可在脊髓水平完成,但这些反射平时受高位中枢的控制,单靠脊髓本身活动不能适应生理功能的需要。脊髓损伤的患者经过脊休克期后,可有一定的排尿能力,表明其对内脏活动具有一定的调节能力,但由于脊髓失去了高位中枢的控制,因而可出现尿失禁且排尿不完全症状。

(二)低位脑干

维持生命活动的基本中枢在延髓。呼吸运动、胃肠运动、心血管运动等基本反射的中枢都位于延髓。如果延髓被压迫或受损,就会迅速引起呼吸、心跳等生命活动停止,造成机体死亡,因此,延髓又被称为"生命中枢"。此外,呼吸调整中枢、角膜反射中枢位于脑桥;疾病严重时瞳孔对光反射消失,这是病变侵害中脑的表现,也是生命垂危的标志。

(三)下丘脑

下丘脑的神经核团大致可分为前区、内侧区、外侧区和后区,向上与边缘系统和丘脑-皮层系统联系,向下与脑干相通,下丘脑是较高级的内脏活动调节中枢。刺激下丘脑可产生自主神经反应,但这些自主神经反应还与一些较复杂的生理过程组合在一起,如体温调节、摄食行为调节、内分泌活动、情绪反应及生物节律控制等。

1. 体温调节

下丘脑内存在许多温度敏感神经元,还存在体温调节的基本中枢。它们通过感受机体温度变化对温度信息进行整合、处理,并以此来调节机体的产热和散热活动,使体温保持相对稳定(详见第七章)。

2. 摄食行为调节

摄食行为是人和动物维持个体生存的基本活动。动物实验证实,下丘脑外侧区内存在摄食中枢,如果毁坏摄食中枢,动物就会拒绝摄食,而用电流刺激此区时动物食量大增;下丘脑腹内侧核存在饱中枢,若毁坏饱中枢,则动物食量增大并逐渐肥胖,而刺激该区时动物将停止摄食活动。一般情况下,摄食中枢与饱中枢的神经活动间存在着交互抑制关系,而且对血糖敏感,它们活动的调节可受血糖水平影响。

3. 水平衡调节

机体对水平衡的调节包括摄水和排水功能调节。动物实验证明,下丘脑外侧区存在饮水中枢,饮水中枢靠近摄食中枢,又称为渴中枢。破坏外侧区后,动物不仅拒食,而且饮水量也明显减少,而刺激该区会出现渴感和饮水行为。下丘脑对排水功能控制是通过调节视上核和室旁核分泌抗利尿激素来实现的。渗透压感受器存在于下丘脑内,它可根据体内血浆渗透压的变化来调节抗利尿激素的分泌。一般认为，下丘脑内控制抗利尿激素分泌的核团和控制摄水的区域存在着功能上的联系，它们相互作用、协同调节水平衡。

4. 腺垂体和神经垂体激素分泌调节

下丘脑促垂体区中的小神经细胞能合成多种肽类物质（下丘脑调节肽），这些肽类物质经轴浆运输到正中隆起，再通过垂体门脉到达腺垂体，对腺垂体激素的分泌起调节作用。此外，下丘脑视上核和室旁核神经细胞能合成抗利尿激素和催产素，经下丘脑-垂体束运送至神经垂体贮存，而下丘脑也可对其分泌进行控制（见第十一章）。

5. 情绪反应

动物实验证明，下丘脑存在与情绪反应密切相关的神经结构。在间脑水平以上切除猫的大脑，可出现张牙舞爪、呼吸加快、瞳孔扩大、毛发竖起、怒吼、心跳加速、出汗和血压升高等一系列交感神经活动亢进的现象，与发怒相似，因此，称为"假怒"。在平时，由于受到大脑皮层的抑制，因而下丘脑的这种活动不易表现出来。而切除大脑皮层后解除了这种抑制，轻微的刺激即可引发"假怒"现象。研究表明，下丘脑内存在"防御反应区"，它位于近中线两旁的腹内侧区，如果刺激该区，就会出现防御性行为。在临床上，当人患有下丘脑疾病时也往往出现不寻常的情绪反应。

6. 生物节律控制

机体内的许多活动能按一定的时间顺序发生周期性变化的现象，称为生物节律。根据周期的长短，可分为日节律、月节律和年节律等，而最重要的生物节律是日节律，如体温、动脉血压、激素的分泌、血细胞数等都有日节律。研究表明，下丘脑视交叉上核可能是控制日节律的关键部位，它可通过与视觉感受装置发生联系，实现机体内日周期节律与外环境的昼夜节律同步。

（四）大脑皮层

大脑皮层中与内脏活动关系密切的结构包括边缘系统和新皮层的某些区域。

1. 边缘系统

边缘系统由边缘叶及与其有密切关系的皮层和皮层下结构组成。边缘叶是指大脑半球内侧面皮层与围绕脑干连接部和胼胝体旁的结构，包括海马、穹隆、海马回、扣带回和胼胝体回等。它们与大脑皮层的岛叶、颞极、眶回及皮层下的杏仁核、隔区、下丘脑和丘脑前核等皮层下结构，存在着密切的结构和功能关系，被统称为边缘系统。边缘系统是机体调节内脏活动的高级中枢，可调节瞳孔、呼吸、血压、胃肠和膀胱等的活动。此外，还与食欲、情绪、防御、性欲、生殖、学习和记忆等活动密切相关。

2. 新皮层

电刺激动物新皮层除能引起不同部位的躯体运动,还可引起内脏活动的变化,如汗腺分泌、血管舒缩、呼吸运动、直肠和膀胱活动等的变化。这些结果表明,新皮层与内脏活动密切相关,而且区域分布和躯体运动代表区的分布存在一致的部分。

第五节 脑电活动与觉醒和睡眠

睡眠和觉醒是脑的高级功能之一,而脑电活动则是其功能基础。因此,对脑电活动的产生及表现的深入了解有助于理解睡眠和觉醒等机制。

一、脑电活动

在大脑皮层中,应用电生理学方法可记录到两种不同形式的神经元电活动,即自发脑电活动和皮层诱发电位。

(一)自发脑电活动

自发脑电活动是指在无明显外来刺激时,大脑皮层自发产生的节律性电位变化。临床上,将脑电图仪电极置于头皮表面,记录到的自发脑电活动的波形称为脑电图(electroencephalogram,EEG)(见图10-22)。若将脑电图仪直接放在大脑皮层,则记录到的波形称为皮层电图。

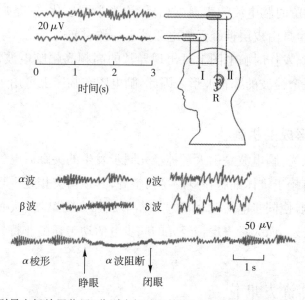

Ⅰ、Ⅱ.引导电极放置位置(分别为额叶和枕叶);R.无关电极放置位置(耳郭)

图 10-22 正常脑电图的描记和几种基本波形

1. 正常脑电图的基本波形

正常脑电波通常由四种不同频率和幅度的基本波段组成,分别是α波、β波、θ波和δ波(见表10-3)。

表10-3　正常人脑电图的几种基本波形

脑电波	频率(Hz)	幅度(μV)	出现条件
α波	8～13	20～100	成人清醒、安静、闭眼状态下
β波	14～30	8～20	成人活动时,额叶、顶叶明显
θ波	4～7	100～150	成人困倦时,颞叶、顶叶明显
δ波	0.5～3	20～200	成人熟睡时,颞叶、枕叶常见

α波是在成年人清醒、安静(不进行任何思考)、闭眼时出现,常表现为波幅由小变大、再逐渐变小至反复出现。α波在记录枕叶皮层时最为显著;当受试者睁开眼睛、接受其他刺激或者思考时,α波立即消失,β波代替出现,这一现象称为α波阻断。若此时受试者再安静、闭眼,α波又可重现。β波的频率较快,在大脑皮层处于紧张状态时出现,在额叶和顶叶较显著。θ波是成人困倦时表现的主要脑电活动,幼儿脑电波的频率比成人慢,在清醒时也常见到。δ波常出现在成人入睡后、极度疲劳或麻醉状态下,婴儿时期易观察到。一般认为,θ波和δ波是抑制大脑皮层时出现的主要脑电波。

一般情况下,人体处于不同情况下,大脑皮层活动状态变化会引起脑电波的改变。睡眠时脑电波由高频率、低振幅的波形转换为低频率、高振幅的波形,这种现象称为同步化,它表示皮层抑制过程的加深,是许多皮层神经元的电活动趋于一致的结果。觉醒时脑电波的表现则相反,称为去同步化,它是皮层兴奋过程加强的标志,其产生是由皮层神经元的电活动不一致引起的。

临床上,癫痫发作时脑电图上可出现异常的高频高幅脑电波,或在高频高幅脑电波后跟随一个慢波的综合波形。因此,脑电图在临床上可用于辅助诊断癫痫及其发生部位。

2. 脑电波形成的机制

现在普遍认为,脑电波是由大量神经元同步发生的突触后电位经总和后形成的。这种总和有赖于锥体细胞在皮层排列整齐,其顶树突相互平行并垂直于皮层表面的特殊结构,使同步电活动较易总和而形成强大的电场,从而改变皮层表面电位,形成脑电波。而大量皮层神经元的同步电活动与丘脑非特异投射系统的同步节律活动有关。

(二)皮层诱发电位

皮层诱发电位(evoked cortical potential)是指刺激感觉传入通路或脑的某一

部位时,在大脑皮层某一局限区域引出的电位变化。该电位一般包含主反应、次反应和后发放三部分。主反应的电位变化为先正后负,主要出现在大脑皮层的特定局限区域,其潜伏期长短取决于刺激部位与皮层间的距离、神经纤维的传导速度以及所经过的突触数目等。主反应后会出现扩散性续发反应,称为次反应。而后发放是一系列正相周期性电位波动,出现在主反应和次反应之后。

皮层诱发电位常常难以分辨,这是因为其波幅小且出现在自发电位的背景上。但应用电子计算机技术可将平均诱发电位显示出来。平均皮层诱发电位常用来研究人类的感觉功能、神经系统疾病、行为和心理活动等。目前,临床上常用的皮层诱发电位有躯体感觉诱发电位、视觉诱发电位和听觉诱发电位等。

二、觉醒和睡眠

觉醒(wakefulness)和睡眠(sleep)是机体两种重要的功能状态,他们对立而又统一。觉醒时,人体可进行各种活动,从而适应体内外环境的变化;睡眠时,人体的各种感觉、反射以及自主神经活动减弱,可使人体的精力和体力得到恢复。

(一)觉醒

觉醒状态包含行为觉醒与脑电觉醒。机体行为觉醒会对新异刺激产生探究行为。当脑电图波形呈去同步化快波时,为脑电觉醒,但行为上不一定呈觉醒状态。觉醒状态的维持与脑干网状结构上行激动系统有关(见本章第二节),巴比妥类催眠药、乙醚等麻醉药的作用靶点就是该部位。进一步研究发现,黑质多巴胺能系统能维持行为觉醒,而蓝斑上部去甲肾上腺素能系统和脑干网状结构胆碱能系统能维持脑电觉醒。

(二)睡眠

1. 睡眠的时相

根据睡眠时脑电图、肌电图以及眼动图的表现,睡眠可分为慢波睡眠(slow wave sleep,SWS)和快波睡眠(fast wave sleep,FWS)两个时相,后者又称异相睡眠(paradoxical sleep,PS)或快速眼球运动睡眠(rapid eye movement sleep,REM sleep)。

(1)慢波睡眠 慢波睡眠的脑电图特征为同步化慢波。在此阶段,人体会出现视、听、嗅、触等感觉功能,骨骼肌反射和肌紧张以及自主神经功能降低等一系列体征,同时此阶段腺垂体分泌生长激素则明显增多。故慢波睡眠有利于生长和体力的恢复,但此时人体常变换体位,易被唤醒。

(2)快波睡眠 快波睡眠的脑电表现特征是去同步化快波,它类似于觉醒时的不规则β波,但在行为上却处于熟睡状态,因此,又称为异相睡眠。在此阶段,人体的各种感觉功能、骨骼肌反射和肌紧张及交感神经活动都会进一步减弱,表现为肌肉几乎完全松弛、心率进一步下降、血压降低、下丘脑体温调节功能明显减退等。这些体征均表明此睡眠更深,较难唤醒。快波睡眠期间还可能间断性、阵发性出现部分肢体抽动、血压升高、心率加快、呼吸快而不规则,以及特征性的眼球快速运动,所以,此时也称为快速眼球运动睡眠。此外,做梦常常发生在这一阶段,快波睡眠及其所表现的眼球运动、呼吸及循环等功能变化可能与此有关。

快波睡眠对幼儿神经系统的成熟以及建立新的突触联系有重要作用,它能促进学习、记忆以及精力恢复。快波睡眠期间,脑的耗氧量增加、脑血流量增多、脑内蛋白质合成加快。而快波睡眠期间出现阵发性生理活动改变,可能与心绞痛、哮喘等疾病易于在夜间发作有关。

整个睡眠过程不是由浅入深的持续过程,而是慢波睡眠与快波睡眠周期性交替进行的过程。成年人入睡后,首先进行慢波睡眠,持续80～120 min后转入快波睡眠,快波睡眠持续20～30 min后又转入慢波睡眠。整个睡眠过程一般要交替4～5次。睡眠前期,慢波睡眠占据优势,而在睡眠后期,快波睡眠逐渐增长。

2. 睡眠的产生机制

目前认为,睡眠是一个主动过程,是中枢神经系统活动的结果。与慢波睡眠有关的脑区包括间脑某些结构(可能是蓝斑和中缝核)、脑干尾端网状结构上行抑制系统和前脑基底部等。上行抑制系统可作用于大脑皮层,并对抗脑干网状结构上行激动系统,以此调节睡眠与觉醒的相互转化;与快波睡眠有关的主要是脑桥被盖外侧区胆碱能神经元。此外,研究发现脑中多种促眠因子、激素和细胞因子参与了睡眠调节。

第六节 脑的高级功能

大脑除了能产生感觉、调节躯体运动和内脏活动等重要作用外,还有许多其他高级神经功能,如思维、语言、学习和记忆等,而这些功能的完成与脑电活动密切相关。

一、大脑的语言功能

语言是人类相互交流思想和信息的工具,其物质载体是语音或文字,基本单位为词,词以语法为构造规则,如汉语、英语和法语等。语言的形成是人脑学习、思维活动的过程和结果,是人类独有的一种认知功能。通常情况下,人类左半球大脑皮层存在特殊的语言功能区,这些区域受损将引起相应语言功能障碍。语言和其他认知功能体现了脑高级功能的复杂化。

(一)大脑皮层的语言中枢

具有语言功能的大脑皮层分布在一定的区域,不同区域的损伤可引起各种特殊形式的语言功能障碍(见图10-23)。①运动性失语症:因损伤中央前回底部前方Broca区所致。患者能看懂文字、听懂别人谈话,但自己却不会说话,即失去语词的组织搭配能力(并非损害了与发音有关的结构);②感觉性失语症:因损伤颞上回后部所致。患者能看懂文字、讲话、书写及听清别人发音,但听不懂别人讲话的意思,也不能回答别人提出的问题;③失写症:因损伤额中回后部接近中央前回手部代表区所致。患者能看懂文字、听懂别人的谈话,自己也会讲话,且手部的运动正常,但不会书写;④失读症:因损伤角回所致。患者的视觉、书写、说话和对别人谈话的理解均正常,但看不懂文字的含义。在语言功能上,以上各区虽有不同的侧重面,但各区之间也存在密切的联系。正常情况下,各区之间相互协调活动,共同完成复杂的语言活动。

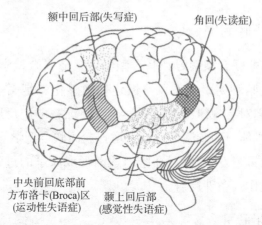

图10-23 大脑皮层与语言功能有关的主要区域

(二)优势半球和皮层功能的互补性

优势半球是指语言中枢所在的大脑半球。人类两侧大脑半球的功能不完全对称,左侧大脑半球为语言活动功能的优势半球,右侧大脑半球为非语词认知功能的优势半球,如对空间的辨认、对深度知觉和触觉的认知以及对图像视觉的认识等。但这种优势也是相对的,左侧半球也有一定的非语词性认知功能,右侧半球也有一定的简单语词活动功能。这种一侧优势现象虽与遗传因素有关,但主要与后天生活习惯有关,如人类习惯用右手。人类的语言左侧优势自10~12岁逐步建立,在此之前如发生左半球损伤,尚有可能在右侧皮层再建立起语言中枢,若在成年后左侧半球受损,则很难在右侧皮层再建立新的语言中枢。

两侧大脑半球对认知功能的优势现象,还可通过对裂脑患者的研究加以证明。对于患有顽固性癫痫发作的患者,为了防止癫痫放电从一侧大脑半球扩散到另一侧,可以施行手术切断胼胝体和前联合,称为裂脑术。手术后患者对在左侧视野中出现的物体(视觉投射到右侧半球),不能用语词说出其名称,而对在右侧视野中出现的物体(视觉投射到左侧半球),就可以说出其名称。因而表明语言活动中枢位于左侧半球。对于在左侧视野中出现的物体,正常人能说出其名称,是由于两侧半球通过联合纤维将功能相互联系起来,因此,证明两侧大脑皮层的认知功能存在相互联系。

二、学习与记忆

学习与记忆是机体赖以生存且必不可少的脑的高级功能之一,两者之间的神经活动存在密切的联系。学习是指人和动物通过神经系统不断接受环境刺激而获得新的经验和行为习惯的过程。记忆则是指神经系统将获取的信息进行编码、储存及提取的过程。

(一)学习的形式

学习通常包括非联合型学习和联合型学习。非联合型学习不需要在刺激与机体反应之间建立某种明确关系。习惯化和敏感化就是属于这种类型的学习。例如,习惯化指人们对有规律出现的强噪声会逐渐减弱的反应;敏感化则是在强伤害性刺激之后,机体对弱刺激的反应会增强。而联合型学习是指两种不同刺激在时间上很接近地重复发生,最后在脑内逐渐形成联系的过程,如经典的条件反射和更为复杂的操作式条件反射。

(二)记忆的形式

进入脑中的信息量巨大,但并非都能被记忆,估计仅有1%的信息能被记忆,绝大部分会被遗忘。根据记忆保留时间的长短,可将记忆分为短时程记忆和长时程记忆。短时程记忆只有几秒到几分钟的储存时间,易受干扰且容量有限,仅能用于完成某项极为简单的工作。长时程记忆则可有几小时到数年的储存时间,甚至保留终生,称为永久性记忆。但短时程记忆经过多次强化就可以形成稳定的容量巨大的长时程记忆。

根据记忆的储存和提取方式不同,可将记忆分为陈述性记忆和非陈述性记忆。与特定的时间、地点和任务有关的事实或事件的记忆称为陈述性记忆,它又可分为语义式记忆和情景式记忆。前者是对语言文字的记忆,后者是对特定事物或场景的记忆。而对一系列规律性操作程序的记忆称为非陈述性记忆。陈述性记忆和非陈述性记忆共同参与学习记忆的过程,两者相互联系并相互转化。

(三)记忆的过程与遗忘

记忆过程包括四个阶段,即感觉性记忆、第一级记忆、第二级记忆和第三级记忆(见图10-24)。人体获得的信息在脑内感觉区贮存的阶段称为感觉性记忆,感觉性记忆一般不超过1 s。而未经加工处理时,这些信息绝大部分会很快被遗忘,若经过处理整合成新的连续印象,则转入第一级记忆。第一级记忆的时间也很短,平均约数秒。感觉性记忆和第一级记忆属于短时程记忆。第一级记忆中储存的信息经过反复运用、强化,即在第一级记忆中多次循环就会转入第二级记忆。在第二级记忆中,储存的信息可因先前的或后来的信息干扰而造成遗忘。有些记忆,如每天都在操作的手艺或自己的名字等,通过长年累月的反复运用,几乎是不会被遗忘的,它储存在第三级记忆中而成为永久性记忆。第二级记忆和第三级记忆属于长时程记忆。

与记忆相对应的现象就是遗忘,遗忘是指部分或全部丧失回忆和再认的能力,它是一种正常的且不能回避的生理现象。遗忘在学习后即刻开始,但并不意味着记忆痕迹的完全消失,例如,复习已遗忘的信息比学习新的知识容易得多。实际上,正常的生理性遗忘发挥着适应性的保护作用,它使大脑贮存新的更有用的信息。

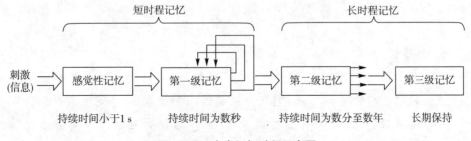

图10-24 人类记忆过程示意图

(四)学习和记忆的机制

目前,关于学习和记忆的机制仍不十分清楚,已知大脑皮层联络区、海马及其邻近结构、杏仁核、丘脑和脑干网状结构等脑内结构与记忆功能有密切的关系。感觉性记忆和第一级记忆可能与中枢神经元的回路存在联系,记忆最简单的形式是由这种联系而产生的后作用和连续活动。学习和记忆的生理学基础可能是突触的可塑性。从生物化学的角度看,较长时程的记忆与脑内的物质代谢存在联系,尤其是脑内蛋白质的合成。除此之外,中枢递质如脑内乙酰胆碱、儿茶酚胺、GABA等也参与学习、记忆活动,且能促进学习和记忆,而催产素、阿片肽等则发挥相反的作用。

知识拓展

阿尔茨海默病与学习记忆障碍

阿尔茨海默病（Alzheimer disease，AD）是一种起病隐匿的进行性发展的神经系统退行性疾病。临床上，以记忆障碍、失语、失用、失认、视空间技能损害、执行功能障碍以及人格和行为改变等全面性痴呆表现为特征，患者的大脑血流减少、糖代谢减退。65岁以前发病者称为早老性痴呆；65岁以后发病者称为老年性痴呆。65岁以上的老年人患AD病概率为2%~5%。女性患AD概率高于男性，为男性的2~3倍。而且，患病率随年龄增加而增加，迄今，该病病因未明。大脑皮层及皮层下脑区神经元及突触的丢失是AD典型的病理学改变。目前，该病的发病机制假说包括乙酰胆碱合成减少、β-淀粉样多肽沉积和tau蛋白异常积累等，也有部分患者患病与遗传因素有关。临床上，主要通过使用扩血管药物改善脑血流及脑细胞代谢来延缓疾病进展。

小 结

1. 神经系统主要由神经元和神经胶质细胞构成。神经元是神经系统的基本结构和功能单位。神经纤维兴奋传导的特征有生理完整性、绝缘性、双向性和相对不疲劳性。

2. 神经元之间的主要联系方式是突触，化学性突触传递是神经系统内信息传递的主要方式，它包括兴奋性突触和抑制性突触两种。兴奋性突触兴奋时，突触前膜释放兴奋性递质，使突触后膜产生去极化电位，即兴奋性突触后电位（EPSP）；抑制性突触兴奋时，突触前膜释放抑制性递质，使突触后膜产生超极化电位，即抑制性突触后电位（IPSP）。这两种突触后电位均具有局部电位性质。

3. 神经递质是由神经细胞合成和释放的在突触间传递信息的化学物质。外周神经递质主要有乙酰胆碱和去甲肾上腺素。胆碱能受体可分为毒蕈碱受体（M受体）和烟碱受体（N受体）；M受体阻断剂是阿托品，N受体阻断剂是筒箭毒碱。肾上腺素能受体可分为α受体和β受体；α受体阻断剂是酚妥拉明，β受体阻断剂是普萘洛尔。

4. 兴奋在中枢传递的特征是单向传递、突触延搁、总和、兴奋节律的改变、后放、对内环境变化的敏感性和易疲劳性。

5. 中枢抑制分为突触后抑制和突触前抑制。突触后抑制是通过抑制性中间神经元活动释放抑制性递质，使突触后膜产生 IPSP 而呈现的抑制效应；突触前抑制是通过改变突触前膜的活动使突触后神经元兴奋性减弱。

6. 丘脑是重要的感觉接替站，能对感觉进行粗略分析与综合。感觉的投射分为特异投射系统和非特异投射系统。特异投射系统的功能是引起特定的感觉并激发大脑皮质产生传出冲动；非特异投射系统的功能是维持大脑皮质的兴奋性，但不引起特定的感觉。中央后回是大脑皮层感觉区。

7. 中枢神经系统通过大脑皮层运动区、皮质下核团和脑干的下行系统及脊髓这三个水平的神经活动调节各肌群的运动。脊髓是调节躯体运动最基本的初级反射中枢，脊髓与高位中枢之间离断后出现脊休克，在脊髓完成的骨骼肌牵张反射包括腱反射和肌紧张，其中肌紧张是姿势反射的基础。脑干网状结构中存在抑制或加强肌紧张和肌运动的抑制区和易化区，在中脑的上、下丘之间切断脑干，动物会出现去大脑僵直。小脑具有维持身体平衡、调节肌紧张和协调随意运动的作用。基底神经节损伤会产生帕金森病或亨廷顿病。大脑皮层运动区主要位于中央前回运动前区，它主要通过皮层脊髓束和皮层脑干束传出通道控制躯体的运动功能。

8. 内脏活动受自主神经系统的交感神经系统和副交感神经系统的双重控制，两者对立统一、相互配合、共同协调内脏活动。脊髓是调节内脏活动的初级中枢，脑干中存在"生命中枢"，下丘脑的主要功能有体温调节、摄食行为调节、内分泌活动、情绪反应及生物节律控制等。

9. 脑电活动可分为自发脑电活动和皮层诱发电位。睡眠可分为慢波睡眠和快波睡眠两个时相，慢波睡眠有利于生长和体力的恢复；快波睡眠对幼儿神经系统的成熟以及建立新的突触联系有重要作用，它能促进学习、记忆以及精力恢复。

10. 思维、语言、学习和记忆等属于脑的高级功能。左侧大脑半球为语言活动功能的优势半球，右侧大脑半球为非语言认知功能的优势半球。学习的过程实际上就是建立条件反射的过程。

思考题

1. 名词解释：脊休克，运动单位，骨骼肌的牵张反射，牵涉痛，去大脑僵直。
2. 何谓突触？试述经典的突触传递过程。
3. 试述突触前抑制和突触后抑制有何不同。
4. 试述外周神经递质的分布、效应器受体及其生理效应和相应的受体拮抗剂。
5. 什么是特异性投射系统和非特异性投射系统？它们在结构与功能上有何特点？
6. 何谓自主神经系统？它的结构和功能有何特征？

（沈　兵）

第十一章 内分泌

> **学习目标**
>
> 1. 掌握：下丘脑调节性多肽的概念，生长激素的生物学作用，甲状腺激素和糖皮质激素的生物学作用及其分泌调节。
> 2. 熟悉：激素的定义，激素作用的一般特征及其作用机制，下丘脑与垂体的结构及功能联系，腺垂体和神经垂体分泌的激素的功能，胰岛素的生物学作用及其分泌调节，应激反应和应急反应的概念。
> 3. 了解：激素的分类，胰岛的分泌细胞及其分泌的激素，胰高血糖素、肾上腺髓质激素、甲状旁腺激素、降钙素、维生素D_3的作用。

第一节 概 述

内分泌系统（endocrine system）与神经系统和免疫系统是机体的三大调节系统，这三大系统的关系十分密切，它们通过体内一些共同的信息物质进行相互联系，构成机体既复杂又严密的神经-内分泌-免疫调节网络。它们既可分别从不同的方面维持机体内环境的稳态，又能相互协调，共同完成机体功能活动的高级整合作用。

一、内分泌与激素

（一）内分泌

内分泌（endocrine）是指内分泌细胞将所产生的生物活性物质——激素直接分泌到体液中，并以体液为媒介对靶细胞产生效应的一种分泌形式。

内分泌系统由内分泌腺以及散在分布于组织、器官中的内分泌细胞组成。人体的内分泌腺主要包括腺垂体、甲状腺、甲状旁腺、胰岛、肾上腺、性腺以及松果腺和胸腺等。散在的内分泌细胞广泛分布于体内许多组织、器官中，如心、肺、肾等组织和消化道黏膜、皮肤及胎盘等部位。在脑组织中，尤其是下丘脑中存在兼有内分泌功能的神经元。所有的内分泌细胞均通过各自所分泌的激素在细胞间的传递信息中发挥调节作用。

内分泌系统对机体的调节作用主要有：①参与水电解质平衡、酸碱平衡、体温和血压等调节过程，与神经系统和免疫系统协调、互补，共同维持内环境的稳态；②参与物质代谢和能量代谢的调节，为生命活动奠定基础；③促进组织细胞的生长、增殖、分化和成熟，保证各器官的正常生长发育和功能活动；④维持生殖器官的正常发育成熟和生殖的全过程，保证个体生命的延续和种系的繁衍。

（二）激素

激素（hormone）是由机体的一些特殊细胞所分泌的，以体液为媒介，在细胞之间传递调节信息的高效能生物活性物质。激素的基本属性是化学信使，从细胞通信的角度看，激素与其他非内分泌细胞所分泌的化学信使物质，如神经元释放的神经递质、免疫细胞分泌的细胞因子等，在调节机体功能活动中的作用并无本质差异，它们之间的界限也并不像过去所认识的那样绝对。

激素以体液为媒介传递信息的主要方式有（见图11-1）以下几种。

1. 远距分泌

激素分泌进入血液后，经血液循环运输至远处靶组织发挥作用。这是大多数激素发挥作用的主要方式。

2. 旁分泌和自分泌

激素通过局部组织液扩散而发挥作用，作用于邻近的其他靶细胞称为旁分泌，例如，胰岛A细胞分泌胰高血糖素，胰岛B细胞分泌胰岛素。激素作用于产生该激素的细胞本身称为自分泌，例如，胰岛素可抑制胰岛B细胞自身分泌胰岛素。

3. 神经分泌

神经内分泌细胞将激素释放到血液循环中发挥作用，例如，下丘脑的神经内分泌细胞分泌肽类激素。

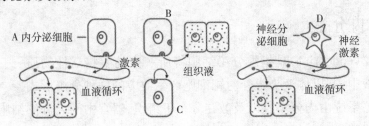

A. 远距分泌；B. 旁分泌；C. 自分泌；D. 神经分泌

图 11-1　激素传递信息的主要方式

二、激素的分类

机体内激素的分子形式多样,来源与性质复杂,多数内分泌细胞通常只分泌一种激素,但并非绝对。同一种内分泌细胞也可以合成和分泌多种激素,如腺垂体促性腺激素分泌细胞可分泌黄体生成素和卵泡刺激素;同一种激素也可由多种内分泌细胞分泌,如性激素可由性腺和肾上腺皮质等分泌。目前,根据激素分子的化学结构将其分为三大类,即多肽与蛋白质类激素、脂类激素和胺类激素(见表11-1)。

(一)多肽和蛋白质类激素

体内大多数激素是多肽和蛋白质类激素,下丘脑、垂体、甲状旁腺、胰岛和胃肠道等部位分泌的激素大多属于此类。由于多肽和蛋白质在消化道内可被消化酶分解消化,因此,多肽和蛋白质类激素一般不宜口服。

表11-1 激素的主要来源与化学性质

主要来源	激素中文(英文)名称	英文缩写	化学性质
下丘脑	促甲状腺激素释放激素(thyrotropin-releasing hormone)	TRH	肽类
	促肾上腺皮质激素释放激素(corticotropin-releasing hormone)	CRH	肽类
	促性腺激素释放激素(gonadotropin-releasing hormone)	GnRH	肽类
	生长激素抑制激素(growth hormone-inhibiting hormone)或生长抑素(somatostatin)	GHIH(SS)	肽类 肽类
	生长激素释放激素(growth hormone-releasing hormone)	GHRH	肽类
	催乳素释放因子(prolactin-releasing factor)	PRF	肽类
	催乳素抑制因子(prolactin-inhibiting factor)	PIF	肽类
	血管升压素(抗利尿激素,antidiuretic hormone)(vasopressin)	VP(ADH)	肽类
	缩宫素(oxytocin)	OT	肽类
腺垂体	生长激素(growth hormone,somatotropin)	GH	肽类
	催乳素(prolactin)	PRL	肽类
	促黑素细胞激素(melanocyte-stimulating hormone)	MSH	肽类
	促甲状腺激素(thyroid-stimulating hormone)	TSH	蛋白质类
	促肾上腺皮质激素(adrenocorticotropic hormone)	ACTH	蛋白质类
	卵泡刺激素(follicle-stimulating hormone)	FSH	蛋白质类
	黄体生成素(luteotropic hormone)	LH	蛋白质类
松果体	褪黑素(melatonin)	MT	胺类
甲状腺	甲状腺素(thyroxine)	T_4	胺类
	三碘甲腺原氨酸(3,5,3'-triiodothyronine)	T_3	胺类
	降钙素(calcitonin)	CT	肽类

续表

主要来源	激素中文(英文)名称	英文缩写	化学性质
甲状旁腺	甲状旁腺激素(parathyroid hormone)	PTH	肽类
胸腺	胸腺素(thymosin)		肽类
胰岛	胰岛素(insulin)		蛋白质类
	胰高血糖素(glucagon)		蛋白质类
肾上腺皮质	皮质醇(cortisol)		类固醇类
	醛固酮(aldosterone)	Ald	类固醇类
肾上腺髓质	肾上腺素(adrenaline, epinephrine)	A, E	肽类
	去甲肾上腺素(noradrenaline, norepinephrine)	NA, NE	肽类
睾丸	睾酮(testosterone)	T	固醇类
	抑制素(inhibin)		蛋白质类
卵巢	雌二醇(estradiol)	E_2	类固醇类
	黄体酮(progesterone)	P	类固醇类
	松弛素(relaxin)		肽类
胎盘	绒毛膜生长激素(chorionic somatomamotropin)	CS	肽类
	绒毛膜促性腺激素(chorionic gonadotropin)	CG	肽类
心脏	心房钠尿肽(atrial natriuretic peptide)	ANP	肽类
血管内皮	内皮素(endothelin)	ET	肽类
肝脏	胰岛素样生长因子(insulin-like growth factors)	IGFs	肽类
肾脏	1,25-二羟维生素 D_3(1,25-dihydroxy vitamin D_3)	1,25-$(OH)_2D_3$	固醇类
胃肠道	促胰液素(secretin)		肽类
	缩胆囊素(cholecystokinin)	CCK	肽类
	促胃液素(gastrin)		肽类
血浆	血管紧张素Ⅱ(angiotensin Ⅱ)	Ang Ⅱ	肽类
各种组织	前列腺素(prostaglandin)	PG	廿烷酸

(二)脂类激素

脂类激素指以脂质为原料修饰合成的激素,主要为胆固醇或脂肪酸衍生物。

1. 类固醇激素

类固醇激素的化学结构与胆固醇相似,且大多数由胆固醇合成,故得名。类固醇激素主要包括肾上腺皮质和性腺分泌的激素,如醛固酮、皮质醇、雄激素、雌激素和孕激素等。

2. 固醇激素

在人类体内,固醇激素主要有 1,25-二羟维生素 D_3 及由皮肤、肝和肾等器官转化并活化的胆固醇衍生物等。

3. 脂肪酸衍生物

脂肪酸衍生物主要指甘烷酸类，即一类衍生于二十碳脂肪酸的激素，这类物质最初来源于细胞膜的脂质成分——膜磷脂，它主要包括由花生四烯酸转化的前列腺素类、血栓素类和白细胞三烯类等生物活性物质。

(三) 胺类激素

胺类激素主要为酪氨酸衍生物，它包括甲状腺激素、儿茶酚胺类激素（肾上腺素、去甲肾上腺素等）和褪黑素等。

三、激素作用的一般特性

虽然不同的激素对靶细胞的调节作用不同，但激素在发挥调节效应的过程中可表现出以下共有的特性。

(一) 激素作用的特异性

激素由内分泌细胞分泌后即进入体液发挥相应的作用，但激素只选择性地对能识别它的特定细胞起作用，表现为激素作用的特异性。被激素选择作用的特定部位犹如"靶"，故相应的器官、腺体、组织和细胞称为该激素的靶器官、靶腺、靶组织和靶细胞。激素作用的特异性与靶细胞上存在能与该激素发生特异性结合的受体有关。

(二) 激素的信息传递作用

激素对靶细胞的调节作用犹如信使传递信息。激素只在内分泌细胞和靶细胞间充当通信联络的"信使"，其作用是调节靶细胞固有的、内在的一系列生物效应，而不直接参与细胞新陈代谢或某种反应。各种激素携带的信息只是调节靶细胞固有的生理生化过程，即加强或减弱其反应和功能活动，但对其所作用的细胞既不添加新的功能，也不提供额外的能量。例如，生长激素促进生长发育，甲状腺激素增强代谢过程及胰岛素降低血糖等，它们都是触发靶细胞固有的功能。

通常将由细胞分泌的调节靶细胞生命活动的化学物质称为第一信使，如神经递质和激素。在细胞内传递信息的小分子物质，称为第二信使，如 Ca^{2+}、二酰甘油（DAG）、IP_3、cAMP、cGMP、花生四烯酸及其代谢产物等。激素作为第一信使，通常先与细胞膜受体结合，引起下游胞质中的第二信使等一系列信号转导分子浓度和活性变化，再引起细胞的生物效应。

(三) 激素的高效生物活性

在正常生理条件下，体内激素的浓度非常低，常为纳摩尔（nmol/L），甚至皮摩尔(pmol/L)的数量级,但其作用明显,为高效能的生物活性物质。激素与受体结合后,通过细胞内多级信号转导程序并逐级放大,可产生效能极高的生物放大效应。故体内各种激素的浓度必须在一定水平保持相对稳定,才能保证机体功能活动的正常进行,一旦偏离正常范围,不论过多或者过少,势必引起机体功能活动发生一系列的异常变化。因此,机体对激素分泌的调节是十分重要的。实际上,各种激素的分泌活动都处于机体系统的、严密的调控之下,并且保持稳态。

(四)激素间的相互作用

体内的激素种类繁多、作用各异,但它们在发挥作用时并不是孤立的,而是彼此联系、相互影响,作为整个内分泌系统共同参与对机体的调节。激素间相互作用主要有以下几种方式。

1. 协同作用

当不同激素共同参与同一生理活动调节时,多种激素联合作用所产生的总效应大于各激素单独作用所产生的效应之和,称为协同作用。生长素、肾上腺素、糖皮质激素、甲状腺激素和胰高血糖素等在升高血糖方面具有协同作用。

2. 拮抗作用

不同激素对同一生理活动调节发挥相反的作用称为拮抗作用。例如,胰岛素可降低血糖,与上述激素的升血糖效应有拮抗作用;甲状旁腺激素的升血钙效应与降钙素的降血钙效应相拮抗。

3. 允许作用

有些激素本身并不直接对某些器官、组织或细胞发挥作用,但它的存在却是另一种激素发挥作用的必要条件,这种现象称为允许作用。糖皮质激素是一种具有广泛允许作用的激素,它的存在是一些其他激素产生调节效应的基础。例如,糖皮质激素并不能直接引起心肌和血管平滑肌收缩能力增强,但是在糖皮质激素存在的情况下,儿茶酚胺类激素能充分发挥对心血管活动的调节作用。

四、激素作用的机制

激素作为化学信使对靶细胞发挥调节作用主要经历以下四个环节:①激素与受体的相互识别与结合;②激素-受体复合物的信号转导;③转导信号进一步引起的生物效应;④激素作用效应的终止。激素对靶细胞的作用是通过受体介导的,不同结构及特性的激素可以分别与细胞膜受体或者细胞内受体结合,并通过不同的信号转导途径引起靶细胞的生物效应(详见第二章第二节)。

(一)细胞膜受体介导的激素作用机制

多肽类、蛋白质类和儿茶酚胺类等激素的分子量较大,为亲水性激素,不易通过细胞膜进入靶细胞内,通常先与细胞膜上的特异性受体结合以发挥作用。细胞膜受体是一类镶嵌在细胞膜上的糖蛋白分子。根据其结构和转换信号的方式不同,又分为三大类:七次跨膜受体(如 G 蛋白耦联受体等)、单跨膜受体(如酪氨酸激酶受体、酪氨酸激酶相关受体和鸟苷酸环化酶受体等)和离子通道受体。

激素经 G 蛋白耦联受体作用途径可产生核外效应和核内效应。核外效应主要是通过调节各种酶的活性而调节特定的代谢过程,如糖原的分解、脂肪的合成等;核内效应主要是调节基因转录及翻译,调节功能蛋白质的合成等。激素经酪氨酸激酶受体作用途径激活的信息传递的级联反应,其最终效应表现为对物质代谢以及细胞的生长、增殖和分化等过程的调节。

(二)细胞内受体介导的激素作用机制

类固醇类激素的分子量较小,且呈脂溶性,一般不与细胞膜受体结合,而是直接进入细胞内,与胞内受体结合经两个步骤影响基因表达发挥作用,故将此种作用机制称为"基因表达学说"。第一步是激素进入细胞内,与胞浆受体结合形成激素-胞浆受体复合物。受体蛋白发生构型变化,激素-胞浆受体复合物获得进入核内的能力,并移至核内。第二步是与核内受体结合,形成激素-核受体复合物,结合于染色质的非组蛋白的特异位点上,启动或抑制该部位的 DNA 转录,进而促进或抑制 mRNA 的形成,结果是诱导或减少某种蛋白质(主要是酶)合成,从而使细胞产生相应的生物效应。

第二节 下丘脑与垂体的内分泌

下丘脑与垂体均位于大脑底部,两者在结构与功能上的联系非常密切,可视作下丘脑-垂体功能单位。下丘脑的视上核与室旁核神经元的轴突延伸终止于神经垂体,可将其合成的抗利尿激素和缩宫素经轴浆运输至神经垂体贮存和释放,构成下丘脑-神经垂体系统。下丘脑中的一些神经内分泌细胞所分泌的激素可通过垂体门脉系统到达腺垂体,控制腺垂体激素的分泌,构成下丘脑-腺垂体系统。

一、下丘脑的内分泌功能

下丘脑的一些神经元兼有神经元和内分泌细胞的功能,其分泌的信息物质可直接进入血液,这些细胞被称为神经内分泌细胞。根据形态特征,神经内分泌细胞可分为两类：神经内分泌大细胞和神经内分泌小细胞。神经内分泌大细胞主要位于视上核与室旁核，它们合成抗利尿激素和缩宫素；神经内分泌小细胞主要位于下丘脑的内侧基底部，它们合成的激素通过垂体门脉系统调节腺垂体的分泌功能。

（一）下丘脑-腺垂体系统

1. 垂体门脉系统与下丘脑促垂体区

下丘脑与腺垂体之间并没有直接的神经联系，但存在独特的血管联系网络——垂体门脉系统。垂体上动脉的分支先进入正中隆起，形成初级毛细血管网，然后再汇集成几条垂体长门脉血管进入垂体，并再次形成次级毛细血管网。这种结构可经局部血流直接实现腺垂体与下丘脑之间的双向沟通，而不需要通过体循环（见图11-2）。

下丘脑的神经内分泌小细胞的轴突多终止于下丘脑基底部的正中隆起，并与初级毛细血管网密切接触，其分泌物可直接进入垂体门脉血管的血液中，经门静脉到达腺垂体，调节腺垂体内分泌细胞的活动。因为这些神经元能产生多种调节腺垂体分泌的激素，故又将这些神经元胞体所在的下丘脑区域称为下丘脑促垂体区。

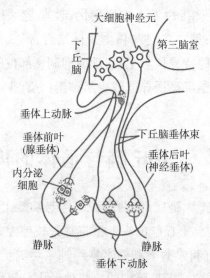

图11-2 下丘脑-垂体功能结构联系示意图

2. 下丘脑调节肽

下丘脑促垂体区肽能神经元所分泌的肽类激素的主要作用是调节腺垂体的功能活动，因此，称为下丘脑调节肽。其化学本质为肽类激素，主要有促甲状腺激素释放激素（TRH）、促性腺激素释放激素（GnRH）、促肾上腺皮质激素释放激素

(CRH)、生长激素释放激素(GHRH)、生长抑素(SS)，还有促黑激素释放因子(melanocyte-stimulating hormone releasing factor，MRF)、促黑激素释放抑制因子(melanocyte-stimulating hormone release inhibiting factor，MIF)、催乳素释放因子(PRF)和催乳素释放抑制因子(PIF)。下丘脑调节肽的主要作用见表11-2。

下丘脑调节肽在功能上可大致分为两类，即释放激素和释放抑制激素，分别从促进与抑制两方面调节腺垂体相关细胞的内分泌活动。腺垂体分泌的促激素可进一步调节下位外周靶腺的活动，从而组成下丘脑-腺垂体-靶腺轴的轴系调控模式。

表 11-2　下丘脑调节肽的主要作用

下丘脑调节肽	英文缩写	主要生理作用
促甲状腺激素释放激素	TRH	促进促甲状腺激素(TSH)分泌
促肾上腺皮质激素释放激素	CRH	促进促肾上腺皮质激素(ACTH)分泌
促性腺激素释放激素	GnRH	促进黄体生成素(LH)和卵泡刺激素(FSH)分泌
生长激素释放激素	GHRH	促进生长激素(GH)分泌
生长抑素	SS	抑制GH分泌
促黑激素释放因子	MRF	促进促黑素细胞激素(MSH)分泌
促黑激素释放抑制因子	MIF	抑制MSH分泌
催乳素释放因子	PRF	促进催乳素(PRL)分泌
催乳素释放抑制因子	PIF	抑制PRL分泌

(二)下丘脑-神经垂体系统

下丘脑视上核、室旁核等部位的神经内分泌大细胞的神经元胞体较大、胞质丰富、轴突长，经过下丘脑-垂体束一直延伸到神经垂体。因此，下丘脑与神经垂体之间存在直接的神经联系，构成下丘脑-神经垂体系统。神经内分泌大细胞主要分泌血管升压素和缩宫素，它们暂时贮存于神经垂体中，在适宜的刺激下释放入血，发挥作用。

二、垂体的内分泌功能

垂体位于蝶鞍构成的垂体窝中，根据其胚胎发育、形态和功能的不同，分为垂体前叶和垂体后叶两大部分。垂体前叶即腺垂体，它由多种具有内分泌功能的腺细胞和密集的毛细血管网组成；垂体后叶即神经垂体，它实际是由下丘脑组织延伸而成的。神经垂体并非腺组织，不能合成激素，其内储存的激素来自下丘脑。

(一)腺垂体激素

腺垂体是体内最重要的内分泌腺，至少能分泌七种激素：生长激素(GH)、催乳素(PRL)、促黑素细胞激素(MSH)、促甲状腺激素(TSH)、促肾上腺皮质激素(ACTH)、卵泡刺激素(FSH)和黄体生成素(LH)。这些激素中，TSH、ACTH、FSH与LH均作用于各自的内分泌靶腺，被视为促激素，参与构成下丘脑-腺垂体-靶腺轴系统。而GH、PRL和MSH等则分别直接作用于各自的靶细胞，调节物质代谢、个体生长、乳腺发育与泌乳及黑色素代谢等生理过程。因此，腺垂体激素的作用极为广泛而复杂。

1. 生长激素

人生长激素(human growth hormone,HGH)由191个氨基酸残基构成，是分子量为22 kD的蛋白质激素。GH是腺垂体中含量最多的激素，具有种属特异性，不同种属动物的生长激素的化学结构与免疫学特性等差别较大。除猴的生长激素外，从其他动物垂体中提取的生长激素对人类无效。生长激素的基础分泌呈节律性的脉冲式释放，每1~4 h出现一次分泌脉冲。一般入睡后1 h出现分泌高峰，以后逐渐降低。青春期的脉冲波峰最高，成年后逐渐降低。GH的分泌在机体应激时增加。

GH能诱导靶细胞产生一种具有促生长作用的肽类物质，认为GH的部分作用是通过这一物质间接实现的，故称之为生长素介质(somatomedin,SM)，由于其化学结构与胰岛素相似，因而又称为胰岛素样生长因子(insulin-like growth factor,IGF)。目前，已分离出IGF-1和IGF-2。IGF-1具有促进生长的作用。GH通过刺激肝脏、肾、肌肉、软骨和骨等器官、组织分泌IGF-1，介导其促生长作用。IGF-2主要在胚胎期产生，对胎儿的生长起重要作用。生长激素的生理作用是：

(1)促进生长 机体的生长过程受多种激素的共同调节，其中，GH起关键性作用。GH对几乎所有的组织和器官的生长都有促进作用，特别是骨骼、肌肉和内脏器官。GH可直接使全身多数器官、细胞的大小和数量增加，同时，还可通过刺激肝以及肾、骨骼肌、心、肺等靶器官、组织产生IGF-1，间接促进生长。对于骨骺未融合的动物，在切除垂体后其生长即停滞；若及时补充GH，则可使其恢复生长发育。人在幼年时期若缺乏GH，则生长迟缓，身材矮小，但智力正常，称为侏儒症；若GH分泌过多，则生长过度，四肢尤为突出，称为巨人症。成年骨骺闭合后，若GH分泌过多，则长骨不再生长，但肢端的短骨、扁骨和软组织可出现异常生长，表现为手足粗大、鼻大唇厚、下颌突出和内脏器官增大等现象，称为肢端肥大症。

(2)调节新陈代谢 GH促进氨基酸进入细胞，加速DNA和RNA的合成，促进蛋白质的合成代谢，机体呈正氮平衡。GH可对抗胰岛素促进脂肪合成的作用，使肢体等组织中的脂肪含量减少，加强脂肪分解，从而提供能量。GH还可抑制外周组织摄取与利用葡萄糖，减少葡萄糖的消耗，从而升高血糖。GH分泌过多时,可因血糖升高而引起垂体性糖尿。

2. 催乳素

催乳素(prolactin,PRL)是由199个氨基酸残基组成的蛋白质,其分子结构、受体与GH十分相似,两者作用有所交叉。PRL的作用十分广泛,除对乳腺、性腺发育和分泌起重要作用外,还参与对应激反应和免疫的调节。

(1)对乳腺的作用　PRL可促进乳腺发育,发动并维持乳腺泌乳,但在女性的青春期、妊娠期和哺乳期,其作用有所不同。在女性的青春期,PRL与雌激素、孕激素、生长素、糖皮质激素、胰岛素和甲状腺激素等共同参与乳腺的发育,但以雌激素与孕激素的作用为主,PRL与糖皮质激素、胰岛素和甲状腺激素等起协同作用。妊娠时,PRL、雌激素与孕激素分泌增多,乳腺组织进一步发育。虽然雌激素、孕激素与PRL协同作用可促进乳腺发育,但雌激素和孕激素可拮抗PRL的泌乳作用。因此,妊娠时具备泌乳能力的乳腺并不泌乳,只有在分娩后雌激素和孕激素水平下降时,PRL才发动并维持乳腺泌乳。

(2)对性腺的调节作用　PRL对性腺的作用比较复杂。在女性中,PRL对卵巢活动有双重调节作用:小剂量的PRL对卵巢雌激素和孕激素的合成有促进作用,大剂量的PRL则有抑制作用。高浓度的PRL可在卵巢水平抑制促性腺激素的生物效应或通过负反馈方式抑制下丘脑GnRH的分泌,导致腺垂体FSH和LH的分泌减少,使排卵受到抑制,其生理意义在于防止哺乳期女性排卵而再度妊娠。因此,民间采取延长哺乳期以期达到避孕的目的。在男性中,PRL能促进前列腺及精囊腺的生长,加强LH促进睾丸合成睾酮的作用。但慢性高PRL血症可降低血中睾酮水平,减少精子的生成而患不育症。

(3)参与应激反应　在应激状态下,血中PRL浓度升高,并常与ACTH和GH浓度升高同时出现,在刺激停止后数小时恢复正常,它是应激反应中腺垂体分泌的三种主要激素之一。

3. 促激素

腺垂体分泌的促激素包括促甲状腺激素(TSH)、促肾上腺皮质激素(ACTH)、黄体生成素(LH)和卵泡刺激素(FSH),它们均作用于外周相应的下级内分泌靶腺,故统称为促激素。TSH的靶器官是甲状腺,ACTH的靶器官是肾上腺皮质,FSH与LH的靶器官是两性的性腺。腺垂体与其上位的下丘脑和下位的外周内分泌靶腺分别构成下丘脑-腺垂体-甲状腺轴、下丘脑-腺垂体-肾上腺皮质轴和下丘-腺垂体-性腺(卵巢或睾丸)轴,它们构成激素活动的三级水平调节。促激素的具体作用将在后文相关内容中叙述。

(二)神经垂体激素

神经垂体并非腺组织,其自身不能合成激素。神经垂体激素实际是指由下丘脑视上核、室旁核等神经内分泌大细胞合成的血管升压素(VP)和缩宫素(OT),通过下丘脑-垂体束输送并储存于神经垂体。在机体需要时,神经垂体将这两种激素释放入血液循环。

1. 血管升压素

生理状态下的VP浓度很低,对正常血压的调节作用甚微,但在机体脱水和失血等情况下,VP释放量明显增加,可使血管广泛收缩,特别是内脏血管,对升高和维持血压有重要作用。在生理情况下,VP与肾集合管上皮细胞膜的受体结合,通过对水通道的调节使其对水的通透性增大而促进水的重吸收,表现为抗利尿作用,因此,VP又称为抗利尿激素(ADH)。血管升压素通过影响肾脏对水的重吸收,调节细胞外液总量,对机体的水平衡和血容量的维持具有重要的意义。

2. 缩宫素

OT能刺激子宫平滑肌和乳腺的肌上皮细胞收缩。在分娩过程中,OT能促进子宫平滑肌收缩而减少分娩后出血;分娩后,OT则参与哺乳,促进乳汁排出。

(1)促进子宫收缩 OT促进子宫平滑肌收缩的作用与子宫状态及雌激素和孕激素的水平有关。OT对非孕子宫的作用较弱,而对妊娠子宫的作用较强。孕激素降低子宫肌对OT的敏感性,有助于维持胎儿"安静"的生存环境;雌激素则可发挥其允许作用,促进OT与相应受体结合,增加子宫肌对OT的敏感性。

(2)促进乳腺排乳 乳腺的生长发育至具备泌乳的功能是有关的激素共同作用的结果,而OT是分娩后刺激乳腺排乳的关键激素。哺乳分为两个过程:乳腺腺泡产生乳汁和乳汁的排出。哺乳期乳腺可不断分泌乳汁,并贮存于腺泡中。乳腺腺泡周围含有肌上皮细胞,乳腺导管含有平滑肌细胞,它们的收缩可使腺泡内压增高,腺泡内乳汁通过乳腺导管从乳头射出。乳汁的排出是典型的神经内分泌反射——射乳反射。当婴儿吮吸乳头的感觉信息经传入神经传到下丘脑时,OT神经元兴奋,神经冲动沿下丘脑-垂体束下行至神经垂体,使OT释放入血,引起乳腺肌上皮细胞收缩,乳腺排乳,称为射乳反射。射乳很容易建立条件反射。例如,母亲见到自己的婴儿、抚摸婴儿或听到婴儿的哭声等,均可引起射乳。OT还有类似催乳素释放因子(PRF)的作用,能刺激腺垂体分泌催乳素,因此,在射乳时泌乳功能也同步增强。在哺乳过程中,OT的释放对加速产后子宫的恢复也有一定的作用。因此,母乳喂养对母婴健康都有积极的意义。OT对乳腺也有营养作用,可维持哺乳期的乳腺不萎缩。在射乳反射中,GnRH的释放减少,引起腺垂体促性腺激素分泌减少,导致哺乳期月经周期暂停。

第三节 甲状腺的内分泌

甲状腺位于气管上端的两侧,分左、右两叶,两叶之间以峡部相连,呈遁甲状,故名甲状腺。正常成人的甲状腺重约 20 g,是人体内最大的内分泌腺。甲状腺可分泌甲状腺激素(thyroid hormone,TH)和降钙素。甲状腺的构造十分特殊,由几百万个滤泡组成,滤泡腔内充满胶质。甲状腺激素由滤泡上皮细胞合成,在滤泡腔内以胶质的形式储存。甲状腺是唯一能将其所生成的激素大量储存在细胞外的内分泌腺,其储备量可保证机体在 50~120 天的代谢需求。在甲状腺腺泡和腺泡上皮细胞之间,还存在滤泡旁细胞(又称 C 细胞),其分泌产物为降钙素,主要参与钙、磷的稳态和骨代谢的调节。

一、甲状腺激素的代谢

甲状腺激素是酪氨酸的碘化物,包括四碘甲腺原氨酸(T_4)、三碘甲腺原氨酸(T_3)和极少量的逆三碘甲腺原氨酸(rT_3)。rT_3 不具有甲状腺激素的生物活性。T_4 的日分泌量为 T_3 的 10 多倍,但 T_3 的生理活性为 T_4 的 5 倍,且引起生物效应所需的潜伏期短。

(一) 甲状腺激素的合成

甲状腺球蛋白和碘是甲状腺激素合成的原料,它们在甲状腺球蛋白的酪氨酸残基上发生碘化,合成甲状腺激素。碘是生物体必需的微量元素之一。在自然界中,碘的分布广泛,特别是海水及海产品中较多。人体所需的碘 80%~90% 来源于食物,为了防止碘缺乏,通常在食盐中加入十万分之一的碘化钠。碘主要以 I^- 的形式经肠黏膜吸收,约 1/5 碘被甲状腺摄取。

甲状腺激素的合成过程分为三步:腺泡聚碘、碘的活化、酪氨酸的碘化与碘化酪氨酸的缩合。

1. 腺泡聚碘

碘的转运是甲状腺激素合成的第一个重要环节。甲状腺腺泡上皮细胞聚碘的过程属于继发性主动转运,是由位于腺泡上皮细胞基底面的钠-碘同向转运体介导的。钠-碘同向转运体依赖钠泵活动所提供的能量,实现 I^- 的继发性主动转运。聚碘能力的大小是判断甲状腺功能的重要指标,临床上常用注入放射性碘的示踪法检查甲状腺的功能状态。

2. 碘的活化

碘一旦被转运入腺泡细胞,即在甲状腺过氧化酶的催化下被氧化为活性形式。碘的活化是酪氨酸碘化的先决条件,如先天缺乏过氧化物酶、H_2O_2生成障碍或甲状腺球蛋白异常等,均可影响碘的活化,使甲状腺激素的合成发生障碍。

3. 酪氨酸的碘化和碘化酪氨酸的缩合

酪氨酸的碘化是活化碘取代酪氨酸残基苯环上氢的过程。在过氧化物酶的催化下,被活化的碘与甲状腺球蛋白上的酪氨酸残基结合,生成一碘酪氨酸残基(MIT)和二碘酪氨酸残基(DIT)。随即,MIT与DIT耦联(缩合)生成T_3,两个DIT耦联(缩合)生成T_4。上述酪氨酸的碘化和碘化酪氨酸的耦联都是在甲状腺球蛋白的分子上进行的,也就是说,甲状腺球蛋白是合成甲状腺激素的"载体"。所以,甲状腺球蛋白的分子上既含有酪氨酸、MIT和DIT,也含有T_4和T_3。

在甲状腺激素的合成过程中,甲状腺过氧化酶(thyroid peroxdase,TPO)在碘活化、酪氨酸残基碘化以及碘化酪氨酸的缩合等方面均起着关键的作用。硫脲类物质可抑制TPO的活性,从而抑制甲状腺激素的合成,可用于治疗甲状腺功能亢进。

(二)甲状腺激素的储存、分泌、运输

甲状腺激素在甲状腺球蛋白上形成后,以胶质的形式储存在甲状腺的腺泡腔内。在内分泌系统中,这种储存激素的方式很特殊,即大量储存于细胞外(腺泡腔内),可供机体利用2~3月。所以,在临床应用抗甲状腺类药物治疗甲状腺功能亢进时,需要较长时间用药才能奏效。

甲状腺激素的分泌受TSH的调控。在TSH的作用下,甲状腺滤泡细胞将含有多种碘化酪氨酸的甲状腺球蛋白胶质摄入细胞内,在溶酶体蛋白水解酶的作用下,释出游离的T_4、T_3进入血液循环中。

T_4、T_3在血液中以两种形式运输,一种是与血浆蛋白结合,另一种则呈游离状态,两者之间可相互转化。血液中的T_4、T_3几乎全部与血浆蛋白质结合,只有极少量呈游离状态。虽然游离状态的甲状腺激素在血液中的比例甚微,但只有这部分激素才能对靶细胞发挥生理作用。结合形式的甲状腺激素没有生物活性,是激素的储运形式,具有缓冲游离激素浓度的作用。正常成年人血清的T_4浓度为6.5~15.6 nmol/L,T_3浓度为1.8~2.9 nmol/L。

二、甲状腺激素的作用

甲状腺激素几乎作用于机体所有的组织、器官,且作用迟缓而持久,其主要作用是调节新陈代谢与生长发育。

(一)促进生长发育

甲状腺激素具有促进组织分化、生长与发育成熟的作用。在人类中,甲状腺

激素是维持正常生长与发育不可缺少的激素,尤其对中枢神经系统的发育影响最大,是胎儿和新生儿脑发育的关键激素。甲状腺激素能诱导某些神经生长因子和酶的合成,促进神经元骨架的发育,促进神经元的增殖分化、突起和突触的形成,促进神经胶质细胞的生长和髓鞘的形成。因此,胎儿和新生儿缺乏甲状腺激素会导致神经系统发育障碍,这往往是不可逆的。甲状腺激素还可刺激骨化中心的发育,使软骨骨化,促进长骨和牙齿的生长。婴幼儿缺乏甲状腺激素除出现一般的甲状腺功能低下的表现外,还突出表现为智力迟钝、长骨生长停滞、牙齿发育不全等,称为呆小症(cretinism)。

小于11周的人类胎儿的甲状腺不具备合成甲状腺激素的能力,必须由母体提供。因此,呆小症的防治应从妊娠期开始。孕妇(尤其是缺碘地区的孕妇)需适时补碘,保证足够的甲状腺激素的合成,以减少呆小症的发病率。婴儿出生后若发现有甲状腺功能低下的表现,则应尽快补充甲状腺激素,最好在3个月以内补充甲状腺激素,过迟则难以奏效。

(二)调节新陈代谢

1. 能量代谢

甲状腺激素最显著的作用之一是它能促进细胞能量代谢,加速体内大多数组织细胞的氧化速率和增加产热量。当甲状腺功能亢进时,产热量增加,基础代谢率可升高60%~80%,患者喜凉怕热、容易出汗、消瘦、体重下降;而甲状腺功能低下时,产热量减少,基础代谢率显著降低,患者喜热畏寒,这两种情况下患者对环境温度变化的适应能力均下降。

2. 物质代谢

甲状腺激素对物质代谢的影响较为复杂,甚至常表现出双重作用。生理剂量的甲状腺激素对三大营养物质的合成和分解代谢均有促进作用,而过量的甲状腺激素则对分解代谢的促进作用更为明显。

(1)**蛋白质代谢** 生理剂量的甲状腺激素能促进蛋白质合成,使肌肉、肝与肾的蛋白质合成明显增加,细胞数量增多,体积增大,有利于机体的生长发育和各种功能活动。甲状腺激素分泌过多则加速蛋白质的分解,特别是骨骼肌蛋白。故甲状腺功能亢进患者的骨骼肌蛋白质分解增加、身体消瘦、肌肉无力;同时,骨骼肌蛋白质分解导致血钙升高、骨质疏松、尿钙排出增加。甲状腺功能低下时,蛋白质合成发生障碍,导致肌肉收缩无力、组织间黏蛋白沉积并结合大量水分子,引起黏液性水肿。

(2)**糖代谢** 甲状腺激素加速肠黏膜对糖的吸收,增加外周组织利用糖以及糖原的合成与分解,加快糖代谢速率。甲状腺激素还能促进糖异生,增强肾上腺素、胰高血糖素、皮质醇和生长素的生糖作用。因此,甲状腺激素有升高血糖的作用。但甲状腺激素可同时加强外周组织对糖的利用,降低血糖。甲状腺功能亢进患者在进食后,血糖迅速升高,甚至出现糖尿,但随后又快速降低。

(3) 脂类代谢 甲状腺激素能刺激脂肪的合成与分解,加速脂肪代谢速率,通常甲状腺激素对脂肪分解的影响大于对脂肪合成的影响。甲状腺激素能迅速动员脂肪组织内的脂肪,减少脂肪的储存,增加血浆脂肪酸含量,并增强儿茶酚胺与胰高血糖素等的脂解作用。甲状腺激素可加强胆固醇合成,增加低密度脂蛋白受体的可利用性,使更多的胆固醇从血中清除,从而降低血清胆固醇水平。因此,甲状腺激素水平升高可使血浆胆固醇、磷脂和甘油三酯水平降低。甲亢患者血中的胆固醇含量低于正常水平,甲减者的胆固醇含量则高于正常水平。

(三) 对器官系统的影响

1. 神经系统

甲状腺激素不但影响神经系统的发育,而且对已分化成熟的神经系统的活动也有兴奋作用。甲状腺激素通过允许作用易化儿茶酚胺对神经系统的效应,提高中枢神经系统的兴奋性,使交感神经系统的活动亢进。甲状腺功能亢进时,患者常有易激动、自控力差、注意力不易集中、多愁善感、喜怒无常、烦躁不安、睡眠质量差且多梦以及肌肉纤颤等神经系统兴奋性增高的表现。相反,甲状腺功能低下时,中枢神经系统的兴奋性降低,患者出现记忆力减退、说话和行动迟缓、淡漠无情与终日思睡等状态。

2. 心血管系统

由于组织细胞代谢增强、耗氧量增加和释放更多的代谢产物,因而引起许多器官、组织的血管扩张和血流量增加。皮肤血管舒张尤为显著,这有助于输送更多的热量至体表散失,从而调节体温。血流量增加继发引起心输出量增加,如甲状腺激素过多者的心输出量有时可超过正常的60%以上;而严重的甲状腺功能低下患者,其心输出量可降为正常的50%。T_4和T_3对心率的影响更显著,临床上通常通过观察心率快慢来判断甲状腺疾病患者的甲状腺功能。甲状腺激素通过促进心肌细胞肌质网释放Ca^{2+},增强肌球蛋白ATP酶的活性,从而加强心肌的收缩能力,但甲状腺功能亢进患者的心动过速,可因过度耗竭而致心力衰竭。

三、甲状腺功能的调节

甲状腺的功能活动主要受下丘脑-腺垂体-甲状腺轴的调节,从而维持血液中甲状腺激素水平的相对稳定和甲状腺的正常生长。此外,甲状腺还有一定程度的自身调节。

(一)下丘脑-腺垂体-甲状腺轴的调节

在下丘脑-腺垂体-甲状腺轴调节系统中,下丘脑释放的促甲状腺激素释放激素(TRH)通过垂体门脉系统作用于腺垂体,促使腺垂体分泌促甲状腺激素(TSH),TSH 再刺激甲状腺合成和分泌甲状腺激素以及甲状腺腺体的增生,当血液中游离的甲状腺激素达到一定水平时,又通过负反馈机制抑制 TRH 和 TSH 的分泌(见图 11-3)。

下丘脑-腺垂体-甲状腺轴的活动决定血中甲状腺激素的水平,并使其浓度保持相对恒定。该控制系统中的任何一个环节发生异常,都将导致甲状腺功能紊乱。TSH 是这一控制系统的控制因子,测定血中 TSH 的含量对甲状腺功能异常的病因诊断有一定的意义。甲状腺病变或缺碘导致的甲状腺功能低下的患者,其血中 TSH 含量远高于正常值;而下丘脑、腺垂体病变所致的甲状腺功能低下者则相反,其血中 TSH 含量远高于正常值。

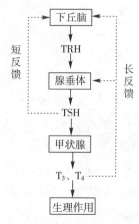

实线箭头表示促进作用;虚线箭头表示抑制作用

图 11-3 甲状腺激素分泌的调节

(二)甲状腺的自身调节

甲状腺还可根据血碘水平调节其自身对碘摄取及甲状腺激素合成的能力。当机体缺碘时,甲状腺腺泡细胞的碘泵作用加强;当碘过多时,碘泵受到抑制。甲状腺腺泡细胞内含碘减少,对 TSH 的反应增强;反之,则减弱。甲状腺自身调节的意义在于可根据食物中含碘量的差异对摄碘量进行适应性的调整,随时缓冲甲状腺激素合成和分泌波动。

(三)甲状腺功能的神经调节

甲状腺受交感神经和副交感神经的双重支配。电刺激交感神经和副交感神经可分别促进和抑制甲状腺激素的分泌。甲状腺的神经调节和体液调节具有不同的意义。下丘脑-腺垂体-甲状腺轴主要调节各效应激素的稳态；交感神经-甲状腺轴的作用是在内外环境急剧变化时确保应急情况下对高水平激素的需求；副交感神经-甲状腺轴则在甲状腺激素分泌过多时进行抗衡性调节。

案例分析

案例：患者，女性，39岁，烦躁不安、畏热、消瘦2月余。患者于2月前因工作紧张，烦躁性急，常因小事与人争吵，难以自控。着衣不多，仍感燥热多汗，在外就诊服用安神药物，但收效不十分明显。患者发病以来饭量有所增加，体重却较前下降。睡眠不好，常需服用安眠药。成形大便每日2次，小便无改变，近2月来月经较前量少。既往体健，无结核或肝炎病史，家族中无精神病或高血压患者。查体：体温37.2℃，脉搏92次/分，呼吸20次/分，血压130/70mmHg。发育营养尚可，神情稍激动，眼球略突出，眼裂增宽，瞬目减少。两叶甲状腺可及、轻度肿大、均匀，未扪及结节，无震颤和杂音，浅表淋巴结不大，心肺（一），腹软，肝脾未及。

分析：该患者诊断为甲状腺功能亢进症。诊断依据：①有怕热多汗，性情急躁；②食欲增加，体重下降；③甲状腺肿大，突眼；④脉率加快，脉压增大。

甲状腺功能亢进症简称"甲亢"，是甲状腺激素合成释放过多所引起的内分泌疾病。临床上80%以上甲亢是由弥漫性毒性甲状腺肿（也称Graves病）引起的，Graves病是甲状腺自身免疫病，患者的淋巴细胞产生了刺激甲状腺免疫球蛋白（thyroid stimulating immunoglobulin，TSI），其化学结构与TSH相似，并通过与TSH竞争甲状腺腺泡细胞膜的受体而刺激甲状腺，引起甲状腺功能亢进。临床上测定的TSI为促甲状腺素受体抗体（TRAb）。

甲状腺激素最显著的作用之一是它能促进细胞能量代谢，加速体内大多数组织细胞的氧化速率和增加产热量。当甲状腺功能亢进时，患者的产热量增加，基础代谢率升高，喜凉怕热，容易出汗；甲状腺激素可促进消化道的运动和消化腺的分泌，当甲状腺功能亢进时，患者的胃肠蠕动加速，胃排空加快，肠吸收减少，甚至出现顽固性吸收不良性腹泻；代谢亢进需要机体增加进食，但氧化反应增强使机体能量消耗增多，患者仍然表现为消瘦、体重下降；甲状腺激素增多刺激交感神经兴奋，临床表现为心悸、心动过速、失眠、对周围事物敏感、情绪波动，甚至焦虑；甲亢患者还会引起甲亢性心脏病，如心脏扩大、心律失常、心房纤颤和心力衰竭等。

甲亢治疗有三种方法，即抗甲状腺药物治疗、放射碘治疗和手术治疗。

第四节　钙和磷代谢的内分泌调节

钙和磷是保证机体功能活动正常进行的重要元素。直接参与钙和磷代谢调节的激素主要有三种：甲状旁腺分泌的甲状旁腺激素、甲状腺 C 细胞分泌的降钙素和 1,25-双羟维生素 D_3。这些激素通过作用于骨、肾和肠道，维持血中钙和磷水平的相对稳定。

一、甲状旁腺激素

甲状旁腺激素（parathyroid hormone, PTH）由甲状旁腺主细胞合成和分泌。PTH 的主要作用是升高血钙、降低血磷，是调节血钙、血磷水平的最重要激素。将动物的甲状旁腺摘除后，血钙浓度逐渐降低，而血磷浓度逐渐升高，直至动物死亡。在人类中，如果甲状腺手术中不慎将甲状旁腺摘除，可引起低血钙性抽搐，严重时可引起呼吸肌痉挛而造成窒息。给予甲状旁腺激素或钙盐可暂时缓解上述症状。PTH 的靶器官主要是骨和肾。

1. 对骨组织的作用

骨是体内最大的钙库，PTH 可动员骨钙、磷入血，升高血钙水平，其作用包括快速效应与延迟效应两个时相。PTH 的快速效应在数分钟内即可产生，是将骨中的游离钙转运至血液；PTH 的延迟效应在激素作用 12～14 h 后出现，一般在几天或几周后才达高峰，其作用机制是刺激破骨细胞的活动，加速骨基质的溶解，从而使钙、磷释放入血液。因此，PTH 分泌过多可增强溶骨过程，导致骨质疏松。

2. 对肾脏的作用

PTH 可促进肾远曲小管和集合管对钙的重吸收，使尿钙减少、血钙升高；同时，还抑制近端小管和远端小管对磷的重吸收，使尿磷酸盐排出增加、血磷降低。PTH 对肾的另一个重要作用是激活 1α-羟化酶，后者催化 25-$(OH)D_3$ 转变为活性更高的 1,25-$(OH)_2D_3$。1,25-$(OH)_2D_3$ 可刺激小肠细胞钙结合蛋白的形成，进而促进钙、镁和磷等的吸收。

二、降钙素

降钙素（calcitonin, CT）是由甲状腺 C 细胞（又称滤泡旁细胞）分泌的含有 1 个二硫键的 32 肽，正常人血清的 CT 浓度为 10～20 ng/L。降钙素的基本作用是降低血钙和血磷，其受体主要分布在骨和肾，其作用是通过直接抑制破骨细胞的活性和增加尿中钙、磷的排出而实现的。但降钙素的生理意义仍不完全明确，因为在切除甲状腺而引起降钙素缺失及甲状腺 C 细胞恶性肿瘤引起降钙素过多的情况下,降钙素对骨代谢和钙代谢都不产生明显的影响。

三、维生素D

维生素D(vitamin D,VD)是维生素D_2和维生素D_3的总称,是胆固醇的衍生物。维生素D_3也称胆钙化醇,可从肝、乳和鱼肝油等含量丰富的食物中摄取,也可在体内合成。在波长为290~310 nm紫外线的照射下,皮肤中7-脱氢胆固醇甾环结构中的B环打开,先转化成维生素D_3原,再转化为维生素D_3,因此,晒太阳有利于维生素D_3的合成。维生素D_3需经羟化后才具有生物活性。

1,25-$(OH)_2D_3$的主要作用是升高血钙和血磷,1,25-$(OH)_2D_3$可促进小肠黏膜上皮细胞对钙和磷的吸收,动员骨钙入血和钙在骨中沉积。缺乏1,25-$(OH)_2D_3$,儿童会患佝偻病,成人则患骨质疏松症和骨软化症。

第五节 肾上腺的内分泌

肾上腺位于肾脏的上方,左右各一,每个肾上腺重约4 g,由中央部的髓质和周围部的皮质两个部分组成,两者在形态发生、细胞结构及激素的生物效应方面均不相同,实际上是两种内分泌腺。肾上腺皮质分泌类固醇激素,这些激素作用广泛,对机体的基本生命活动的维持十分重要。肾上腺髓质分泌儿茶酚胺类激素,在参与机体应急反应中具有重要的作用。

一、肾上腺皮质

(一)肾上腺皮质激素

肾上腺皮质分泌的皮质激素主要分为三类,即盐皮质激素、糖皮质激素和性激素。肾上腺皮质由外向内依次分为球状带、束状带和网状带,球状带细胞分泌盐皮质激素,它主要是醛固酮;束状带细胞分泌糖皮质激素,它主要是皮质醇;网状带细胞分泌性激素,它主要是雄激素,如脱氢异雄酮和雄烯二酮,雄激素的作用较弱,只有睾酮的20%。

动物实验发现,摘除双侧肾上腺后,动物很快便衰竭死亡;但若给予肾上腺皮质提取物,或仅切除肾上腺髓质,则动物可以存活较长时间。由此可见,肾上腺皮质是维持生命所必需的。动物死亡的原因主要有两个:一是缺乏盐皮质激素,机体水盐损失严重导致血压降低和循环衰竭;二是缺乏糖皮质激素,糖、蛋白质和脂肪等物质代谢发生严重紊乱,对各种有害刺激的抵抗力降低,导致功能活动失常而死亡。

(二)糖皮质激素的生理作用

1. 对物质代谢的影响

(1)糖代谢　糖皮质激素是调节机体糖代谢的重要激素之一,具有显著的升血糖效应。糖皮质激素主要通过促进糖异生和抑制外周组织对葡萄糖的利用而升高血糖。糖皮质激素可促进肝外组织中蛋白质分解,使较多的氨基酸进入肝细胞,同时,增强肝内与糖异生和糖原合成有关酶的活性,从而促进糖异生和肝糖原的合成。糖皮质激素还具有抗胰岛素的作用,能降低肌肉、脂肪等组织对胰岛素的反应性,减少外周组织对葡萄糖的摄取和利用,但心、脑除外,这样可保证在应激情况下心、脑组织对葡萄糖的需要。糖皮质激素分泌过多(或服用此类激素药物过多)可引起血糖升高,甚至出现糖尿;相反,肾上腺皮质功能低下患者(如阿狄森病等)则可出现低血糖。

(2)蛋白质代谢　糖皮质激素促进肝外组织(尤其是肌肉组织)中蛋白质分解,加速氨基酸转运至肝脏,作为糖异生的原料,同时又可抑制蛋白质的合成。糖皮质激素过多时,由于蛋白质分解增强、合成减少,因此,可出现骨质疏松、皮肤变薄、淋巴组织萎缩、肌肉消瘦和肌无力等症状。

(3)脂肪代谢　糖皮质激素促进脂肪细胞内的脂肪动员,使血中脂肪酸含量增加,增强脂肪酸在肝内的氧化过程。肾上腺皮质功能亢进或大量应用糖皮质激素类药物的患者,往往出现一种特殊体型的肥胖,即脂肪过多沉积在胸部和头面部,同时伴随体重增加,形成"满月脸""水牛背"、四肢消瘦的"向心性肥胖"体征。它产生的原因与高水平的皮质醇刺激食欲引起摄食量过多,以及某些特殊部位的组织内脂肪的沉积超过脂肪的动员有关。

2. 对水盐代谢的影响

糖皮质激素有较弱的贮钠排钾作用,即对肾远曲小管及集合管重吸收钠和排出钾有轻微的促进作用。糖皮质激素还能抑制血管升压素的分泌和增加肾小球滤过率,促进水的排出。肾上腺皮质功能不足患者的排水能力明显降低,严重时可出现"水中毒",补充适量的糖皮质激素即可得到缓解,而补充盐皮质激素则无效。

3. 对血细胞的影响

糖皮质激素可增强骨髓造血功能,使红细胞、血小板的数量增加;也可促进附着在小血管壁边缘的中性粒细胞进入血液循环,增加外周血液的中性粒细胞的数量;还能抑制淋巴细胞的有丝分裂,促进淋巴细胞凋亡,减少淋巴细胞的数量,并使淋巴结和胸腺萎缩。临床上可用糖皮质激素治疗再生障碍性贫血、血小板减少性紫癜和淋巴细胞性白血病等血液病。此外,糖皮质激素还可使外周血液中的嗜酸性粒细胞和嗜碱性粒细胞数量减少。

4. 允许作用

一些激素只有在糖皮质激素存在的条件下才能产生某种调节作用,而糖皮质激素本身并没有这种作用,糖皮质激素的这种作用称为允许作用。例如,胰高血糖素和儿茶酚胺只有在糖皮质激素存在时才能调节能量代谢。糖皮质激素还能增强儿茶酚胺的促脂肪水解、舒张支气管和收缩血管等作用。

5. 对循环系统的影响

糖皮质激素对维持正常血压是必需的,这是由于:①糖皮质激素能增强心血管系统对儿茶酚胺的敏感性(允许作用);②糖皮质激素能抑制具有血管舒张作用的前列腺素的合成;③糖皮质激素能降低毛细血管的通透性,有利于维持血容量。

6. 参与应激反应

当机体受到内外环境和社会、心理等有害刺激时,如创伤、感染、高温高寒、手术、饥饿、疼痛、消耗性疾病、强烈的精神刺激和焦虑不安等,垂体-肾上腺皮质轴被激活,ACTH 和糖皮质激素分泌增多,出现一系列非特异性的适应性和耐受性的反应,称为应激反应(stress response)。能引起应激反应的刺激统称为应激原。应激反应时,高水平的糖皮质激素可能从以下几个方面增加机体的适应能力和对伤害性刺激的抵抗性:①稳定细胞膜和溶酶体膜,减少应激刺激引起的一些物质(缓激肽、蛋白水解酶及前列腺素等)的产生量及其不良作用;②促进脂肪和蛋白质分解,为机体细胞供能;③促进糖异生,降低外周组织对葡萄糖的摄取和利用,维持血糖水平,保持葡萄糖对重要器官(如脑和心)的供应;④在维持血压方面起允许作用,增强儿茶酚胺对血管的调节作用。应激反应时,除了 ACTH 和糖皮质激素的分泌增加外,儿茶酚胺、β-内啡肽、生长素、催乳素、抗利尿激素、胰高血糖素及醛固酮等均增加,说明应激反应是多种激素共同参与的非特异性反应。然而,过强的应激反应也会对机体造成伤害,如严重创伤、大面积烧伤等可引起应激性溃疡,产生消化道出血。

机体遇到紧急情况时,交感-肾上腺髓质系统的活动也增强,机体处于反应机敏、高度警觉的状态,称为应急反应(emergency reaction)。引起应急反应的刺激也能引起应激反应,两者相辅相成、密不可分。应急反应可提高机体的应变能力,应激反应提高机体对伤害性刺激的耐受力,两者共同作用,提高机体对环境的适应能力。

糖皮质激素的作用广泛而复杂,除了上述的主要作用外,还能促进胎儿肺表面活性物质的合成,增强骨骼肌的收缩力,提高胃腺细胞对迷走神经与促胃液素的反应性,增加胃酸与胃蛋白酶原的分泌及抑制骨的形成而促进其分解等。药理剂量的糖皮质激素及其类似物在临床上可用于抗炎、抗过敏、抗毒和抗休克等。

(三)糖皮质激素分泌的调节

与甲状腺分泌的轴系调节相似,糖皮质激素的分泌主要受下丘脑-腺垂体-肾上腺皮质轴的调节。糖皮质激素的分泌受腺垂体分泌的促肾上腺皮质激素(ACTH)调控,ACTH 的分泌受下丘脑分泌的促肾上腺皮质激素释放激素(CRH)的调节和糖皮质激素的反馈调节(见图 11-4)。

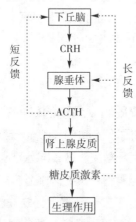

实线箭头表示促进作用;虚线箭头表示抑制作用

图 11-4 糖皮质激素分泌的调节

1. ACTH 的作用

ACTH 是腺垂体分泌的 39 肽,分子量为 4.5 kD。不同种属 ACTH 的前 24 位氨基酸序列相同,为生物活性的基本结构,因此,从动物(牛、羊、猪等)腺垂体中提取的 ACTH 对人有效。目前,ACTH 已能人工合成。ACTH 分泌具有日周期节律,血浆浓度为 1~50 ng/L,在应激状态下分泌增加。ACTH 的主要功能是促进肾上腺皮质的生长发育,调节肾上腺皮质激素的合成及分泌。ACTH 对肾上腺皮质的不同部位的作用不同,对束状带和网状带的作用强度是球状带的 20 倍。ACTH 调控糖皮质激素的基础分泌和应激状态下的分泌。切除动物的垂体后,束状带与网状带细胞萎缩,糖皮质激素的分泌显著减少;及时补充 ACTH 可使已萎缩的束状带与网状带基本恢复,糖皮质激素的分泌回升。

2. CRH 的作用

ACTH 可调节糖皮质激素的分泌,而垂体 ACTH 的分泌又受下丘脑 CRH 的控制与糖皮质激素的反馈调节。下丘脑 CRH 神经元与其他肽能神经元一样,受脑内神经递质的调控。应激刺激可作用于神经系统的不同部位,通过神经递质将信息汇集于 CRH 神经元,然后由 CRH 控制腺垂体分泌 ACTH。

3. 反馈调节

血中糖皮质激素水平升高可反馈作用于下丘脑和腺垂体,抑制下丘脑 CRH

和腺垂体 ACTH 的分泌,从而维持血中糖皮质激素水平的相对稳定。此外,ACTH 也可反馈抑制 CRH 神经元的活动。

临床上长期应用糖皮质激素治疗的患者,可因糖皮质激素反馈抑制 ACTH 的分泌而使肾上腺皮质萎缩,久之,受抑制的下丘脑-腺垂体-肾上腺轴将失去对刺激的反应性,此时如果突然停用糖皮质激素,将引起急性肾上腺皮质功能减退的危急症状。因此,长期使用糖皮质激素治疗的患者不能突然停药,而应逐渐减量、缓慢停药,以利于肾上腺皮质功能的逐渐恢复。另外,需要在用药期间间断给予 ACTH,这样可防止肾上腺皮质发生萎缩。

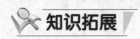知识拓展

糖皮质激素分泌的昼夜节律

受下丘脑视交叉上核日周期节律的控制,下丘脑 CRH 的释放呈现昼夜节律,因此,垂体 ACTH 和肾上腺糖皮质激素的分泌也呈现相应的日周期节律性波动。生理状态下,糖皮质激素在凌晨觉醒前分泌量达高峰,随后逐渐降低,白天维持较低水平,夜间入睡到午夜降至最低,然后逐渐增加,至凌晨达高峰(见图 11-5)。临床上应用糖皮质激素类药物治疗的患者,往往在清晨生理分泌的高峰期将一天总药量一次给予,这样可以减少用药量,从而减轻长期或大量使用糖皮质激素引起的副作用。

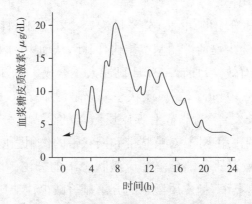

图 11-5 糖皮质激素分泌的昼夜节律

二、肾上腺髓质

肾上腺髓质的内分泌细胞内的颗粒嗜铬反应呈阳性,故称为嗜铬细胞。肾上腺髓质嗜铬细胞主要分泌肾上腺素(epinephrine,E 或 adrenaline,A)和去甲肾上腺素(norepinephrine,NE 或 noradrenaline,NA)及少量的多巴胺(dopamine,DA),它们都属于儿茶酚胺类(catecholamine)激素。肾上腺髓质分泌肾上腺素与去甲肾上腺素的比例大约为 4:1,以肾上腺素为主。血液中的肾上腺素主要来自

肾上腺髓质，去甲肾上腺素则来自髓质和肾上腺素能神经纤维末梢释放的递质。

（一）肾上腺素和去甲肾上腺素的生理作用

1. 调节物质代谢

肾上腺素和去甲肾上腺素促进糖原分解和糖异生，升高血糖；促进脂肪的分解和氧化，增加机体的耗氧量和产热量，提高基础代谢率。总之，肾上腺髓质激素基本属于促分解代谢的激素。糖皮质激素对儿茶酚胺调节代谢的作用具有允许作用。

2. 对器官活动的调节

α-肾上腺素能受体和β-肾上腺素能受体广泛分布于机体的多种组织中，所以，肾上腺素和去甲肾上腺素对各器官、组织的作用十分广泛，已在各有关章节中讨论。

3. 参与应急反应

肾上腺髓质的内分泌活动与交感神经系统的关系密切，特别是在机体遭遇紧急情况时，如剧烈运动、创伤、失血、缺氧、剧痛、高温高寒以及强烈的情绪反应等，两者都被激活，通过神经-体液调节共同调动全身许多功能应付紧急情况，因此，有人将它们合称为交感-肾上腺髓质系统。交感神经末梢释放的去甲肾上腺素和肾上腺髓质释放的儿茶酚胺类激素使机体处于反应机敏、高度警觉的状态，同时，心肌收缩力加强、心率加快、肺通气增加、血流重新分配保证重要器官和活动器官的供血(心肌、骨骼肌血流量增加，内脏血流量相应减少)、营养物质分解加强以提供能量等，这些反应都有利于机体应付紧急情况。引起应急反应的各种刺激实际上也能引起应激反应，两种反应同时发生，共同维持机体的适应能力。前者提高机体的应变力，后者则重在增强机体的耐受力。肾上腺皮质和髓质在结构上是密切的毗邻关系，为交感-肾上腺髓质系统和下丘脑-垂体-肾上腺皮质轴提供了结构和功能活动协同作用的基础。

（二）肾上腺髓质激素分泌的调节

肾上腺髓质受交感神经节前纤维支配，交感神经兴奋时节前纤维末梢释放乙酰胆碱，作用于髓质嗜铬细胞上的N型受体，引起肾上腺素与去甲肾上腺素的合成和释放。ACTH可间接通过糖皮质激素或直接提高髓质嗜铬细胞中有关酶的活性，促进儿茶酚胺的合成。此外，在正常状态下，血中儿茶酚胺达到一定量时可负反馈抑制髓质嗜铬细胞的分泌，从而在一定程度上维持去甲肾上腺素和肾上腺素的稳态。

第六节 胰岛的内分泌

胰腺兼有外分泌和内分泌功能,其外分泌腺由腺泡和导管构成的浆液性复管泡状腺组成,占据胰腺的大部分,分泌含有消化酶的胰液,通过胰管排入十二指肠消化食物;其内分泌功能是通过胰腺腺泡之间散在的胰岛实现的。人类的胰岛细胞主要分为A细胞、B细胞、D细胞及PP细胞。A细胞约占胰岛细胞的20%,分泌胰高血糖素;B细胞占胰岛细胞的60%~70%,分泌胰岛素;D细胞占胰岛细胞的10%,分泌生长抑素;PP细胞数量很少,分泌胰多肽。胰岛细胞分泌的胰岛素和胰高血糖素,以及两者之间的相互关系,对维持机体各种物质正常的新陈代谢尤为重要。

一、胰岛素

(一)胰岛素的生理作用

胰岛素是体内促进合成代谢、维持血糖稳定的关键激素,在机体新陈代谢的调节中发挥重要的作用。

1. 调节糖代谢

胰岛素通过增加糖的去路与减少糖的来源降低血糖。胰岛素对糖代谢的调节作用主要有:①促进全身组织、细胞(特别是肝脏、肌肉和脂肪)对葡萄糖的摄取,加速葡萄糖在细胞中的氧化和利用;②促进肝糖原和肌糖原的合成和储存,抑制糖原分解;③抑制糖原异生,促进葡萄糖转变为脂肪酸并贮存于脂肪组织中。

胰岛素是体内唯一能降低血糖的激素,一旦胰岛素功能异常,葡萄糖的转运和利用就发生障碍,血糖水平将升高,如果血糖水平超过肾糖阈,就会出现糖尿。

2. 调节脂肪代谢

脂肪组织对胰岛素敏感,是体内最大的能量储备库。胰岛素可促进脂肪合成,抑制脂肪分解。胰岛素促进肝细胞合成脂肪酸,通过血液转运到脂肪细胞中合成脂肪并贮存起来。胰岛素促进葡萄糖进入脂肪细胞,使其转化为脂肪酸和 α-磷酸甘油,再进一步合成脂肪并储存。通过上述两种方式将葡萄糖的能量以脂肪的形式贮存于脂肪细胞中。胰岛素还可抑制脂肪酶的活性,减少体内脂肪的分解。

胰岛素缺乏可出现脂肪代谢紊乱、脂肪分解增强、血脂升高,大量脂肪酸在肝内氧化生成乙酰辅酶A,过量的乙酰辅酶A可生成大量的酮体,由于糖氧化过程发生障碍,不能很好地处理酮体,因而引起酮血症和酸中毒。

3. 调节蛋白质代谢

胰岛素促进蛋白质的合成，抑制蛋白质的分解。胰岛素可在蛋白质代谢的各个环节发挥作用：①加速氨基酸转运入细胞内，为蛋白质的合成提供原料；②加快细胞核 DNA 复制、mRNA 生成和核糖体的翻译过程，使蛋白质合成增加；③抑制蛋白质的分解，减少氨基酸的氧化，抑制糖异生。

胰岛素缺乏时，蛋白质合成减少、分解增强，出现负氮平衡，导致体力下降、身体消瘦。

4. 促进机体的生长

胰岛素和生长激素都具有促进生长的作用，但当它们单独作用时，促生长作用不显著，只有它们共同作用时，才能产生明显的促生长协同效应。

（二）胰岛素分泌的调节

血糖浓度是调控胰岛素分泌的主要生理因素。此外，代谢性、内分泌性、神经性因素以及某些药物也可影响胰岛素的分泌。

1. 血糖的作用

血液中的葡萄糖水平是反馈调节胰岛素分泌的最重要的因素。空腹时，血糖浓度较低（正常约 5.0 mmol/L），胰岛素的分泌维持在基础水平。当血糖浓度升高（超过 5.5 mmol/L）时，胰岛素分泌明显增加，从而使血糖降低。当血糖浓度下降至正常水平时，胰岛素分泌也迅速恢复到基础水平。

2. 氨基酸和脂肪酸的作用

许多氨基酸都有刺激胰岛素分泌的作用，其中，以精氨酸和赖氨酸的作用最强。氨基酸刺激胰岛素的分泌与葡萄糖的刺激有协同作用。血糖浓度正常时，血中氨基酸含量增加，只能对胰岛素的分泌有轻微的刺激作用，但血糖浓度升高时过量的氨基酸则使胰岛素分泌加倍增多。血中脂肪酸和酮体大量增加时，也可促进胰岛素分泌。

3. 激素的作用

(1) 胃肠激素　实验发现，口服葡萄糖引起的胰岛素分泌反应大于静脉注射葡萄糖引起的反应，提示与胃肠激素的作用有关。在胃肠激素中，促胃液素、促胰液素、胆囊收缩素和抑胃肽等都有促进胰岛素分泌的作用。除了葡萄糖外，小肠吸收氨基酸、脂肪酸及盐酸等也能刺激胰岛素分泌。胃肠激素与胰岛素分泌之间的关系被称为"肠-胰岛轴"，其重要意义在于当食物尚在肠道中时，通过"前馈"调节方式引起胰岛素分泌，为即将从小肠吸收的糖、氨基酸和脂肪酸的利用做好准备，及时处理即将被吸收的各种营养成分。

(2) 其他激素 生长素、皮质醇、甲状腺激素以及胰高血糖素等可通过升高血糖浓度而间接刺激胰岛素分泌，因此，长期大剂量应用这些激素有可能使B细胞衰竭而导致糖尿病。胰岛D细胞分泌的生长抑素可通过旁分泌作用抑制胰岛素和胰高血糖素的分泌，而胰高血糖素也可直接刺激B细胞分泌胰岛素。

4. 神经调节

胰岛受迷走神经与交感神经支配。刺激迷走神经，可通过乙酰胆碱作用于M受体直接促进胰岛素分泌；迷走神经还可通过刺激胃肠激素的释放，间接促进胰岛素分泌。交感神经兴奋时，则通过去甲肾上腺素作用于 α_2 受体，抑制胰岛素分泌。

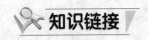

糖尿病

糖尿病（diabetes mellitus）是一组由胰岛素分泌缺陷和（或）胰岛素作用障碍所致的以高血糖为特征的代谢性疾病。患者血糖浓度升高超过肾糖阈，使肾小管内溶质浓度增加、渗透压升高，引起渗透性利尿和糖尿；由于体内丢失过多的水分，因而引起口渴而多饮。机体的70%能量代谢来自糖代谢，由于大量的葡萄糖随尿排出，组织利用葡萄糖的能力下降，因此，只能利用脂肪和蛋白质作为能量供应。脂肪分解增强，血脂升高，引起酮血症和酸中毒；蛋白质的合成减少、分解增强，导致体力下降、身体消瘦。又因糖的氧化发生障碍，细胞内能量供应不足，从而使患者产生饥饿感而多食。若不进行治疗，则会引发许多并发症。急性并发症包括糖尿病酮酸血症与高渗透压高血糖非酮酸性昏迷；严重的长程并发症包括心血管疾病、中风、慢性肾脏病、糖尿病足和视网膜病变等。

糖尿病主要有两种：①胰岛β细胞被破坏引起胰岛素绝对缺乏，称为Ⅰ型糖尿病，多见于青少年。Ⅰ型糖尿病起病急，代谢紊乱症状明显，患者需注射胰岛素才能维持生命；②机体细胞对胰岛素不敏感（胰岛素抵抗）及胰岛素相对缺乏，称为Ⅱ型糖尿病，多见于成年人，病因是肥胖或缺乏运动。Ⅱ型糖尿病的早期可通过增加运动以及改变饮食习惯来控制，若这些办法无法把血糖降低至适当水平，则应口服降糖药或注射胰岛素。

二、胰高血糖素

与胰岛素的作用相反，胰高血糖素是一种促进分解代谢的激素。胰高血糖素具有很强的促进肝糖原分解和糖异生作用，从而使血糖明显升高。但胰高血糖素对肌肉摄取和利用葡萄糖无直接作用，也不引起肌肉组织的糖原分解。高浓度的胰高血糖素可激活脂肪酶，促进脂肪分解，同时又能加强脂肪酸氧化，使酮体生成增多。外源性大剂量的胰高血糖素还可增强心肌收缩力，增加某些组织（特别是肾）的血流量，促进胆汁分泌，抑制胃酸分泌。另外，胰高血糖素可促进胰岛素和胰岛生长抑素的分泌。

影响胰高血糖素分泌的因素有很多,其中,血糖浓度是重要的因素。血糖降低时,胰高血糖素分泌增加;血糖升高时,胰高血糖素分泌减少。

小 结

1. 内分泌系统是由内分泌腺和分散于某些器官、组织中的内分泌细胞所组成的信息传递和调节系统。激素是机体的一些特殊细胞所分泌,以体液为媒介,在细胞之间传递调节信息的高效能生物活性物质。激素作用的一般特性有相对特异性、信息传递作用、高效性及激素间有相互作用。

2. 下丘脑-垂体功能单位包括下丘脑-腺垂体系统和下丘脑-神经垂体系统。下丘脑-腺垂体系统中,下丘脑促垂体区肽能神经元分泌下丘脑调节肽,通过垂体门脉系统调节腺垂体的活动。下丘脑-神经垂体系统中,下丘脑视上核、室旁核产生催产素和血管升压素(抗利尿激素),通过下丘脑垂体束运输到神经垂体贮存和释放。

3. 腺垂体是人体最重要的内分泌腺,可产生7种激素。生长激素主要促进个体生长发育和代谢;催乳素主要促进乳腺发育,引起并维持泌乳;促黑素细胞激素主要促进皮肤、毛发等处的黑色素细胞合成黑色素;促甲状腺激素、促肾上腺皮质激素、黄体生成素、卵泡刺激素分别调节相应靶腺的发育与功能活动。

4. 甲状腺激素的主要作用是促进机体的物质代谢和能量代谢,维持生长发育,尤其是脑,以及提高中枢神经系统的兴奋性。甲状腺机能活动主要受下丘脑-垂体-甲状腺轴的调节。

5. 调节钙、磷代谢的激素主要有甲状旁腺激素、维生素D和降钙素。通过对骨、肾和肠的作用,维持血中钙和磷水平的相对稳定。

6. 糖皮质激素的主要作用是促进糖异生、抑制葡萄糖的利用而升高血糖,促进脂肪分解和重新分布,促进蛋白质分解,参与应激反应并提高机体对应激刺激的耐受能力和生存能力。糖皮质激素的分泌受下丘脑-腺垂体-肾上腺皮质轴的调节。

7. 肾上腺髓质激素包括肾上腺素和去甲肾上腺素,其生理作用广泛而多样,参与应急反应并影响机体代谢。

8.胰岛素的主要作用是促进合成代谢,维持血糖的正常水平。胰岛素是机体唯一降低血糖的激素。调节胰岛素分泌的最重要因素是血糖浓度。升高血糖的激素有胰高血糖素、糖皮质激素和生长素。

思考题

1. 名词解释:激素,允许作用,下丘脑调节肽。
2. 试述下丘脑与腺垂体之间的功能联系。
3. 试述甲状腺激素的主要生理作用及分泌的调节。
4. 试述糖皮质激素的主要生理作用及分泌的调节。

(钟明奎)

第十二章 生 殖

> **学习目标**
> 1. 掌握：月经周期的概念及形成机制。
> 2. 熟悉：雄激素、雌激素与孕激素的生理作用。
> 3. 了解：睾丸的功能及其调节。

生物体在生长发育成熟后，能够产生与自己相似的子代个体，这种功能称为生殖(reproduction)。一切生物个体的寿命都是有限的，必然要衰老、死亡。而生物新个体的产生将确保种系延续，所以，生殖是种系繁衍的重要生命活动，也是区别于非生物的基本特征之一。高等动物的生殖是通过两性生殖器官的活动实现的。生殖过程包括生殖细胞(精子和卵子)的形成过程、交配和受精过程以及胚胎发育等。

第一节 男性生殖

睾丸(testis)是男性的主性器官，具有产生精子和分泌激素的双重功能。附性器官包括阴茎、阴囊、附睾、输精管、精囊腺、前列腺和尿道球腺等，它们的主要功能是完成精子的成熟、贮存、运输及排出。

睾丸由约900条曲细精管和其间的间质组成。曲细精管是产生精子的部位，其管壁主要由支持细胞和镶嵌于支持细胞之间的不同发育阶段的生精细胞组成。生精细胞发育成熟后成为精子，支持细胞为精子生成提供营养和支持作用。曲细精管间的间质主要由间质细胞组成，具有合成和分泌雄性激素等功能。

一、睾丸的生精功能

在胚胎的形成过程中，原始生殖细胞迁移至胚胎睾丸成为精原细胞，精原细胞是产生精子的干细胞。从青春期开始，精原细胞经过一系列的有丝分裂和减数分裂，最终分化成为精子，其主要过程为：精原细胞→初级精母细胞→次级精母细胞→精子细胞→精子，这一过程称为睾丸的生精作用。人类的精原细胞发育成为精子约需两个半月。在精子的发育过程中，支持细胞为各级生精细胞提供营养、

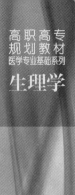

支持和保护作用。进入曲细精管管腔的新生精子并不具备运动能力,需被输送至附睾进一步成熟,并获得运动能力。精子与附睾、精囊腺、前列腺和尿道球腺的分泌物混合形成精液,大量的精子储存于输精管及其壶腹部,附睾仅储存少量精子。如果没有性交和射精,生成的精子将逐渐退化并被吸收。正常男性每次射出的精液为3~6 mL,每毫升精液中有0.2亿~4亿个精子。若精子数量少于0.2亿或精子活力下降,则不易使卵子受精。

二、睾丸的内分泌功能

睾丸的间质细胞合成和分泌雄激素(androgen),支持细胞分泌抑制素、激活素和雄激素结合蛋白。雄激素主要有睾酮、脱氢表雄酮和雄烯二酮等,其中睾酮的生物活性最强,睾酮的生理作用主要有以下几个方面。

1. 影响胚胎发育

睾酮诱导含有Y染色体的胚胎朝向男性方面分化发育,促进内外生殖器的分化发育,此外,睾酮对睾丸的下降也起重要作用。临床上应用睾酮或促性腺激素,可治疗一部分隐睾症。

2. 维持生精作用

睾酮可经支持细胞进入曲细精管,与生精细胞相应受体结合,促进精子的生成。

3. 刺激男性生殖器官的生长、发育与成熟,促进男性第二性征的出现

进入青春期后,睾酮分泌迅速增加,使阴茎、阴囊和睾丸增大约8倍;刺激前列腺、精囊和尿道球腺等增大并分泌;刺激体毛生长,并呈现男性的分布特征,但使头顶的头发减少(可出现"秃顶");此外,还能引起喉结突起、声带变长和增厚、嗓音低沉、皮脂腺分泌增多(有时出现"痤疮")、骨骼粗壮、肌肉发达、肌力增强等有关男性第二性征的出现和维持。若男性在青春期前切除睾丸,则成年时男性的生殖器呈幼稚状态,样貌体态近似女性,音调较高,性欲极低;若男性在成年后切除睾丸,则附性器官和第二性征也将逐渐退化,性欲显著降低。

4. 对代谢的影响

睾酮能促进蛋白质的合成,特别是促进肌肉和生殖器官的蛋白质合成,抑制蛋白质的降解,从而加速机体生长。睾酮还能促进骨骼生长和钙、磷在骨中沉积,最终导致骨骺与长骨融合及终止长骨生长。睾酮也参与水和电解质的代谢,引起钠、钾、钙、硫、磷及水等的适度潴留。此外,睾酮还有促进红细胞的生成,使基础代谢率升高等效应。

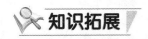

知识拓展

睾丸功能的调节

睾丸的生精功能和内分泌功能受下丘脑-腺垂体的调节(见图12-1),而睾丸分泌的激素又可反馈地影响下丘脑和腺垂体相关激素的分泌,从而维持生精过程和各种激素水平的稳态。

随着青春期的到来,下丘脑弓状核分泌的 GnRH 逐渐增多,GnRH 通过垂体门脉系统到达腺垂体,刺激腺垂体合成和释放 FSH 和 LH。

LH 的靶细胞主要是睾丸的间质细胞,LH 可刺激间质细胞合成和分泌睾酮,血中睾酮浓度达到一定水平后,可作用于下丘脑和腺垂体,通过负反馈机制抑制 GnRH 和 LH,从而使血液中的睾酮浓度维持在一定水平。研究表明,睾酮对腺垂体促性腺激素的影响只限于 LH 的合成与分泌,而对 FSH 的分泌无影响。

FSH 的靶细胞主要是曲细精管内的支持细胞。FSH 可刺激支持细胞分泌抑制素,抑制素对腺垂体 FSH 的分泌具有负反馈性调节作用。由于下丘脑没有抑制素受体,抑制素主要在腺垂体水平通过抑制 FSH 的分泌来抑制睾丸的生精功能,而不影响 GnRH 和 LH 的分泌,因此,不会影响性欲,目前已经有人将其开发作为男性节育药物。此外,在 FSH 的作用下,支持细胞还可分泌某些启动和促进精子生成的物质,这些物质和睾酮一起调节精子的生成。

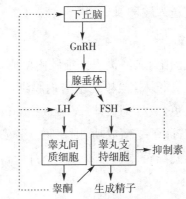

图中实线箭头表示促进;虚线箭头表示抑制

图 12-1　下丘脑-腺垂体-睾丸轴

第二节　女性生殖

女性生殖功能包括产生卵子、分泌性激素、妊娠和分娩等。卵巢是女性的主性器官,具有产生卵子和分泌激素的双重功能,女性附性器官包括输卵管、子宫、阴道、外阴和乳腺等。

一、卵巢的功能

(一)卵巢的生卵功能

卵巢的生卵功能是成熟女性最基本的生殖功能,这一过程受下丘脑、腺垂体以及卵巢分泌的多种激素的调节。女性在性成熟以后,卵巢在腺垂体促性腺激素的作用下,生卵功能出现周期性的变化,称为卵巢周期(ovarian cycle)。通常以卵巢排卵日为界,将卵巢周期分为两个阶段:①卵泡期(又称排卵前期)是卵泡发育成熟的阶段;②黄体期(又称排卵后期)是排卵后卵泡塌陷转化为黄体的阶段。

1. 卵泡期

卵泡的发育从胚胎时期就开始,女性在出生时,卵巢内含有100万~200万个原始卵泡,以后逐渐减少,青春期仅存30万~40万个,40~50岁的女性只有几百个,其余的大量卵泡先后蜕变闭锁。卵泡发育是连续的变化过程,经历原始卵泡→初级卵泡→次级卵泡→成熟卵泡四个阶段,直至成熟卵子脱离卵巢排出。青春期到来时,原始卵泡开始发育,每隔28天左右有一个卵泡发育成熟并排卵,通常左右卵巢交替排卵。女性一生约排出400个卵子,绝经后排卵停止。

成熟卵泡在LH等激素的作用下,向卵巢表面移动,卵泡壁破裂,次级卵母细胞与透明带、放射冠及卵泡液排出,这一过程称为排卵(ovulation)。排出的卵子随即被输卵管伞所摄取,并送入输卵管中。

2. 黄体期

排卵后,残余的卵泡壁内陷,血液进入卵泡腔内凝固,形成血体。卵泡腔内的血液被吸收后,大量新生血管长入,颗粒细胞与内膜细胞逐渐发育成一个血管丰富的内分泌腺细胞团,呈黄色,故称为黄体(corpus luteum)。卵子若未受精,则黄体维持12~15天即退变;若卵子受精成功,则在胎盘分泌的人绒毛膜促性腺激素的作用下,黄体继续发育为妊娠黄体,妊娠3~4个月后,自动退化为白体,其功能由胎盘取代。

(二)卵巢的内分泌功能

卵巢主要分泌雌激素和孕激素,此外还分泌抑制素和少量雄激素。卵巢分泌的雌激素主要为雌二醇,孕激素主要为黄体酮。排卵前,卵泡分泌雌激素,排卵后,由黄体分泌雌激素和孕激素。

1. 雌激素的生理作用

雌激素的主要作用是促进女性生殖器官、乳腺、长骨的生长及第二性征的出现,并维持在正常状态。此外,雌激素对代谢也有明显的影响。

(1)对生殖器官的作用 ①卵巢:雌激素与FSH协同促进卵泡的发育和优势卵泡的形成,并通过对腺垂体分泌LH的正反馈作用,诱导排卵前LH高峰的出现,进而促进排卵。因此,雌激素是卵泡发育、成熟和排卵不可缺少的调节因素;②输卵管:增强输卵管分泌和运动,利于精子与卵子的运行;③子宫:促进子宫发育,使子宫内膜发生增生期的变化,子宫颈腺分泌大量稀薄的黏液,有利于精子穿行;分娩前,加强子宫平滑肌的兴奋性,提高子宫平滑肌对催产素的敏感性;④阴道:促进阴道黏膜上皮细胞增生、角化,糖原含量增加,使阴道分泌物呈酸性从而增强阴道的抗菌能力。

(2)对乳腺和副性征的影响 雌激素是青春期促进乳腺发育的主要激素,雌激素可刺激乳腺导管和结缔组织增生,促进乳腺发育;也可促使脂肪沉积于乳房、臀部等部位,毛发呈女性分布,音调较高,出现并维持女性第二性征。

(3)对代谢的影响 加速蛋白质合成,促进生长发育;增强成骨细胞的活动,促进钙、磷在骨质沉积,加速骨的生长及骨骺软骨的愈合;降低血浆中胆固醇与β脂蛋白的含量;促进醛固酮的分泌,促进肾小管对水和钠的重吸收,导致水钠潴留。

(4)对垂体激素分泌的调节 雌激素对下丘脑和腺垂体激素的分泌具有反馈调节作用,但在排卵前后有所不同。在一个月经周期中,血中雌激素的浓度水平两度形成分泌高峰,排卵前的雌激素高峰通过正反馈机制促进下丘脑GnRH的分泌及腺垂体FSH和LH的分泌,并形成LH高峰,诱发排卵;黄体期出现的雌激素高峰则通过负反馈抑制腺垂体FSH和LH的分泌。

2. 孕激素的生理作用

孕激素主要作用于子宫,使其适应受精卵着床和维持妊娠。由于黄体酮受体含量受雌激素调节,因此,黄体酮的绝大部分作用都必须在雌激素作用的基础上才能发挥。

(1)对生殖器官的作用 在雌激素作用的基础上,孕激素使处于增殖期的子宫内膜进一步增厚,并进入分泌期,有利于孕卵着床前在子宫腔的生存和着床。孕激素能降低子宫肌细胞膜的兴奋性,使子宫肌对缩宫素的敏感性降低,防止子宫收缩,并可抑制母体对胎儿的免疫排斥反应等作用,有利于安宫保胎,从而维持妊娠。与雌激素的作用相反,黄体酮使宫颈黏液减少而变稠,黏蛋白分子交织成网形成黏液栓,可阻止精子穿行。

(2)对乳腺的作用 在雌激素作用的基础上,孕激素主要促进乳腺腺泡发育,并为妊娠泌乳做好准备。

(3)产热作用 女性的基础体温在排卵前较低,排卵日最低,排卵后升高0.5℃左右,并在黄体期一直维持此水平。临床上常将这一基础体温的双相变化作为判定排卵的标志之一,也是实行安全期避孕的参考。

(4) 对垂体激素分泌的调节 排卵前,孕激素可协同雌激素诱发 LH 分泌出现高峰,排卵后则对腺垂体促性腺激素的分泌起负反馈抑制作用。

二、月经周期及其调节

月经(menstruation)是指子宫内膜发生周期性脱落,产生阴道流血的现象。女性首次出现月经,称为初潮,多开始于 13～15 岁。从一次月经开始到下一次月经开始前的时间,称为一个月经周期(menstrual cycle)。根据子宫内膜的周期性变化可将月经周期分为三期,即月经期、增生期和分泌期。子宫内膜的这种周期性变化受卵巢分泌的雌激素和孕激素水平的直接影响;而卵巢分泌的雌激素和孕激素水平又受 FSH 和 LH 的影响;腺垂体分泌的这两种激素又受下丘脑分泌的 GnRH 的影响,下丘脑-腺垂体-卵巢轴调节着月经周期(见图 12-2)。下面根据卵巢的周期分析它们与月经周期的关系。

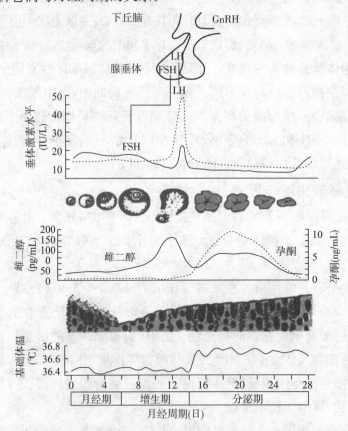

图 12-2 月经周期中卵巢和子宫内膜的周期性变化示意图

1. 卵泡期

卵泡期指月经开始至排卵的阶段,约 14 天。卵泡期开始时,血中雌激素、孕激素均处于低水平,一方面造成子宫内膜因缺乏足够的雌激素、孕激素而坏死、脱落出血,即月经来潮;另一方面,解除了对 FSH、LH 分泌的反馈抑制,FSH、LH 分泌增多,使卵泡逐渐发育成熟并分泌雌激素,造成子宫内膜增生变厚进入增生期。当卵泡发育成熟时,雌激素的分泌达顶峰,并作用于下丘脑产生正反馈,触发 LH 的分泌高峰而导致排卵。

2. 黄体期

在 LH 和 FSH 的作用下,排卵后的残余卵泡发育成为黄体,并分泌大量的孕激素和雌激素,一方面使子宫内膜进一步增生,并出现分泌期变化,进入分泌期;另一方面反馈抑制 LH、FSH 的分泌,使之减少。若不受孕,黄体只有 12～15 天的寿命。黄体退化,孕激素、雌激素分泌减少,子宫内膜再次坏死、出血,于是进入下一月经周期的月经期。

第三节 妊 娠

妊娠(pregnancy)是新个体的孕育和产生的过程,包括受精、着床、妊娠的维持、胎儿的生长以及分娩。

一、受精

受精(fertilization)是指精子穿入卵子并与卵子相互融合形成受精卵的过程,常发生于输卵管的壶腹部。射入阴道内的精子到达输卵管与卵子相遇的过程比较复杂。精子的运行除了依靠其自身的运动外,还需要子宫颈、子宫体及输卵管等几道生理屏障的配合。一次射精能排出数以亿计的精子,但到达受精部位的精子只是少数,一般最后只有一个精子可使卵子受精。精子在女性生殖道内的受精能力大约只能保持 48 h。

精子刚进入女性外生殖道时不能主动运输,也无法使卵子受精,必须在生殖道内停留一段时间,才能获得使卵子受精的能力,称为精子获能(capacitation of sperm)。获能后的精子在输卵管与卵子相遇,与卵子透明带上的精子受体结合,精子顶体膜破裂,释放出多种蛋白水解酶,溶解卵子外围的放射冠及透明带,使精子得以穿行,这一过程称为顶体反应。当精子穿越透明带后即与卵细胞膜接触并与之融合,精子进入卵细胞后立即激发卵细胞完成第二次减数分裂,并形成第二极体。精子尾部迅速退化,细胞核膨大形成雄性原核,随即与雌性原核融合,形成一个具有 23 对染色体、携带双亲遗传特征的受精卵。

受精卵在输卵管的蠕动和纤毛的作用下,运行至子宫腔。在运行过程中同时进行细胞分裂,受精后第 3～4 天,桑椹胚或早期胚泡进入子宫腔,桑椹胚在子宫腔内继续分裂成胚泡。

二、着床

着床(implantation)是指胚泡通过与子宫内膜相互作用植入子宫内膜的过程。从受精卵形成到胚泡开始附着并植入子宫内膜,需要7～10天。着床是一个极其复杂的过程,植入成功的关键在于胚泡与子宫内膜同步发育和相互配合。在着床过程中,胚泡不断发出信息,使母体能识别胚泡并发生相应的改变。胚泡可产生多种激素和活性物质,如人绒毛膜促性腺激素(human chorionic gonadotropin, HCG),该激素能促进胚泡的生长,刺激卵巢黄体转变为妊娠黄体,继续分泌妊娠所需的雌激素和孕激素。HCG是胚泡最早分泌的激素之一,临床上通过检测母体血液或尿液中的HCG,可帮助诊断早期妊娠。此外,也发现受精后24 h的受精卵可产生早孕因子,它能抑制母体淋巴细胞的活动,避免胚泡与母体的排斥反应。检测早孕因子有望成为临床诊断早孕的手段。

胚泡着床的正常位置在子宫体,最常见于子宫后壁。若胚泡着床在子宫以外的部位,称为宫外孕,最多发生于输卵管。宫外孕的胚胎营养供应不足而大多早期死亡并被吸收,少数胚胎发育较大后破裂引起大出血。如果胚泡着床在靠近宫颈处,在此处形成的胎盘称为前置胎盘,分娩时会阻塞产道而导致难产,或胎盘早期剥离而引起大出血。

三、妊娠的维持与激素调节

妊娠的维持有赖于下丘脑、腺垂体、卵巢及胎盘分泌的各种激素的相互配合。在受精与着床之前,在腺垂体分泌的促性腺激素的作用下,卵巢黄体分泌大量的孕激素与雌激素,使子宫内膜发生分泌期的变化,为妊娠做好准备。受精后第6天,胚泡的滋养层细胞开始分泌HCG,刺激卵巢黄体转变为妊娠黄体,继续分泌孕激素和雌激素,从而维持妊娠。胎盘形成后,胎盘成为妊娠期间重要的内分泌器官,不仅接替腺垂体和妊娠黄体分泌维持妊娠所需的激素,还分泌胎儿生长发育所需的激素,如HCG、人绒毛膜生长素、雌激素和孕激素等。

1. 人绒毛膜促性腺激素

人绒毛膜促性腺激素(HCG)主要由胎盘的合体滋养层细胞分泌的一种糖蛋白激素,与LH有高度的同源性,它们的生物学效应及免疫学特性也基本相似。受精后第6天左右,胚泡形成滋养层细胞,开始分泌HCG,至妊娠8～10周达到高峰,随后开始下降。HCG在胚泡植入和早期妊娠过程的维持中起着非常重要的作用。HCG不仅帮助胚泡植入子宫内膜、避免母体的免疫排斥反应,还能促进胚泡的生长和胎盘的生成。在妊娠早期,HCG可以发挥类似LH的作用,使卵巢黄体转变成妊娠黄体。妊娠黄体的寿命只能维持约12周,以后便萎缩。但与此同时,胎盘分泌的孕激素和雌激素逐渐取代妊娠黄体的作用。

2. 其他蛋白质激素和肽类激素

胎盘还可分泌人绒毛膜生长素、绒毛膜促甲状腺激素、ACTH、GnRH 及 β-内啡肽等。人绒毛膜生长素为合体滋养层细胞分泌的单链多肽,含 191 个氨基酸残基,其中 96% 人绒毛膜生长素与人生长素相同,因此,它具有生长素的作用,可调节母体与胎儿的糖、脂肪与蛋白质代谢,促进胎儿生长。

3. 类固醇激素

胎盘本身不能独立产生类固醇激素,需要从母体或胎儿得到前身物质后再加工成雌激素与孕激素。

(1) **雌激素** 胎盘分泌的雌激素主要为雌三醇,它由胎儿和胎盘共同参与合成,因此,检测母体血中雌三醇的含量可用来判断胎儿是否存活。

(2) **孕激素** 孕激素由胎盘合体滋养层细胞分泌。胎盘在妊娠第 6 周开始分泌孕激素,妊娠第 10 周后,由胎盘代替卵巢持续分泌孕激素,母体血中孕激素含量迅速增加,到妊娠足月时达高峰。

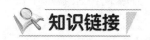
知识链接

试管婴儿

"试管婴儿"是体外受精-胚胎移植技术的俗称。"试管婴儿"并不是真正在试管里长大的婴儿,而是从女性卵巢内取出几个卵子,在实验室里让它们与男方的精子结合形成胚胎,然后转移胚胎到女性子宫内,使之在母体的子宫内着床、妊娠。

世界上第一个"试管婴儿"路易丝·布朗(Louise Brown)是伴随体外受精技术的发展而来的,最初由英国产科医生帕特里克·斯特普托(Patrick Steptoe)和生理学家罗伯特·爱德华兹(Robert Edwards)合作研究成功。"试管婴儿"一诞生就轰动了科学界,甚至被称为人类生殖技术的一大创举,也为治疗不孕不育症开辟了新的途径。罗伯特·爱德华兹因此获得 2010 年诺贝尔生理学或医学奖。2007 年,长大成人的路易丝·布朗又诞下一名健康的男婴,用事实证明了试管受精技术的安全性。

1992 年,比利时巴勒莫(Palermo)医师及刘家恩博士等首次在人体成功应用卵浆内单精子注射(ICSI),使试管婴儿技术的成功率得到很大提高。ICSI 不仅提高了试管婴儿技术的成功率,还扩大了试管婴儿技术适应证,适于男性和女性不孕不育症。

随着分子生物学的发展,在人工助孕与显微操作的基础上,胚胎着床前遗传病诊断开始发展并应用于临床,使不孕不育夫妇不但能生子,而且能优生优育。即在胚胎植入母体前先作诊断,筛选出没有遗传病的"合格胚胎",然后植入母体,比原来再增加一道"先诊断再种植"的程序。

四、分娩

分娩(parturition)是指成熟胎儿及其附属物从母体子宫排出体外的过程。妊娠晚期,子宫平滑肌的兴奋性和敏感性逐渐提高,最终出现宫颈变软、宫口开放,子宫体强烈的节律性收缩使胎儿娩出。分娩是极其复杂的生理过程,其发生机制至今仍不完全清楚。分娩的启动和完成是多因素共同作用的结果,其中最主要的因素是内分泌激素(孕激素、雌激素、缩宫素和前列腺素等)的作用及胎儿对子宫的机械性扩张。

孕激素通过抑制子宫平滑肌收缩,使子宫处于相对的安静状态,维持妊娠;雌激素则相反,它通过增加子宫平滑肌间缝隙连接而增加平滑肌的收缩性。在妊娠1~6个月时,孕激素和雌激素均逐渐大量增加,但到妊娠7个月时,孕激素分泌不再增加甚至稍微下降,而雌激素则继续增加。目前认为,分娩前孕激素水平的下降和雌激素水平升高是启动分娩的先决条件。随着妊娠接近晚期,雌激素的升高使黄体酮抑制子宫肌收缩的作用减弱或消失,并诱发胎盘和子宫合成前列腺素,刺激子宫收缩。胎儿对子宫(特别是子宫颈)的机械性扩张刺激在分娩的过程中也起着重要作用。分娩时,胎儿在子宫的强烈收缩和压迫下,进入到临产前的位置,同时子宫颈扩张,反射性地引起母体垂体大量释放缩宫素,缩宫素又加强了子宫的收缩,将胎儿更为有力地压向子宫颈,使子宫颈更为扩张,这种正反馈机制使母体血液中的缩宫素不断升高,直至分娩结束。此外,胎儿分泌的缩宫素、糖皮质激素和前列腺素等也参与分娩。分娩时,子宫平滑肌的收缩具有阵发性的特征(阵缩),并可引起母体感觉疼痛(阵痛)。阵缩的生理意义在于保障胎儿的血液供应,胎儿不会因子宫肌持续收缩而发生窒息和死亡。

自然分娩的过程可分为三个阶段:分娩的第一期可长达数小时,子宫底部向子宫颈的收缩波频繁产生,推动胎儿头部紧抵子宫颈;第二期持续 1~2 h,胎儿由宫腔排出,经子宫颈和阴道到母体外;第三期约 10 min,胎盘与子宫分离并排出母体。随后,子宫肌强烈收缩,压迫血管,可防止过量失血。在胎盘由母体排出后的 2~3 天,母体血液中与分娩有关的激素恢复至妊娠前的水平。

小　结

1. 睾丸是男性的主性器官,具有产生精子和分泌激素的双重功能。睾丸曲细精管生成精子,间质细胞分泌雄激素。雄激素主要促进男性附性器官的生长发育,促进副性征的出现,维持生精作用,并促进合成代谢作用。

2. 卵巢是女性的主性器官,具有生卵和内分泌功能。卵巢颗粒细胞主要分泌雌激素和少量雄激素,黄体细胞分泌孕激素和雌激素。雌激素主要促进女性附性器官的生长发育,促进副性征的出现,并影响代谢。孕激素的主要作用是为胚泡着床做准备和维持妊娠,但需在雌激素作用的基础上发挥作用。卵巢的活动受下丘脑-腺垂体-卵巢轴的调控。

3. 月经是指子宫内膜发生周期性脱落,产生阴道流血的现象。从一次月经开始到下一次月经开始前的时间,称为一个月经周期,月经周期可分为三期:月经期、增生期和分泌期。子宫内膜的这种周期性变化受卵巢分泌的雌激素和孕激素水平的影响,其中,月经期是由于子宫内膜突然失去雌激素和孕激素的支持,增生期是雌激素的作用所致,分泌期是雌激素和孕激素共同作用的结果。

思考题

1. 名词解释:月经。
2. 雌激素和孕激素有哪些生理作用?
3. 试述在月经周期中,下丘脑、腺垂体、卵巢和子宫的相互关系。

(钟明奎)

参考文献

1. 白波,王福青.生理学(第7版).北京:人民卫生出版社,2014.
2. 李国彰.生理学(案例版)(第2版).北京:科学出版社,2015.
3. 梅岩艾,王建军,王世强.生理学原理.北京:高等教育出版社,2011.
4. 秦达念.生理学.北京:中国协和医科大学出版社,2013.
5. 唐四元.生理学(第3版).北京:人民卫生出版社,2012.
6. 朱大年,王庭槐.生理学(第8版).北京:人民卫生出版社,2013.
7. Hall JE. Textbook of Medical Physiology. 12th edition. Philadelphia: Saunders,2012.
8. Stuart IF. Human Physiology. 12th edition. New York: McGraw-Hill Higher Education,2011.